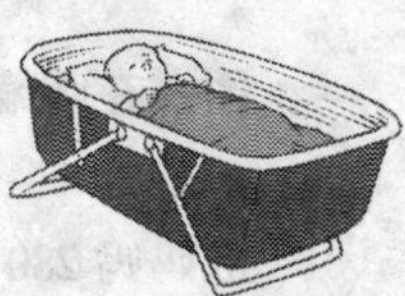

和宝宝同成长

准妈妈280天一天一读

蒋林芳 蒋赦文 邓镇平 编著

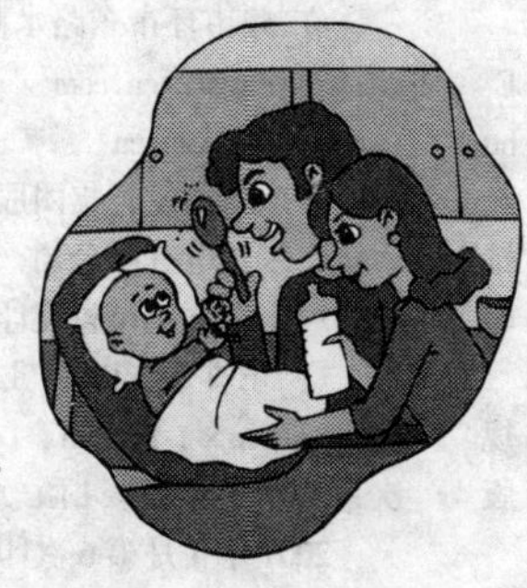

广东科技出版社
·广 州·

图书在版编目（CIP）数据

准妈妈280天一天一读/蒋林芳等编著．—广州：广东科技出版社，2004.2（2007.4重印）
（和宝宝同成长）
ISBN 978-7-5359-3399-7

Ⅰ．准…　Ⅱ．蒋…　Ⅲ．妊娠期—妇幼保健—基本知识　Ⅳ．R715.3

中国版本图书馆CIP数据核字（2003）第078727号

出版发行：广东科技出版社
（广州市环市东路水荫路11号　邮码：510075）
E－mail：gdkjzbb@21cn.com
http：//www.gdstp.com.cn
经　　销：广东新华发行集团股份有限公司
排　　版：广东科电有限公司
印　　刷：广东省肇庆市科建印刷有限公司
（广东省肇庆市星湖大道　邮码：526060）
规　　格：889mm×1 194mm　1/32　印张9.125　字数230千
版　　次：2004年2月第1版　2005年8月第2版
2007年4月第6次印刷
印　　数：28 001～33 000册
定　　价：16.50元

前言

怀孕，医学上称“妊娠”，是绝大多数生育年龄妇女都要经历的事情。人类社会的延续就是通过怀孕、分娩一代一代地繁衍下去。一个社会的发展进步、人类文明素质的提高，和我们孕育一个个优秀的下一代有着紧密的关系。父母都希望能生育一个健康、聪明、漂亮的小宝宝。所以，怀孕对于每个家庭、每个民族、每个国家，以至于整个人类社会都至关重要。

本书作者结合20多年来妇幼保健及妇产科临床经验，从医学常识、科普教育、优生优育、胎教、饮食营养、生活常识等方面入手，根据怀孕妇女每日应掌握的知识，编成本书。希望通过本书，能让怀孕妇女全面了解怀孕每一天的变化、必须要做的事情、注意的事项，以及如何才能达到优生优育等方面的知识。希望对准妈妈们平安、顺利、快乐地完成人生的这一件大事有所帮助。

由于时间仓促及本人水平有限，不足之处，在所难免，敬请读者谅解。

编 者

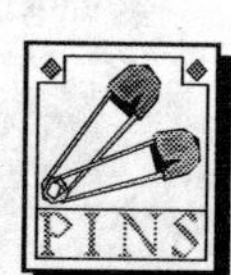

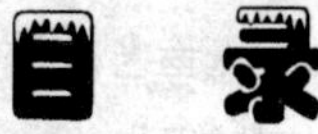

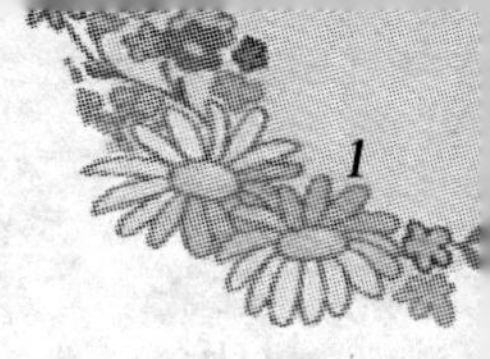

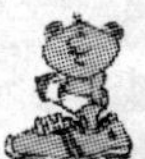

第1天　什么是怀孕

胎儿在母亲体内发育的过程就叫做怀孕。

从女性的卵巢排出的卵子和男性的精子结合，成为具有发育能力的受精卵。女性停止月经来潮，这个受精卵在母体子宫内逐渐发育长大，成为成熟的胎儿，然后出生这一过程，医学上称之为“妊娠分娩”。

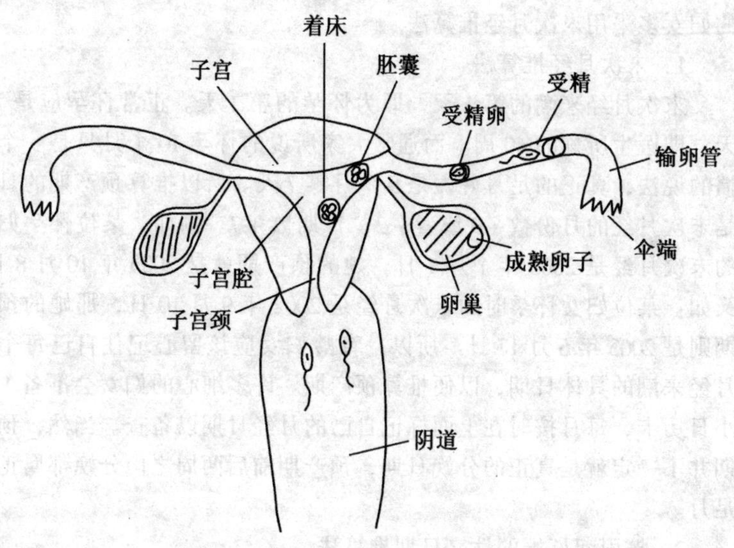

受孕过程

一个妇女一生中大约有15万~50万个卵泡，到了生育期大约只有300~400个卵泡发育成熟，并经排卵过程排出，所以，从理论上讲，一个妇女一生中，有可能受孕30~40次，孕育30~40个孩子，但事实上是不可能的。我国人口众多，自然资源有限，如果无限制地繁衍后代，那后果将不堪设想。计划生育是我国的基本国策，少生优生，努力提高我国人口素质才是中华民族的出路，这也是每个年轻夫妇光荣而又艰巨的使命。让我们一起为中华民族的繁荣强盛而共同努力。

提示：怀孕就是母亲孕育胎儿的过程。

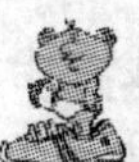

第2天　如何计算怀孕日期

计算怀孕日期一般有按末次月经推算法、按引起妊娠的性交日期推算法和按早孕反应日期及初觉胎动日期估算法等。通常月经有规律的妇女多采用末次月经推算法。

1．末次月经推算法

末次月经来潮的第1天，即为怀孕的第1天。正常怀孕应是280天，即医生所称的40周。而通常大家所说的怀孕10个月只是一个习惯的说法，真正的足月妊娠是9个月零7天。所以推算预产期的日期是末次月经的月份数+9或者-3，日期数+7。例如，某位怀孕妇女的末次月经是2003年1月1日，她的预产期就是2003年10月8日。又如：某位妇女怀孕时的末次月经是2002年9月10日，那她的预产期则是2003年6月17日。所以，育龄妇女应该留心记住自己每个月月经来潮的具体日期，以便推算预产期。许多细心的妇女会准备1个小日历卡，每月按时在上面标记自己的月经日期以备查。当然，预产期并不一定就是真正的分娩日期，预产期前后两周之内分娩都属正常足月。

2．按引起妊娠的性交日期推算法

从性交日期算起的第266天，即是分娩之预定日期。性交之日算是受孕第1日。

3．按第1次感觉胎动的日期推算法

本次月经不清楚或月经不正常的人，上面两种计算方法不可靠，可以母亲怀孕后感觉第1次胎动的日子来计算。初产妇（第1次分娩）上述日子加22周，经产妇（已有分娩经历的产妇）上述日子加24周，即为预产期。因为初产妇一般在怀孕18周后感觉胎动，而经产妇则在16周就会感觉到胎动，但此种推算方法不够可靠。

提示：正常的怀孕日期是280天，胎儿成长的日期是266天。

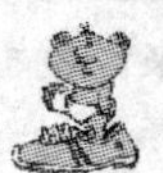

第3天　最佳生育年龄是多大

妇女 18～45 岁均为生育年龄。从生殖生理和生物学的角度来说，年龄越小，越利于生育。因为年轻的身体柔韧性好，激素代谢分泌旺盛，心、肝、肾等重要脏器功能强。而高龄妇女由于脑垂体及卵巢功能老化，激素分泌会受到影响，容易引起不孕，怀孕后也容易引起流产、早产以及胎儿畸形；另外由于身体及产道柔韧性不够，容易引起难产；以及由于身体机能老化，容易引起妊娠高血压等并发症和产后乳汁分泌减少等。世界卫生组织以 35 岁为标准，35 岁以上生育的产妇为高龄产妇。

是否越年轻生育越好呢？也不尽然。从社会学角度看，妇女 20 岁左右，正处于学习或刚步入工作时期，这时她们的精力旺盛、求知欲强，正是学习和工作的黄金时期；并且，这个时期，她们在经济上还不宽裕，心理准备和承受力也不够，所以从优育的观点看，这个时期生育并不理想。那么生育一个健康、聪明的宝宝最佳的生育年龄是多大呢？从优生优育方面来考虑，最佳的生育年龄应该是 24～28 岁。这一时期，妇女的生命力强，生育功能旺盛，妊娠和分娩一般都比较顺利。

但是，由于种种原因，到了高龄才生育的妇女，也不用过分紧张。应该充分做好产前保健工作，严格按照医生的指导，合理安排好生活，特别要注意睡眠、营养，同时应选择一间技术、设备好的医院生产，一定要定期检查。

提示：最佳的生育年龄是 24～28 岁。

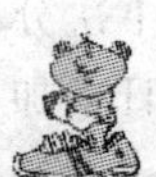

第4天　理想的生育季节是何时

大量的调查研究表明：晚秋和初冬出生的孩子最聪明。无论在智力、体力方面都比其他季节出生的孩子略胜一筹。具体来说就是10～

12月这3个月份中出生的孩子智力较好。既然在深秋初冬季节能生出聪明健康的孩子，父母则应在隆冬或初春时节同房受孕。具体来说就是1～3月受孕，有可能在季节方面给后代一种较好的出生时机。

医学认为，人的大脑皮层形成的关键时期是在怀孕后的第3个月。大脑皮层密布着沟纹，其深浅、多少与智力高低相联系，这个时期应有充分的营养。如在4～5月怀孕，胎儿大脑皮层形成期在7～8月份，此时气候炎热，孕妇食欲不佳，体力消耗过大，供给胎儿的营养就少，容易导致胚胎的人脑发育不良。我国中医有天人相应的理论，认为人体生长发育的规律应与大自然的气候节律同步，应是“春生、夏长、秋收、冬藏”。自然界的植物也是春天萌发新芽，一片生机；夏天枝叶繁茂，葱茏滴翠；秋季硕果累累，子实贯枝；冬季万物归仓，休养生息。人类孕育后代也应遵循这一规律。应在隆冬初春肾精充足时怀孕。到了春天人体气血旺盛时，胎儿的大脑得到充分的滋养，加上春季天地之气、人体之气都向上，正好促进气血升腾，上充大脑；夏季虽然天气炎热，但大脑形成期已过，是胎儿长身体时期；秋季胎儿发育成熟，“瓜熟蒂落”自然分娩。因此10～12月出生的孩子，正好处于自然规律的轨道之内，应验“得四时天地之正气”，所以聪明而健康。

也有人认为分娩应选在气候温和、凉爽的4～5月份，此时不冷不热，孕妇和新生儿都非常适宜。每个人都有自己的想法和安排，新婚夫妇应计划为怀孕这件大事，认真合理选择婚育年龄和季节，保持良好的身心状态，孕育一个聪明健康的宝宝，为家庭幸福、生活美满、民族强盛做出自己的贡献。

提示：理想生育季节是10～12月份。

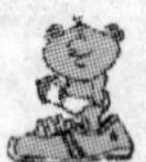

第5天　女性生殖系统简述

女性生殖系统包括内、外生殖器官及其相关组织与邻近器官。

女性外生殖器又称外阴，指生殖器官的外露部分，位于两股之间，前面为耻骨联合，后面以会阴为界。外阴包括阴阜、大阴唇、小阴唇、阴蒂、阴道前庭（前庭球、前庭大腺、尿道口、阴道口及处女膜），如下图所示。

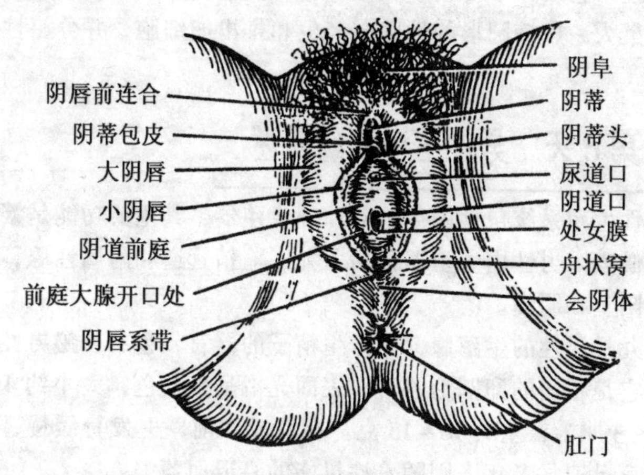

女性外生殖器

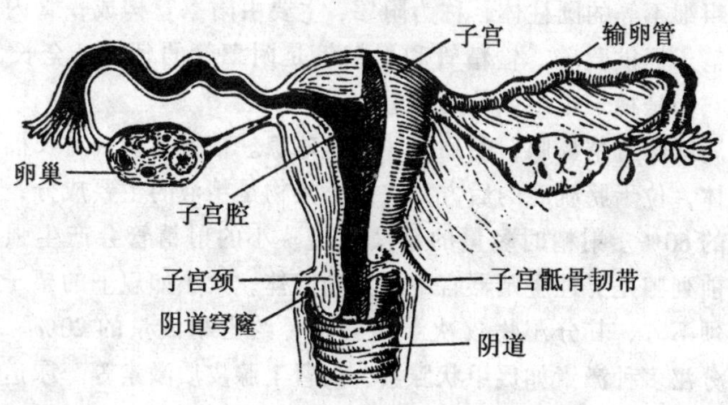

女性内生殖器

女性内生殖器包括阴道、子宫、输卵管及卵巢。输卵管和卵巢又称子宫附件，阴道为性爱器官，又是月经血排出及胎儿娩出的通道。子宫位于盆腔的中央，呈一倒梨形，为一壁厚腔小、以肌肉为主的器官。青春期后，子宫内膜受性激素影响发生周期性改变并产生月经，性交后精子要通过子宫腔到达输卵管，受孕后胎儿在子宫腔内发育成长。输卵管为一细长而弯曲的管子，内侧与宫角相连通，外端游离与卵巢接近，它是卵子与精子相遇的场所，也是向宫腔运送受精卵的管道。卵巢为一扁椭圆形的性腺，产生和排出卵细胞，并分泌性激素。

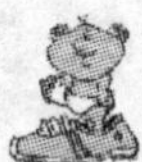

第6天　男性生殖系统简述

男性生殖系统包括内生殖器和外生殖器，其主要功能是繁殖后代和分泌激素。男性内生殖器包括睾丸、输精管道和附属性腺，外生殖器包括阴茎和阴囊。

睾丸是男性的生殖腺，为产生精子的器官，也有分泌男性激素的功能。它是稍扁的卵圆形器官，表面光滑呈青白色，大小约4厘米×2厘米×3厘米，重约10~15克。在性成熟前睾丸发育缓慢，至性成熟期发育迅速，老年人则随着性机能的衰退而萎缩。

输精管道包括附睾、输精管、射精管和一部分尿道。睾丸的后上方有一粗细不等的圆柱体，称为附睾，主要由附睾管构成，管内分泌液体为精子提供营养。输精管和射精管是附睾管的延伸，全长为50厘米，它们是精子排出体外的管道。

附属性腺有精囊腺，前列腺和尿道球腺。精囊腺为一对长椭圆形囊状腺体，位于膀胱底的后方，它的分泌物是精液的主要成分，约占精液量的60%。射精时多量的精液通过狭小的射精管会产生强烈的快感。前列腺是男性生殖器官中最大的腺体，大小如扁平的栗子，位于膀胱颈下方，其分泌物仅次于精囊液，约占精液量的20%。前列腺还能分泌多种激素如促甲状腺素，促肾上腺皮质激素等。尿道球腺的分泌物为清亮的粘性液体，在性交射精前即可排出，有润滑尿道及阴道的功能。

阴茎是男性外生殖器官，分阴茎根、阴茎体及阴茎头3部分，由3个圆柱形海绵体组成。其主要生理功能是性交，其功能受中枢神经系统的控制，由于种种刺激引起神经反射而勃起，当性兴奋达高潮时则发生射精。由于尿道的一部分穿行其内，阴茎还有排尿功能。

阴囊位于耻骨联合下方，为阴茎与会阴间的皮肤囊袋，内有睾

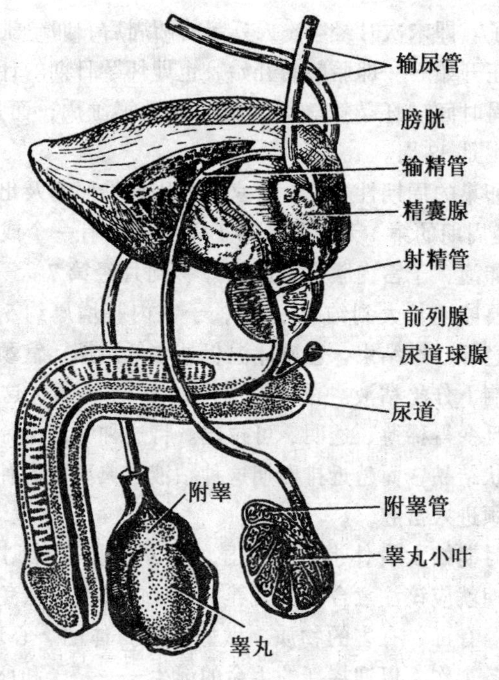

男性生殖器概观

丸、附睾及精索下部、有左右两个囊，阴囊除保护内容物外，最主要的功能是调节睾丸的温度，有利于睾丸的生精功能。

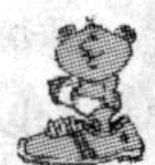

第7天　怀孕第1周

医生计算怀孕的日期，通常是以末次月经第1天作为怀孕第1天，而末次月经周期的第7天，就是怀孕第1周了。整个孕期以40周计，这听起来似乎令人迷惑不解。甚至有的人第7天月经还没干净呢，怎么就怀孕1周了呢？其实大部分妇女并不知道自己确切的受精日期，但她们通常都清楚自己末次月经的起始时间。医生常选用末次月经为依据来计算怀孕日期，就相对比较明确。而你真正怀孕是两周以后的事了。即末次月经第1天算起的两周后，卵子排出受精后才是怀孕的真正开始——即胎龄的开始，也即怀孕日期的计算比胎龄日期要提前2周时间。怀孕第3周，胎龄就是第1周；而足月怀孕是40周，胎龄则是38周。

随着卵巢的周期性变化，子宫内膜周期性脱落及出血，出血的第1天即月经周期的第1天。月经第1天卵巢内有一个或多个卵细胞逐渐长大成卵泡，子宫内膜也逐渐增厚，到月经第7天——即怀孕第1周时，主要卵泡长大到约10毫米，子宫内膜增厚约5毫米。大部分妇女的月经都已经结束，基础体温仍处在低温期，宫颈腺细胞在卵巢激素的影响下分泌粘液。在月经周期的第6、7天，这种粘液分泌量增加，并且变得稀薄、透明、可拉丝。将这种粘液涂片检查，干燥后可见羊齿状结晶，而越近排卵期这种粘液越典型。此种粘液有利于精子通过宫颈进入宫腔。

这个时期妇女身体上没有明显的不适，但有计划怀孕生育的妇女，此时期就应该注意合理的营养，充分的休息，避免感冒和避免接触烟、酒等有毒、有害的物质，做好一切身体的、心理的、饮食的、环境的准备工作，以迎接新的生命的诞生——精子和卵子的结合。

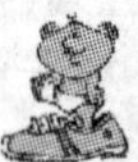

第8天 夫妻性生活

夫妻性生活的美满协调，是婚姻家庭稳固的基本条件之一。从生物学意义上看，性交活动是一种生殖行为，其功能是繁殖后代，延续种族。和谐健康的性交活动对孕育一个优秀的下一代至关重要，所以夫妻怀孕前应该了解性生活的知识。性交活动是一个连续性的性活动过程，它分为性交前的爱抚活动，性交和性交后的爱抚活动3个环节。这是连续的，又是一环扣一环的，一个环节出现障碍就会影响后一环节的进行，甚至使整个性交活动中断或失败。首先应了解男女性欲的特点，研究表明男性性欲20岁左右最强，女性则在30～40岁最强，男性常把性爱肉欲放在第一位，可以很迅速唤起兴奋及达到高潮，女性则把接触欲和情爱放优先位置，唤起兴奋和达到高潮较缓慢，表现比较被动。男性易从视觉上获得性兴奋，性敏感区集中在阴茎；女性则易从触觉上唤起兴奋，敏感区除乳房、阴蒂外，还有许多其他部位。性交前爱抚活动首先是传递性信号，性信号是和谐性交活动的序曲，然后进入肌肤接触，如拥抱、亲吻、抚摸、性爱语言的交流，触摸彼此性敏感区域等等。性交前双方满意的爱抚活动有助于进入充分的性兴奋状态。接下来是性交，性交指阴茎进入阴道口开始到阴茎退出阴道口为止。性交过程持续时间因人而异，可从数秒到数十分钟不等。性交中男性以射精为高潮，越过高潮迅速进入所谓的不应期。女性有的可达高潮，有的可能连续多个高潮，有的不能达到高潮。下一步骤就是性交后的爱抚活动，由于女性从性高潮到完全消退的过程缓慢，且无明显不应期，所以爱抚活动有利于女方顺利迅速地完成消退期，有利于性生活的和谐美满，夫妻双方都应该了解性生活的过程及特点。

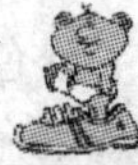

第9天　最佳受孕时机

怀孕除了选择最佳生育年龄，理想生育季节并做好怀孕前的身体、心理、饮食及环境的准备外，选择最佳受孕时机也非常重要。它是避免生出缺陷儿的有效办法，有下列情况应避免怀孕或等待一段时间再怀孕。

1．男女任何一方患病，特别是急性传染病，如肝炎、风疹、流感等。

2．妇女长期接触放射线，怀孕前最好远离放射线4~6个月。

3．长期服用某些会产生致畸或不良影响的药物，服避孕药者应在停药后6个月再怀孕。

4．有长期烟酒嗜好的夫妇，需戒掉烟酒起码3个月以后再受孕。

5．婚后不要马上怀孕，婚后马上怀孕可以说是弊多利少。因为婚前小夫妻为婚事操劳，如装修房子、选购家具、筹备婚礼、婚宴等。婚礼当日迎来送往，体力消耗较大，再加上新婚宴上与烟酒接触较多，如此种种原因都会对生殖细胞带来一定的影响。同时新婚期女方对性生活往往不适应，雌激素分泌不很正常，这些都不利于优生。因此新婚期应采取避孕措施，如采用外用避孕套避孕等，而不宜马上怀孕。最好婚后1～2年再怀孕，那时夫妻双方已互相适应，在心理上、生活上已有了足够的准备，此时再怀孕，将来分娩出的孩子质量也会比较高一些。但如果双方结婚时年龄都较大，特别是女方年龄较大，生育时间不宜再拖时，建议在结婚3个月后再怀孕为佳。

夫妇准备怀孕前，应保持正常有序的生活，适当的房事、不喝酒、不抽烟、保持男女双方身体健康、精力充沛、情绪饱满、家庭生活欢乐，营造一个平和的受孕气氛，这样才能达到优生优育的目的，孕育出一个聪明、健康、漂亮的小宝宝。

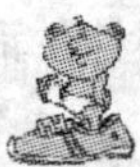

第10天　生男生女的秘密

生男还是生女是由染色体决定的。人类细胞有23对染色体，其中一对为性染色体，男性的性染色体由一条X染色体和一条Y染色体组成，即XY；女性性染色体由两条X染色体组成，即XX。新生命的形成其染色体一半来自父亲，一半来自母亲，父亲精细胞染色体经减数分裂后为X和Y两种类型，母亲的卵细胞经减数分裂为两条相同的X型，如果父亲的X和母亲的X相结合为XX，则生女孩；如果父亲的Y和母亲的X相结合则为XY，则生男孩，所以说生男生女取决于男方精子所带的染色体是X还是Y，胎儿的性别取决于父亲。

胎儿的性别是在受精的一瞬间就决定了的，以后任何外力都不可能改变，但在受精前或受精时人工控制生男生女是可行的。美国的科学家发现，X染色体体较大，头椭圆形，Y染色体体小，头圆形。酸性环境对XY两种染色体都有害，但最先受害和受害最深的是Y染色体，X染色体借助较大的体形有较强的耐受力而生存不死，所以酸性环境中生女孩的较多，而碱性环境对XY两种精子都有益，通常会增强受孕的机会，Y精子借助小巧的头和长长的尾巴，动作快速而灵活，本领显得比X精子高强，在有益的碱性环境中容易受孕成为男孩。大家知道，女性阴道里的环境是偏酸性的，子宫颈和子宫腔里的环境通常是碱性的，并且距离排卵期愈近，宫颈分泌液的碱性愈强。还有研究发现精子数目稀少时生女孩偏多，精液中精子数目很多的男人容易成为多子之父，综上所述生男孩的秘诀有：

1. 房事要尽可能接近排卵期。

2. 房事前先用一升清水加两汤匙小苏打溶化后15分钟，灌洗阴道。

3. 女方最好能达到性高潮以增加碱性物质分泌，男方应让自己的高潮时间相配合或让女方先达到高潮。

4. 男方高潮时插入阴道深一些，能使精子接近宫颈的碱性环境。

5. 事前要节制房事，在经期开始到排卵日这段时间要完全避免房事，以便确保精液中精子数目最多。

6. 饮食中注意碱性食物的摄入如：茶、海带、海藻、不酸的青菜、水果、面粉制品、牛奶等。

生女的秘诀则相反。

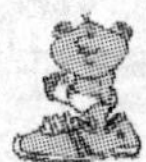

第11天　怎样计算排卵期

女性到了青春期，性成熟后会有月经来潮，即有规律的、周期性的子宫出血，大多数情况下伴随这种出血，卵巢内应有卵泡成熟，排卵和黄体形成。出血的第1天称为月经周期的第1天，两次月经第1天中的间隔谓之1个月经周期，一般为28~30天。月经周期21~45天均为正常。月经一般持续3~5天，有些人持续1~8天亦属正常。如果月经规则，在两次月经来潮的中间，即下次月经来潮前的14天，也就是月经周期的第14~16天即是排卵的日期。卵子一般每月轮流由两侧卵巢排出，但也可由一侧卵巢连续排出。卵子排出后，经输卵管伞端的捡拾，输卵管壁的蠕动以及输卵管内膜纤毛活动等协同作用，进入输卵管。多数卵子和精子在输卵管壶腹部受孕，并逐渐生长，同时循管腔向子宫腔运行，排卵期的计算有以下几种方法：

1. 有排卵痛的那天晚上。

2. 平常不自觉排卵痛的人可以跳动引起排卵跳震痛。

3．排卵日期在月经周期的第14~16天。即下次月经来潮前第14天，如果月经周期不规则就无法根据此点计算。

4．排卵时有多量透明粘液分泌物排出。

5．基础体温由最低升高时。

6．宫颈粘液拉丝很长，在排卵时其葡萄糖及盐的含量升高，医生可以通过pH试纸和粘液拉丝试验检测。

7．B超可以明显检测排卵日期。

掌握好排卵日期，合理正确利用排卵期可以增加受孕机会和人为控制男女性别。

提示：排卵期为月经周期的第14~16天。

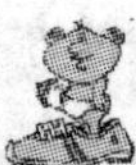

第12天　如何增加受孕的机会

受孕是一个极其复杂的生理过程，既涉及到女性生殖器官和机体里许多内分泌腺之间的微妙的相互关系，又涉及男性生殖器官和机体里许多内分泌腺之间复杂的相互关系，其中有些环节医学上还没有研究清楚，目前人们已知受孕必须具备以下4个基本条件：

1．男方能产生健全而活跃的精子，并能射入女方阴道里。

2．进入阴道的精子，不但要保持活动能力，能够顺利地通过子宫颈、子宫腔到达输卵管，还必须在女性生殖道里获得具备和卵子结合的受精能力。

3．女方能排出健全的卵子，卵子能进入输卵管并得到和精子会合的机会。

4．受精后的孕卵必须顺利地通过输卵管适时地到达子宫腔，并要求子宫腔的内环境也相应地变化成为适合孕卵的着床和生长。

为了增加受孕的机会，除首先必须具备上述4个基本的条件外，还要注意身心方面的因素。年龄与妇女生育能力关系密切，有条件的妇女应计划在生育能力最强的25~30岁时怀孕，30岁以后的妇女生育能力缓慢下降，35岁以后妇女的生育能力迅速下降；营养因素对生育能力影响亦大，过度肥胖或营养不良，过于消瘦都可影响生育能力；维生素缺乏，特别是维生素 E、A、B 族缺乏，可使不孕率增高，所以应注意营养及均衡饮食；精神因素与不孕关系密切，应避免忧郁、过度恐慌、焦虑、过度紧张及情绪压抑等；避免过度体力消耗、吸烟、酗酒、吸毒等，改善全身健康状况，积极防治慢性病。

另外合理安排夫妻性生活有利提高受孕率。性生活过频可使精液稀薄，精子过少；性生活稀少，特别是排卵期遇不到性交会影响受孕机会。性生活达到性高潮时有利于精子排入阴道适当部位，从而使精液内前列腺素直接引起子宫颈松弛，有利于精子通过宫颈粘液，进入宫腔。夫妻因学习相关的性知识，选择测量基础体温来判断排卵期，在排卵期前后性交，丈夫应体贴妻子尽量使双方共同达到高潮以增加受孕机会。

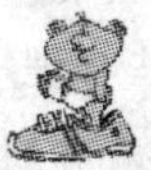

第 13 天　哪些因素易引起不孕不育

不育症的定义是指婚后两年同居并有正常性生活而不能生育，正常性生活是指每月至少性交 2 次，一般为每周性交 2 次。对女性而言，又有不孕和不育之分。不孕是指不能怀孕，不育是指曾经怀孕但无足月分娩，即曾有过流产、早产、宫外孕、葡萄胎等现象。而对男性来讲只有不育之说。不孕不育都有原发和继发之分，原发性女性不孕不育是指女性性成熟后从未怀孕或从未生育过；继发性女性不孕不育是指过去曾有过妊娠或分娩，但之后 2 年未避孕而出现不育不孕。原发性男性不育是指男方从未使 1 名女子受孕；继发性男性不育是指男方曾经使 1 名女子受孕，以后出现不育。不育症是影响男女双方身心健康的一个重要问题，全世界约有5 000万 ~ 8 000万人患有不育症，估计每年约新增 200 万对不育夫妇，而且这个数字还在增长。不育症虽不是一个致命性疾病，但往往造成个人痛苦，夫妻感情破裂，家庭不和，社会不安定，成为一个重要的医学和社会问题。

哪些原因易引起不孕不育呢？

男性因素约占不孕不育症 40% 左右，如少精症、弱精症、畸形精子症、无精症、性功能或射精障碍、先天性睾丸发育不全、输精管阻塞、睾丸炎、前列腺炎、自身免疫性抗精子抗体等。女性因素约占不孕不育症60%，其中可分为：

1. 输卵管阻塞：占不孕不育症20%～30%。如输卵管炎症、结核、盆腔子宫内膜异位症引起粘连扭曲。

2. 宫颈粘液和精液不全，占不孕不育症5%～10%。如慢性宫颈炎引起宫颈粘液变稠，含大量白细胞不利于精子活动和通过等。

3. 子宫问题：占不孕不育症10%。如各种子宫畸形、子宫肌瘤、宫内膜结核、宫腔粘连、子宫过倾过屈等。

4. 排卵障碍：占不孕不育症20%～40%。如先天性无卵巢、卵巢发育不良、早衰、多囊卵巢、卵巢肿瘤等。下丘脑垂体卵巢内分泌失调、精神性厌食、紧张、过度焦虑、营养不良、糖尿病、甲亢等。

5. 未查出器质性病变或原因不明者，占不孕不育症10%～20%。现多认为与免疫有关，如抗精子抗体、抗子宫内膜抗体等。某些心理障碍也会引起不孕。

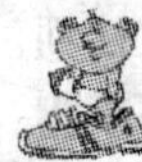

第14天　怀孕第2周

末次月经的第8～14天即是怀孕的第2周，在内分泌激素的刺激下，卵巢越来越大，到达排卵前的直径可达18毫米以上，子宫内膜也逐渐增厚，到排卵前厚度可达8～10毫米。大约在月经周期的第14～16天，卵泡受血液中急速增加的内分泌激素的刺激而发生破裂，并将其中的卵子排出，即所谓的排卵。排卵前3天和后1天为排卵期，卵子排出后在体内可存活12～14小时，精子在体内则可存活20～72小时。若在排卵期间有性行为，则精子由男性生殖器官进入阴道，再进入子宫颈，再进入子宫腔，再进入输卵管，并在输卵管外侧三分之一的壶腹部和卵子相遇结合成受精卵，这个过程就是受精过程。

女性尚在胎儿时期即拥有600万个以上的卵母细胞——形成卵子的组织。胎儿出生时卵巢大约有15万～50万个卵泡，到了青春期则减少至4万个左右，到了生育期大约只有300～400个卵母细胞发育成熟，并经排卵过程排出。卵子通常是由两侧卵巢轮流排出，一般每月只排一个卵子。成熟卵子直径大小约 0.15～0.20 毫米，卵子排出后，经输卵管伞部捡拾，输卵管壁的蠕动以及输卵管粘膜纤毛的活动等协同作用进入输卵管，在输卵管壶腹部和精子相遇而受精。

而男性在青春期之前，即产生精母细胞——形成精子的组织。直到老年仍不断产生精子，而且数目并未受到限制，精母细胞大约经过 61 天复杂的过程而形成精子。成熟的精子是蝌蚪形，一次射精约 3～5 毫升精液，每毫升精液中含有4 000～1 亿个精子，进入女性体内的精子大致拥有 72 小时的受精能力，它通过宫颈、子宫腔，到达输卵管壶腹部和卵子相遇而受精。

排卵期约有 25%左右的妇女会遇到排卵期下腹疼痛，此时基础体温处于最低期，应注意此时不要受凉感冒。

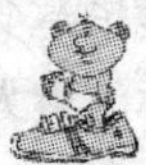

第 15 天　怀孕前的心理准备

妊娠前的心理准备，往往被大多数准备怀孕的夫妇所忽视。他们只片面注重身体方面或医学知识的准备，其实心理准备是很重要的，良好的受孕心理是胎教不可缺少的组成部分。

1．健全的受孕心理。绝大多数男女组成家庭后，都有共同孕育一个孩子的需要。孩子是父母未来的希望，于是在热切的期待和希望中，等来了怀孕的消息。“太好了，盼望中的宝宝终于来了！”持有这种心理的夫妇，对受孕有积极的心理准备，成功地将情感与理智合二为一。如选择最佳受孕时机，创造最好的受孕条件，施行最积极的胎教手段，将会为降临人世的孩子奠定良好的生理、心理基础。

2．侥幸心理。有些夫妇由于工作、学习、生活等诸多因素的影响，暂时不打算要孩子，但未能有效地采取避孕措施，一旦怀孕他们往往犹豫不决，难以取舍，要生还是不要生？这种矛盾的心理状态如不及时纠正，势必对孩子产生消极的影响。

3．凑合心理。有些夫妻，一切任其自然，糊里糊涂就怀孕了。“嘿，怎么这么快就有了？既然有了就要吧。”这显然是缺乏心理准备，不负责任的态度，对即将出生的孩子当然就不会产生积极的影响。

4．不健康心理。有一类夫妻，对怀孕持否定态度。“真烦人，凑什么热闹!”或者是婚姻生活不幸福，想生个孩子来维持日渐分裂的婚姻，聊补精神上的空虚；有的在传统观念影响下，一心只想生男孩，从内心不接受女孩等等这些都是不健康的受孕心理，当然也就不能对孩子的心理和生理上的健康成长起积极作用。

未来的父母应重视怀孕前的心理准备，在充分的心理准备下，期盼与你血肉相连的新生命的到来。

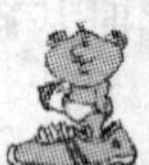

第16天　婚前的身体健康检查

每一个人都希望有一个健康、聪明、活泼可爱的孩子，孩子是父母生命的延续，又是父母对未来的希望。年青朋友，当你和你的爱人决定结为终生伴侣时，在婚前最好先到医院进行婚前体格检查和优生咨询，这样对保证婚后家庭幸福美满、子女健康聪明非常有益。

首先，婚前检查能防患于未然，及早发现男女双方的健康隐患，特别是那些不宜或暂不宜结婚和生育的疾病。如患有心脏病、高血压、糖尿病、肝炎、结核病、性病等。准新郎或新娘，如不治愈就结婚，怀孕会影响下一代的健康。男女双方婚前身体状况及患病情况也应坦诚相告，以免给婚后的生活带来阴影，造成许多不必要的痛苦和烦恼，以至于贻害后代。

其次，婚前检查能很大程度上防止遗传病的发生，从抽血等相关的检查可知自己是否患有遗传病或携带致病的遗传基因，是否能生育、并可咨询到怎样预防遗传病的发生，从而有效地防止有缺陷的孩子出生。

再次，婚前检查可发现有些生理缺陷。如男性隐睾症、小睾丸症；女性卵巢发育不良、先天性阴道闭锁等畸形，通过检查及早发现，及时治疗以免影响婚后的生活和感情。

另外，婚前检查还能对男女双方面进行必要的性知识教育，使他们了解性生活怎样才能和谐美满，婚后如何避孕，以及什么时机受孕最佳，什么年龄生育最理想等与优生优育有关的知识。还能使他们获得许多预防和保健方面的知识，对新婚夫妇和未来孩子的健康都将有益。所以婚前的身体健康检查是必要的。

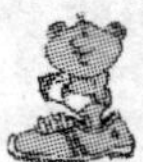

第17天　怀孕前的饮食准备

提到优生，一般人可能认为只要注意孕妇孕期的身体状况与胎教就行了，其实这是不够的。父母双方的健康和营养状况，健壮的精子和卵子对胎儿的生长发育以及今后的分娩都有直接的关系，那夫妻双方孕前的饮食营养应注意些什么呢?

首先，要养成良好的饮食习惯，日常饮食要营养均衡，不偏食、挑食，不同的食物中所含的营养成分不同，在胎儿受孕前和受孕后的器官形成时期提供各种所需的营养物质对胎儿的发育起关键作用。

第二，饮食中注意加强营养，特别是蛋白质、矿物质、维生素的摄入。高标准的营养能促进夫妻双方生殖细胞的生成，提高生殖细胞的质量。妇女被确诊怀孕时，往往已经怀孕数周了，如果这时才开始注意营养，实际上已经赶不上早期胚胎发育的需要了。孕前提高饮食营养标准是重要的优生措施之一。各种豆类、蛋、瘦肉、鱼等都含有丰富的蛋白质；海带、紫菜、海蜇等食品含碘较多；动物性食品含锌、铜较多；芝麻酱、猪肝、黄豆、红腐乳中含较多的铁；各种新鲜的蔬菜、水果含丰富的维生素。孕前夫妻合理安排饮食、营养、体内储备了充分的营养，健体养神、身体健康、精力充沛、为优生打下坚实的物质基础。

第三，应避免各种食物的污染。食物从生产、加工、包装、运输、贮存、销售直到食用，整个过程中都有可能不同程度地受到农药、金属、霉菌、放射元素等的污染，对人体及后代的健康造成危害。孕前夫妇应重视饮食卫生，尽量选用新鲜天然的食品，避免食用含有食品添加剂、色素、防腐剂的食品如饮料、罐头、香烟、卤肉及方便食品。蔬菜应充分洗净，必要时浸泡一下。水果应去皮后食用，多喝白开水，尽量少喝咖啡、饮料、果汁等饮品。炊具应使用铁或不锈钢制品，避免使用铝制品及彩色搪瓷制品，防止铝元素、铅元素对人体细胞的伤害。

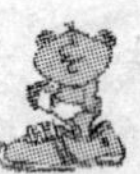

第18天　受孕的环境准备

大凡父母，都希望孩子能继承父母的优点。未来的孩子是否强壮、聪慧、俊美，受孕的瞬间正是关键所在。中医认为“男女交合应在时和气爽、情思清宁、精神闲俗”下进行，这样“得子非唯少疾且聪慧贤明”。

首先，在选择好的最佳受孕的日子里，布置一个整洁优美的环境，床上的被褥、床单、枕巾等物品应洗净晒干，能散发出一股清新的味道，屋内营造一个和谐愉快的气氛，可放上轻松愉快的音乐。夫妻双方共同操持家务，同时进行感情交流，可回忆恋爱中的趣事、乐事，憧憬未来的家庭和孩子，当夫妻双方在情感、思维和行为等方面都达到高度协调时同房。在同房过程中，双方都应有美好意念，并把自己美好的愿望转化为具体的形象。想象大自然中一切美好的东西，带着美好的愿望和充分的激情进入交合的高潮，极大限度地发挥各自的潜能，使精子、卵子都处于一种活性最佳的状态。这样的受精卵才是最佳的生命第一步，这种用夫妻之爱培育出的孩子将集中双亲在身体、相貌、智慧等方面的优点，并且会“青出于蓝而胜于蓝”。

其次应注意外部环境，在我国古代就有指出不要在“弦望晦朔、大风大雨、大寒大暑、雷电霹雳、天地晦冥、日月薄蚀”等不正常天气受孕，因为恶劣的自然环境会给双方心理上带来不利的影响。最好是在空气清新、精力充沛、精神振奋的时候。卧室的环境应尽量安静，不受外人干扰，在这种恬静的环境中，往往能对人们产生较好的心理暗示作用，夫妻双方恩爱缠绵，以最佳状态播下爱情的种子。

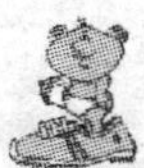

第 19 天 卵子、精子的发育成熟和结合

在怀孕早期女性胚胎的卵巢里就有许多原始的生殖细胞叫做卵原细胞，它们经过不断地增殖分裂，到胎儿出生时可达 50 万个左右。在怀孕 4 个月左右，有的卵原细胞发育成较大的初级卵母细胞，初级卵母细胞在胎儿出生前有许多已退化，而被一层间质细胞包绕的初级卵母细胞叫做始基卵泡。在新生儿卵巢里约有 10 万个始基卵泡，青春期后逐渐减少，约有3 400个，到了绝经期就所剩无几了。妇女一生中仅有 400～500 个始基卵泡发育成熟和排卵，剩余的发育到一定程度就自行退化，叫做卵泡闭锁。

在卵子的发育成熟过程中，要发生减数分裂。44 条常染色体和两条 X 性染色体减半为 22 条 + 1 条 X，初级卵母细胞经过减数分裂后成为两个大小不等的子细胞，大的为次级卵母细胞，具有受精能力，小的为第一极体不具受精能力。次级卵母细胞在输卵管里受精后才进行第二次成熟分裂，卵子如在排出后约 24 小时内没遇到有活力的精子，就开始退化。

精子是由睾丸的精曲小管产生的，原始生殖细胞经过多次分裂，构成睾丸中的精曲小管上皮，叫做精原细胞。继续分裂形成初级精母细胞，再经过一次分裂形成两个次级精母细胞，再经过一次分裂形成精细胞。精子从初级精母细胞到形成精细胞这一阶段要经过两次成熟分裂，其中有一次为减数分裂，所以两次成熟分裂后形成的精细胞的染色体数目（23 条）只有精母细胞（46 条）的一半，精子在精曲小管中形成后进入附睾的管道贮藏在附睾的尾部并成熟，精子在通过输精管道的过程中才获得活动的能力。

精子进入阴道后依靠尾部的摆动，以每分钟 2～3 毫米的速度前进，通过宫颈进入子宫腔再进入输卵管，大约需 1～1.5 小时，最快的仅需数分钟。如果精子恰好在排卵期前后和卵子相遇，它的头部进入卵子后就和颈、体、尾部分离，逐渐移向卵子的中心部，最后两者的细胞核融合在一起，各自携带的 23 条染色体合并组成 46 条，这时的卵子完成受孕成为受精卵或孕卵，新生命的个体就形成了。

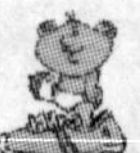

第20天　优生的概念

人类繁衍后代也是一种遗传现象。婚后夫妇总希望能生一个健康、聪明的孩子，取双方长处，可是有时不如人愿。正如“儿女像父母，外甥多似舅，侄女像姑姑”，这样复制下去，使人类的性状和血型等特征从原始人至现代人基本相似，一代一代地遗传下去。因此，我国在搞计划生育、控制人口的同时，必经提高人口素质。从生命科学的角度来看，健康、聪明、少病、长寿是体质优良的表现。相反孱弱、愚钝、多病、短寿是体质低劣的表现。影响体质优劣的因素较多，如饮食营养、精神环境、文化教育程度、经济状况等，这些都很重要。但是遗传和先天因素也不能忽视，有的具有决定因素，所以要采取选优去劣的优生措施来保证。这样可避免和减少痴呆、严重的残疾儿出生，减轻“因出生缺陷”给家庭和社会带来的负担，对提高人口的质量，保证中华民族的繁荣昌盛，具有深远的意义。

现代医学把优生分为两大类，叫做演进性优生学和预防性优生学，也就是正优生学和负优生学。正优生学是研究如何促进体力和智力上优良之个体的繁衍，它是在遗传工程技术上开展工作，如通过人工授精、设立精子库、人体胚胎移植、试管婴儿、人类单性繁殖、基因重组等办法，以控制个体发育的方向，使后代更加完美无缺。负优生学即预防性优生学，着重预防遗传缺陷和先天性疾病，减少不良孩子的出生，排除人群中已经存在的有害因素，通过婚前检查和指导、妊娠早期保护、遗传咨询和产前检查诊断，以及宫内治疗等，从而达到优生的目的。这类优生具有更大的现实意义。

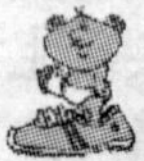

第21天　怀孕第3周

怀孕第3周是指末次月经的第15～21天，也即受精的第1周——胎龄第1周。

精卵相遇受精后，受精卵进行有丝分裂，同时借助输卵管蠕动和纤毛推动向子宫腔方向移动。约在受精后的第 3 天，分裂成由 16 个细胞组成的实心细胞团，称桑椹胚，也称早期囊胚。约在受精后第 4 天，早期囊胚进入子宫腔并继续分裂发育成晚期囊胚。约在受精后第 6~7 天晚期囊胚透明带消失之后侵入子宫内膜的过程称之为受精卵着床。少部分妇女在受精卵着床时会感觉到白带中有血丝或点状出血，此时基础体温在高温期。这时候体内的胚胎很小，只是一团细胞群，如果用肉眼看，只有针尖大小，而且根本没有胎儿的模样，但它们生长繁殖得很快，在这一星期，胚胎大约 0.15~0.2 毫米长。此时胚胎虽小，但其男女性别及遗传基因已经形成了，任何外界方法是无法改变的。

而在这一周里，孕妇感受不到身体的变化，乳房不会增大、体形不会变化、不会有恶心呕吐、晨起不适等早孕反应。因为还不到下一次的月经日期，所以很少有人意识到自己已经怀孕了。由于一些临床表现还不能表现出来，即使此时到医院做检查，医生也会叫你过 1~2 个星期后再来检查。但是如果您坚持测量基础体温的话，此时您的基础体温会持续升高，维持在高温期，若基础体温持续在 37 摄氏度达 2 周，医生根据您的基础体温图表可推测您可能怀孕了。基础体温测量的方法是：早晨醒来后，不动、不吃东西、不说话、躺在床上，用头一天晚上准备好的体温表测试 5 分钟得出的体温度数，每天测量完后起床把它记在基础体温表上，这样你就能在排卵后的第二周判断自己有否怀孕了。

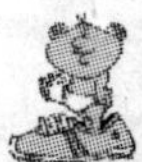

第 22 天　优生应从何时开始

许多人都是从发现怀孕时才开始意识和关注优生问题和开始为新生命的诞生做准备。实际上，这已为时过晚。一个新生命从孕育到诞生有孕前期、孕早期、孕中晚期 3 个阶段，从而构成生育完整的全过程。而最重要且最容易被忽视的是孕前期和孕早期，这两个时期恰恰是孕育一个优秀胎儿的关键时期。

1．孕前期，即生命的准备期。一个人从受精卵开始，发育、长大、成熟直到成为有生育能力的青年，这是一个漫长的过程。孕前期是易被人们忽视却是最重要的时期，这个时期胎儿所形成的素质，对他以后的发展有着举足轻重的影响。所以育龄男女只有首先优化自身，才能优化后代，才能孕育一个理想优秀的孩子。

2．孕早期，即从受孕第一天起到妊娠12周。这个阶段的前期通常不易被人们觉察，而被忽视。胚胎的重要脏器及外形几乎都在前8周内形成，如神经管在孕4周末封闭，胎儿是否畸形，此时已成定局；心脏在4～8周形成4腔，是否有先天性心脏病也在此时成定局；乳牙牙胚的发育在孕6周，即婴儿出生后牙齿的好坏，实际此时已经定形；颜面及肢体形成是在孕5～8周，此期如胚胎受损，婴儿就会出现兔唇、腭裂、肢体残缺等畸形，同时肝脏与消化系统、生殖系统等也都在这时期开始发育成形，即孕早期几乎决定了胎儿全部发育的质量。

3．孕中晚期，即从孕12周到40周胎儿出生。此时胚胎继续发育，器官成熟完善，体积增大，形体的变化肉眼可见，所以被人们重视。但这时期是胎儿精神智力的发育时期，胎儿发育最早的是神经系统，大脑皮层神经细胞增殖分化直到出生为止。胎儿出生时神经细胞数量有多少就是多少，以后不再增加，所以孕中晚期如何促进胎儿精神智力发育就成为这一时期的重要内容。

一个优秀胎儿的内涵是全面的，将来道德、性格、心理、智力、体格都应达优秀水平，他的产生需要一代一代人的不断自我完善，只有在塑造好自身的同时，才能塑造好下一代。

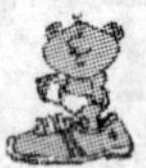

第23天　育龄男女优生的基本要点（1）

优生在古代就十分受重视，近代又将其许多方面列入法律条文中，如我国婚姻法中有些条文属优生性质，规定有下列情况之一者，禁止结婚：

有直系血亲和三代以内的旁系血亲。血亲是指血缘关系，即在人群中两个人有共同的祖先。直系血亲是指“垂直”的血缘关系，如父母与子女、祖父母与孙子女、外祖父母与外孙子女等；旁系血亲的兄弟姐妹、堂兄弟姐妹、表兄弟姐妹以及舅、姨、伯、叔、姑等三代以内有共同祖先是指，就是“三代以内的旁系血亲”。古代早在公元前637年的《左传·僖公廿三年》中记载郑人叔詹言及“男女同姓、其生不蕃”。而需要说明的是，古人所说的“男女同姓”不能结婚，今天看来应指近亲而言，而非所有的同姓都不能结婚。因为古代地理、交通、生产等多方面的因素，同一家族之近亲结婚较多，后代不蕃旺很容易看到，而由于时代的变迁，交通、文化发达，原来的民族隔离已被打破，同姓并不一定是同一家族，因此并非同一家族之同姓是可以结婚的。

近亲血缘为何不能结婚呢？大家都知道，杂交的品种往往生长旺盛、抗病力强、产量高、质量好，所以人们常用杂交的办法培育优良品种。人类生育也是这个道理。人体有46条染色体，配成23对，每对都有无数配对的基因，常见的隐性遗传病，要有两个相配对时才会发病，而单独存在的就不会发病。如果是近亲结婚，血缘相近，有一部分致病的基因是相同的，因此近亲结婚后所生的小孩，致病基因相遇的机会就多，隐性遗传病就容易表现出来。因此一组资料表明：患先天性遗传性疾病的人父母近亲结婚率为37.5%，近亲婚配患病率为41.6%，远高于非近亲婚配组，所以一定要避免近亲婚配。

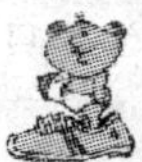

第24天　育龄男女优生的基本要点（2）

青年男女恋爱、结婚、生儿育女，从优生的角度出发，应注重择偶对象。有下列情况者不应结婚：

1. 严重的遗传病患者和先天畸形的人、如精神分裂症、先天性痴呆、进行性肌营养不良、肌肉强直等。

2. 无法矫正的生殖器官畸形的人，如两性畸形、严重性功能障碍、先天性无阴道者，即使勉强结婚，也会因此造成家庭纠纷、破裂。

3．直系血亲和3代以内的旁系血亲。如果男女双方的近亲中都患同一遗传性疾病也不宜结婚，如先天性聋哑、白化病等。

为了保证优生，有下列几种情况者应延期结婚：

1．生殖器官畸形，但矫正手术后可进行正常性生活者，如包茎、尿道下裂等。

2．传染病处于规定的隔离期内的病人或正处于活动期的慢性疾病如肺结核、严重的心肌病等。

3．患梅毒、淋病以及麻风病尚未治愈者。

如有下列情况，虽可结婚但应禁止生育：

1．患常染色体显性遗传的。这类遗传病的特点是代代相传，每一代都可出现这种遗传病人，而且发病与性别无关，男女发病机会均等。在常染色体显性遗传病中，发病率较大、症状严重的有：软骨发育不全、成骨不全、原发性癫痫、视网膜细胞病、多发性家族性肠息肉、先天性肌强直、进行性肌营养不良等。

2．患有X连锁显性遗传病的。常见的有：抗维生素D性佝偻病和遗传性肾炎等，患有这类病的女子，将会把致病的基因传给她的子女。

3．患有多基因遗传病的。如精神分裂症、狂躁或抑郁性精神病、重症先天性心脏病、原发性癫痫病。

4．罗氏易位染色体携带者和复杂性染色体易位患者。这类病人所生育的后代成为染色体异常病儿的可能性最大。

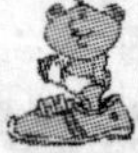

第25天　育龄男女优生的基本要点（3）

1．关于择偶的条件，应从以下的方面考虑：

(1) 志向和追求一致，这是爱情的主要基础、自然应是选择恋爱对象时首先要考虑的。

(2) 性格和气质上的相投是选择理想爱人时所不能忽视的。

(3) 兴趣、习惯、爱好等方面的相近，也是幸福生活的一大要素，在选择恋人时应加以权衡。

(4) 在年龄、文化素质、家庭环境等方面的情况也要比较接近一些。

当然由于各人的情况、经历和客观条件的不同，在确定择偶标准时有所差异是不可避免的。

2. 关于优生的年龄问题。生育年龄与优生也有着密切的关系，古代《褚氏遗书》中说："男虽十六而精通，必三十而取，女虽十四而天癸至，必二十而嫁！皆欲阴阳完实而交合则交而孕，孕而育，育而为子、坚强壮寿。"所以女虽20岁可以结婚，但最佳的生育年龄是25岁，年龄小于20岁生育者，由于体内分泌系统的机能尚未发育完善，故对胎儿不利，也易发生畸形胎儿。但女子过35岁以上，由于卵子"老化"现象，也易发生先天痴呆儿以及畸形儿，此外，还应注意男女双方年龄与体质的差距不宜过大，"父少母老，产女必羸，母壮父衰，生男必弱。"

3. 避免吸烟饮酒。医学认为大量饮酒会损害生殖细胞，使受精卵不健康，醉酒男子很多精子发育不良或失去动力。酒精也会妨碍女性卵子发育成熟，使受精卵质量下降或畸形，轻则胎儿先天发育不良，重则先天性畸形、痴呆。现代研究证实，烟草中含尼古丁、烟焦油、一氧化碳等20多种有害成分，对人体有害无益，吸烟会削弱性功能引起精子畸形、染色体异常等，妇女吸烟引起不孕，孕妇吸烟或经常处在烟雾缭绕之中可引起自发性流产、胎儿先天性心脏病、唇腭裂、痴呆、低智等畸形，吸烟可引起胎盘血管痉挛，使胎盘中含氧量减少，进而引起胎儿宫内窒息死亡，吸烟时间越长，吸烟量越大，则生殖细胞畸形的比例和胎儿致畸率也越高。

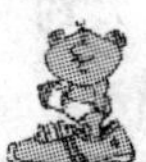

第26天　生殖与遗传

人类生殖是精子与卵子结合形成受精卵，即是雌、雄配子结合形成合子。受精卵（合子）不断进行细胞有丝分裂，将遗传物质平均分配到两个子细胞，通过有丝分裂而不断进行细胞增殖，进一步通过细胞分化形成组织、器官，并构成有特定功能的人体各系统，发育成熟的个体（或称为新的子代）。精子带有父源的遗传物质，卵子带有母源的遗传物质，受精卵则带有来自父源和母源的遗传物质。

遗传是指生物繁衍过程中，子代与亲代相似的现象。不但形态和外貌相似，而且在结构、生理、功能和生化特点等各方面都相似，以保持物种的相对稳定和不断的世代延续，俗称“种瓜得瓜，种豆得豆”。亲代与子代虽然很相似，但其遗传特性并不是完全不变地代代相传，在遗传过程中会发生变异。即父母与子女、兄弟姐妹之间会有差异，俗语说：“ 母生九子，九子各异”。遗传与变异是生物界的共同特征，是生命活动的基本规律之一。在人类的繁衍过程中，遗传是通过精子和卵子将遗传信息传给子代，遗传信息经过表达而形成具有一定现状的子代个体。

遗传信息或遗传物质的本质是遗传基因，它是存在于细胞核内的一种叫做脱氧核糖核酸（DNA）的化学物质。DNA是由两条走向相反的双链互相盘绕而成的螺旋结构，其内有许多不同配对的碱基，3个碱基组成一个密码，不同的密码有着不同的碱基配对，带有不同的基因，所以就有不同的遗传特征。如果形成受精卵的精子或卵子的遗传物质异常，则传给下一代的遗传物质也异常。根据其异常的种类和程度不同，对胎儿的发育有不同的影响，可发生早期流产、胎儿畸形、死胎或胚胎停止发育、新生儿畸形、遗传代谢性疾病或各种染色体异常综合征。

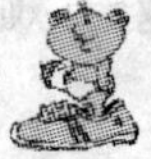

第27天　遗传病能预防和治疗吗

人体的各个器官都可以发生遗传病，目前人类遗传病大约有4 000余种，对人的危害很大。遗传病的预防应从下面6方面着手。

1．避免近亲婚配。近亲结婚所生子女的遗传病发生率远高于非近亲婚育者。

2．实行优生保护法。对凡能导致或可能导致其后代发生遗传病者均应避免生育。

3．避免高龄生育。生育年龄不宜超过35岁，高龄生育其先天异

常发生率很高。

4．做好遗传咨询工作。如有遗传病家族史，夫妻双方或一方有遗传病，或生育过畸形儿，有多次流产史，死胎史，孕早期有病毒感染，或接触过致畸物质，特别是女方大于35岁，男方大于45岁者应在孕前或怀孕早期进行遗传咨询。

5．产前诊断。可采用羊水检查、B超、胎儿镜等多种方法对有指征的孕妇做产前诊断。

6．及时终止妊娠。在产前诊断中发现有严重疾病时要及时终止妊娠。

目前来说遗传病的治疗方法和种类有限，治疗效果也不很令人满意，很多遗传病目前仍无治疗方法，所以遗传病重在预防，目前对一些遗传病的治疗方法有如下几种。

1．控制饮食。如苯丙酮尿症是因为体内缺乏苯丙氨酸羟化酶，不能使蛋白的代谢过程中的苯丙氨酸转化为酪氨酸，因而有大量苯丙氨酸积蓄在血中，导致蛋白代谢紊乱，小儿脑发育障碍变成痴呆。所以，在小儿饮食上应严格控制，只给低苯丙氨酸的食物，少给含蛋白质食物，多食土豆粉或糖制品食物能有效控制疾病的发展。

2．补充疗法。对先天性丙球蛋白缺乏症给予定期大量丙球蛋白补充可收到治疗效果。

3．手术治疗。如多指、唇腭裂等都可采取手术治疗。

4．除去有毒物质。如对肝豆状核变性，可用低铜饮食，并服用二巯基丙醇、二硫基磺酸钠或青霉胺，使铜尽块排出体外，就会有效地控制该病的发作。

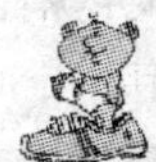

第28天　怀孕第4周

怀孕第4周即胎龄第2周，即指末次月经第22～27天。

受精卵着床后，子宫内膜迅速发生蜕膜变变成一个肥厚而充满血管的柔软的床，以利于胚胎的生长发育和提供营养。受精卵同时在迅速地分化，在受精后5～6天时即可分为内胚层、中胚层、外胚层等3

个细胞群，它们可以分别发育成不同的组织或器官，内胚层发育为胃肠、肝、胰和甲状腺；中胚层发育为骨骼、结缔组织、血液系统、泌尿生殖系统以及大多数骨骼肌和平滑肌；外胚层发育为神经系统包括大脑、皮肤和头发，此时您的宝宝还非常小、大约只有1毫米长，但身体各器官已成形。

而此时，您的体形仍没有任何变化，体重也不增加，从外表根本看不出您怀孕了，但有些妇女会感觉下腹部有点闷痛，有点像月经来潮前的症状，但一般不会有明显的早孕反应不适，基础体温会持续高温相不下降。

胎儿生长发育中细胞分化最迅速的时刻即为刚着床后的这段时期，受精卵在受精后1周内的死亡率达50%。第2周的新生命还非常脆弱，容易因环境的影响而丧失生命，第3周新生命较强，但却容易因环境的影响而损坏各部位的分化而造成畸形，所以这个时期，怀孕妇女应避免一切外界的刺激。

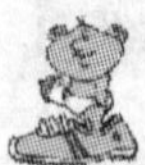

第29天 人工授精与试管婴儿

古往今来，有多少夫妇因无子女承欢膝下，共享天伦之乐而烦恼困惑，甚至抱憾终生。我国的计划生育政策不仅提倡少生优生，同时也重视无生育夫妇的生育问题。随着医学的发展，人工授精和试管婴儿技术给一些不育夫妇带来福音，使他们重新获得生育机会，带来家庭幸福。

人工授精技术就是在接近妇女排卵期时，用一根细管直接将洗涤精液注入子宫内与卵子相会，从而获得受孕的机会。它分同源和异源人工授精两种，前者是主要用于女性生殖道对精子有凝集抑制者，或男性有尿道裂、阳痿、早泄、不射精等患者，其采用的是丈夫自己的精液；而异源人工授精采用的是赠精者的精液，主要用于男性无精者。但是异源人工授精也带来不少社会、伦理、法律等方面的问题，比如由于供精者与受精者之间彼此不知道，若干年后就难避免这些同父异母的直系后代之间婚配，或他们的子女之间的近亲婚配而造成不可收拾的严重后果；反之，如果公开供精者和受精者的身份，则会引起一系列的社会问题和家庭问题。因此，对待供精的人工授精必须慎之又慎绝不可草率行事。

试管婴儿技术是指体外受精和胚胎移植的全过程，包括从妇女体内取出卵子、放入试管内培养后，再加入处理过的精子，使卵子受精。之后将受精卵植入女方子宫内，266天后，孩子就与父母见面了。它主要适用于女性输卵管阻塞无法再通及男子精子过少症患者。1988年世界上第一例试管婴儿在美国诞生，1988年我国首例试管婴儿呱呱坠地，后来又发明了冷冻胚胎、借腹生子等技术。目前新的助孕技术有配子输卵管移植、合子输卵管移植、输卵管内胚胎移植、宫腔配子移植术、经阴道配子输卵管内移植、赠卵体外受精胚胎移植，代孕等新技术均取得巨大进展，它不仅给不育夫妇带来希望，而且对患有严重遗传病或有遗传病风险的夫妇来说，也是一种积极的辅助治疗措施，对于优生优育十分有利。

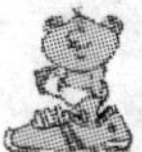

第30天　培养高素质人才的6个要素

在人类社会的发展中，有意无意地选择了优胜劣汰的自然法则。在物质文明尚不发达的社会进程中，这个法则保护了人类的延续和发展，这是人类战胜自然的伟大创造。但在物质精神文明高度发展的今天，只要我们不断地发现并挖掘人类潜在的能力，中华民族将更加辉煌。

科学家研究过的许多神童现象说明，这其实是人类自身固有的能力。近些年，国内的许多科学家从脑神经学、生物学、遗传学、教育学、社会学等领域作了大量的佐证，提出只要我们关注生命形成前、形成时、形成后、出生时以及出生后的养与教等多方面的有利因素，每个人都可以成为一个能力卓越的人。遗憾的是，我们的第一教育者——爸爸、妈妈并不了解这些知识。

在对具有“奇特”能力的孩子家庭的跟踪调查中发现，他们都是在孩子生命发展过程的每个阶段较多地开发了孩子的潜能。所以，培养高素质的人才要实现6个方面的优化：

1．优种。在怀孕之前男女双方要养成良好的饮食习惯，保持营养的均衡，良好的生活规律，良好的身体状态，去掉不良嗜好，注意锻炼身体，减少不客观的欲望，保持心态平和，端正性生活的态度，提高性生活的适应水平。

2．优孕。要有怀孕计划，不能顺其自然。男女双方要对自己的身体状况有一个了解，确保精子、卵子的质量。娴熟而多样的性生活技巧，使双方在受孕时都能达到最佳的身体、精神状态。

3．优化环境。①保持体内的营养环境；②室内的空气、温度、湿度适中，尽量远离噪声，室内布置要有新鲜感，定期调整；③心理与情绪环境；④保持双方接受且适应的性生活方式；⑤科学适度的胎儿信息刺激。

4．优生。自然分娩的胎儿将获得唯一的一次均匀挤压，这将给人的一生带来无限益处。

5．优育。力争母乳喂养。水是生命之泉，捂是万病之源，多观察、分析、调理，把病消灭在摇篮中。

6．优教。婴儿以感觉学习为主（视听、嗅觉、触觉和本体感觉），教育的方式应多信息、多渠道、立体化、高密度地注入进程。

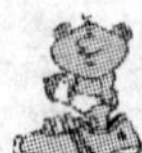

第31天　怀孕期间能吃药吗

怀孕期间能吃药吗？这是每个孕妇都关心的问题。孕妇吃药等于一个人吃，两个人用。因为药物一方面可通过胎盘直接影响胎儿；另一方面药物引起母体变化间接影响胎儿，所以孕期合理用药，对于保障孕妇安全，维持胎儿的正常生长发育至关重要。

首先，孕妇尽量少吃药、打针，以免使胎儿遭到某些药物的伤害，这是大家公认的。但是，妇女怀孕后，在整个妊娠期可能会患一些疾病，为了保证母婴安全，必须及时采用药物治疗。另外，一些妇女怀孕前已患病，孕期仍需继续用药治疗，所以孕妇也应与正常人一样，不仅有了病必须立即就医，而且也可以服药，但一定要在医生的指导下用药；另外在适当的时候也要接受一些必需的预防接种，就诊时一定要说明自己有了身孕，以便医生选择那些对胎儿没有影响或影响很小的药物。

孕妇可接受的预防接种有以下几种：

1. 破伤风抗毒素。

2. 狂犬病疫苗。

3. 乙肝疫苗。适用于生活在乙肝高发地区的孕妇。孕妇配偶或家庭其他成员查有 HBsAg（+），尤其是从事高度感染性乙肝管理工作的怀孕妇女。

4. 丙种球蛋白。这是一种被动免疫制剂，适用于已经受到或可能受到感染的孕妇。

5. 流感疫苗。有学者认为对怀孕 3 个月的妇女进行流感疫苗注射，可防止孕妇患流感而发生早产。但凡有流产史的孕妇，为安全起见不宜接受任何预防接种。

总之，孕期合理用药，能使流产、早产和死胎现象减少，新生儿和孕产妇疾病的发生率和死亡率都降低，有的药物还能预防胎儿畸形。但孕期不合理的用药，则能引起许多不良后果，甚至造成严重危害。因此孕期用药一定要在医生指导下合理使用。

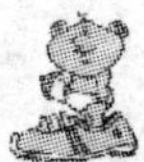

第 32 天　哪些药物对胎儿有不良影响

已明确对胎儿有不良影响的药物，归纳起来有如下几类：

1. 抗癌类。如氨甲蝶呤、环磷酰胺、6 巯基嘌呤可造成胎儿四肢短缺、外耳缺损、唇腭裂及脑积水。

2. 抗生素类。链霉素及苄那霉素、庆大霉素可致先天性耳聋及肾损害；四环素、土霉素与强力霉素可致骨骼发育障碍和小肢畸形、乳齿黄染及牙釉质发育不全、先天性白内障等；氯霉素可使骨髓抑制、新生儿肺出血，红霉素可引起胎儿肝损害、先天性白内障，磺胺类药可致新生儿黄疸。

3. 激素类。怀孕早期大量口服避孕药可致多器官畸形；雌激素可使男胎女性化，女胎患阴道腺癌；雄激素可使女胎男性化；考的松可致无脑儿、脊椎裂、唇腭裂等；甲状腺素也有明显致畸作用。

4．解热镇痛类。孕早期使用阿司匹林可致唇腭裂、肾、心血管、神经系统畸形，消炎痛可致动脉导管关闭、心力衰竭。

5．镇静类。眠尔通可致胎儿发育迟缓及先心；安定可致发育迟缓；冬眠灵可致唇腭裂、心脏与骨骼、神经系统与消化系统畸形及视网膜病变，巴比妥类药可致短指（趾）。

6．抗癫痫类。苯妥英钠可致唇腭裂、颅面部畸形、先心和小头综合征。

7．抗心律失常类。心得安可抑制胎儿发育，诱发早产。

8．抗凝血类。华法令可致鼻发育不全及长骨脊柱骨骼钙化和智力障碍。

9．抗疟类。奎宁与氯奎可致眼耳畸形和障碍。

10．维生素类。过量维生素 A 可致胎儿骨骼异常，先天性白内障；过量维生素 D 可致新生儿血钙过高、智力障碍；过量维生素 K 可致新生儿溶血。

11．抗滴虫类。甲硝唑可致染色体畸变。

12．抗甲状腺药。他巴唑、硫氧嘧啶可致甲状腺肿、呆小病。

如果孕妇使用了上述药物，特别是在致畸敏感期，从优生优育的观点出发应实行人工流产手术终止妊娠。

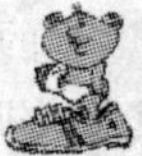

第33天　妊娠与中药

中医中药有着几千年的历史，是我国的国粹，在防病治病方面起着重要的作用。在疾病的治疗过程中，中医讲究在用药除去大部合疾病后，随即用饮食调养正气，祛尽余邪。人们在中草药治疗和食疗方面积累了丰富的经验。而在妇女怀孕时，许多人也认为需要大补或调整体质，更有许多人盲目认为中药安全，无毒副作用，这是错误的观点。人们经过大量的临床观察发现，有 100 多种单味中药为孕妇所禁用。其中包括孕妇绝对禁用的中草药：蛇青、附子、天雄、乌头、野葛、水银、巴豆、芫花、大干、卤砂、地胆、斑蝥等；孕妇禁用的药物有：水蛭、虻虫、蜈蚣、雄黄、牵牛子、干漆、蟹爪甲、麝香等；孕妇相对禁用的药主要包括一些活血化瘀、破症散血、伤胎作用的药物，如茅根、木通、瞿麦、通草、薏苡仁、代赭石、芒硝、桃仁、牡丹皮、三棱、牛膝、干姜、肉桂、制半夏、皂角、南星、槐花、蝉蜕等。

除了上述单味中草药孕妇不能使用外，还有许多中成药因含有孕妇禁用的药物也属禁忌。这类中成药包括有：牛黄解毒丸、大活络丸、小活络丸、六神丸、至宝丹、跌打丸、舒筋活络丸、苏合香丸、牛黄清心丸、紫雪丹、黑锡丹、开胸顺气丹、复方当归注射液、十滴水、小金丹、玉真散。此外还有霍香正气丸、防风通圣丸、蛇胆半夏散等也应慎用。

以上这些中药，有的毒性较强或药性猛烈；有的毒性较弱一些，但如用得不恰当，则能造成胎儿畸形、流产及死胎。所以怀孕时不但不能随便乱服西药，服用中药也同样有许多禁忌。怀孕后看中医时一定别忘记告诉中医师自己已怀孕，好让医生在用药时慎重选择对胎儿无害的药物。

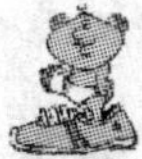

第34天　准妈妈怎样慎重用药

怀孕，期待着新生命的降临，是一条既甜蜜又辛苦的漫漫长路。拥有健康的宝宝更是每个为人父母的最大愿望。然而孕期会有许多的异常情况，如孕妇偶感风寒，或本身患有某些慢性疾病而必须用药时，若因药物使用不当，不仅准妈妈可能受到药物不良的影响，更有可能导致胎儿产生畸形，例如历史上有名的“海豹畸胎”。如果准妈妈用药不当对自己、家庭及社会将造成无可弥补的遗憾与负担，所以准妈妈用药要格外小心。

孕妇要从何时开始注意用药安全呢？很多妇女都是意外发现自己怀孕的，因而自己在不知已怀孕的状况下服用了某些药物，因此所有的育龄妇女均需注意用药安全。一旦有计划怀孕时，经期后的 10 天内可以服药，10天后宜谨慎或避免摄取任何药物。

对于有慢性病需要服药的妇女，准备怀孕前就必须找医生咨询，选择安全性较高的药物来治疗疾病。一般而言，老药优于新药。新药的副作用往往在上市后一段时间才会逐渐被肯定。患者应经医生评估对胎儿可能造成的影响再选择用药，切忌自行服用药物。有许多慢性内科疾病患者应在病情稳定控制后再考虑怀孕。

没有一种药物对胎儿的发育是绝对安全的，几乎所有母体使用的药物都要从母体血液到胎盘，药物自然不能仅存于母体。母体和胎儿虽为一个组合，但对药物的敏感性不同，加上胚胎期各器官都在迅速发育，大多数细胞处于分裂过程易导致畸形。怀孕妇女肝脏酶功能下降，而胎儿肝酶活性更弱，对药物的解毒能力相应降低；怀孕期间母体的蛋白少，使药物与血浆蛋白结合能力降低，游离增多，通过胎盘数量也增多，同时母体对药物的代谢和排泄的速度也减慢，使药物容易在体内蓄积；妊娠期用药虽不会致明显畸形，但有些药物会有潜在危险，如怀孕24周后用四环素会使宝宝将来牙齿变成黄褐色，所以准妈妈用药应慎重。

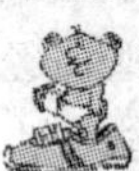

第35天　怀孕第5周

怀孕第5周即胎龄第3周，也就是从末次月经算起第29~35天。

此时的胎儿依然很小，只有约1.25毫米长。而围绕着胎儿——胚胎外围由羊膜、卵黄囊、羊水腔，胚外体腔等形成的袋状物——胎囊，约有2~2.5厘米直径大小。如是子宫内受孕，在B超下可见胎囊，但胚胎尚不能看见。但胚胎已经具备脑部、脊椎和神经系统的雏形，心脏开始发育，而胚胎还是个独立的个体，未与母体做连结。胎盘的雏形已形成，胚囊重约4克，约1块方糖的重量。由于中枢神经系统（脑）和肌肉、骨骼也开始发育，这时的胎儿已形成了基本的骨架。

此时的母体自己能够感觉到有些变化。由于变化不大，别人很难发现你有任何改变，但某些检查已能够知道你怀孕了。首先，你的基础体温持续在高温期不下降，其二有的月经周期为28天的妇女，此时月经过期1周仍未来潮；其三妊娠后胎盘开始分泌一种绒毛膜促性腺激素——HCG，这种激素可在于受精后第10天即可查到，如果此时通过尿或血检查HCG，大多数人可得出阳性怀孕的结果；其四就是许多人会有晨起恶心，伴有或不伴有呕吐的症状出现。第5周多数症状较轻，以后逐渐加重到怀孕2个月左右最明显，持续到怀孕3个月后慢慢好转；其五另一个早期怀孕的症状是易疲劳；其六乳头增大着色，乳晕加深，乳房发胀，乳头有刺痛感，这些都表示您已经怀孕了。

这个时期正是胚胎发育、各器官分化的关键时刻，您应特别注意细菌、病毒、药品、放射线、化学品等有害物质的影响，避免损害胚胎的组织器官发育，造成胎儿畸形。

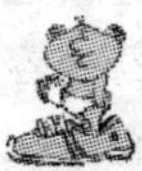

第36天　孕妇用药的原则

整个怀孕过程中，前3个月是“胚胎期”，是胎儿主要器官如心脏、中枢神经系统、眼睛、耳朵及外生殖器等生成及发育的关键时期。新生儿的缺陷或畸形，大多是因为致畸胎药物在此时对胚胎造成的伤害而引起。从胚胎期结束至分娩前为“胎儿期”，此时中枢神经系统的细胞继续分化及排列，若暴露于畸胎药物之下，仍有可能发生功能缺失及轻度畸形。因此可见整个怀孕期中都有可能发生胎儿畸形的危险，理想的状况是整个孕期尽可能不用或少用药物。但是，如果孕妇的疾病不加以治疗，其后果可能比药物对胎儿的影响害处更大，因此，孕妇用药是在所难免的。关键是应选择最安全的药物，选择危险与利益比值最小的药物，用药后还应密切观察胎儿的发育情况。下面介绍几条孕妇用药的原则：

1．不用或尽可能地少用药物。

2．用药要有明确的指征，使用对胎儿有影响的药物时，要慎重权衡利弊得失。

3．非服药不可的话，要选择相对安全的药物。如果孕妇发生感染，使用下面的抗感染药物较为安全。如头孢氨苄、头孢噻吩、青霉素、阿莫西林、氨苄西林、红霉素、林可霉素；降压药可选用甲基多巴、可乐宁；平喘药可选用舒喘灵和间羟舒喘灵；糖尿病可选用胰岛素；退热和缓解头痛常用扑热息痛或贝诺脂。

4．服用药物前尽可能仔细阅读说明书，注意所服药物之不良反应和禁忌。如误服应催吐或去医院洗胃或大量饮水、绿豆汤或牛奶。

5．初始剂量宜小，使用期限宜短，切忌追求疗效而盲目超常规剂量，合并用药宜从简。

6．为减少药物的潜在毒性和对胎儿的不良反应，可合并服用维生素 C 和维生素 B 片。

7．服药后多饮水、菜汤、果汁，以加快药物的排出。

8．酒精可干扰胎盘的血液循环，造成胎儿缺氧而损害脑组织，酒精的代谢物还可致胎儿畸形，孕妇不宜使用酒精和饮酒。

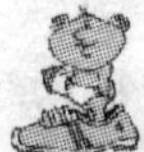

第 37 天　各种胎儿畸形的易发时间

怀孕虽然要经历 280 天漫长的过程，但胎儿的组织器官的发育形成在怀孕的前 3 个月已基本完成。在怀孕的前 3 个月内，是胎儿畸形的易发敏感时期，由于各组织和器官的分化和发育速度又有不同，所以妊娠时期不同，用药后出现各种畸形的时间也有不同。

胎儿各种畸形的易发时间

畸形种类	诱发时间/天	畸形种类	诱发时间/天
独　眼	23	室间隔缺损	42
人鱼状畸胎	23	并指畸形	42
无脑儿	26	十二指肠闭锁	49 ~ 56
脊骨水膜膨出	28	隐睾症	49 ~ 63
食管闭锁、气管食管瘘	30	腮瘘、腮囊	56

续表

畸形种类	诱发时间/天	畸形种类	诱发时间/天
膀胱外翻	30	腭裂	56~63
大血管移动	34	原肠旋转失常	70
唇裂	36	米勒氏憩室	70
桡骨发育不全	38	脐疝	70
膈疝	42	双角子宫	70
直肠闭锁及瘘管	42	尿道下裂	84

第38天　孕期应避免哪些不利于胎儿发育的不良因素

在历史上曾发生过一件轰动一时的事件。德国、澳大利亚等国的医生，为了减轻孕妇们的妊娠反应，给她们服用了一种叫“反应停”的药物，结果许多人生下了“海豹肢”畸形的小儿。

从卵子受精到胎儿出生，这10个月的生长路程是不平坦的。虽说绝大多数胎儿出生时正常，但有许多受精卵异常者没有成胚，或有的成胚但不到成胎的时候就流产了，且不计这些早产和未足月出生的，还有1%~2%这样或那样的畸形或异常。那么孕期应避免哪些不利于胎儿发育的不良因素呢?

1. 病毒感染。包括风疹、流感、乙肝病毒、单片疱疹病毒和水痘等可以通过胎盘感染胎儿。

2. 接触汞、铅、苯、砷、一氧化碳、有机磷等有毒物质，放射线、微波、放射性同位素及超量的电磁波等。

3. 用药不当。特别是孕前3个月内用有致畸作用的药物，如磺胺类、非甾体抗炎药、激素、抗甲状腺类药、抗癫痫药物等。

4. 营养不良、营养过度、微量元素的缺乏、维生素补充过量都对胎儿有不利影响。

5．洗过热的热水浴、嗜烟酒、可乐、咖啡、浓茶等。

6．饲养猫、狗等宠物、或接触这些小动物易感染弓形体细胞内寄生原虫致流产、早产的宫内感染。

7．长时间看电视及在电脑荧光屏前工作的孕妇，少量辐射的积聚作用也会影响胎儿的健康。

8．孕妇心境恶劣也会影响胎儿发育。

上述致畸因素可采取相应的措施防范，如妊娠3个月内避免腹部和盆腔X线照射；孕期不养宠物；尽一切可能避免病毒性感染；孕妇自己不乱服药物，患病需服药时，应将妊娠情况告诉医生；注意围产期保健和产前检查，对不正常的胎儿可采取中止妊娠的措施。

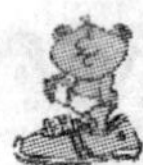

第39天　严防胎儿的“隐形杀手”

引起胎儿畸形的隐形杀手有以下这些：

1．放射线。医院透视或拍片用的X射线、电视、电脑、手机等有大量的电磁波等射线，它可以直接损害胚胎，造成小头畸形。也可以损害精子和卵子中的染色体，造成许多先天性疾病。

2．感染。在早孕阶段，许多微生物可致胎儿畸形。如风疹病毒感染可致胎儿先天性心脏病、先天性耳聋、白内障等；巨细胞病毒感染可引起新生儿黄疸、紫癜、贫血、肝脾肿大、血小板减少，常出生后数周内死亡，幸存儿常出现永久性智力障碍、小头畸形、癫痫、痉挛性瘫痪、失明等；疱疹病毒感染可引起小头小眼、心脏异常、脑积水、肺炎、出血疱疹等；孕妇在怀孕期接触到感染了弓形虫的猫、鸡、牛、羊、野生动物、鸟类等可引起胎儿脑积水、小头畸形、无脑儿、智力低下、黄疸、失明、多囊肾等。

3．药物。如磺胺、非甾体类药物、激素、抗甲状腺类药物、抗癫痫药等都会影响胎儿。

4．环境污染。“三废”污染水源、空气、食物尤其是重金属铅、汞的危害极大，胎儿致畸率高。

所以怀孕期间，特别是头3个月避免接触放射线，不养宠物，尽可能避免病毒感染，不自己乱服药，避免环境污染的影响，并注意围产期的保健和产前检查，对不正常的胎儿可采取措施终止妊娠。

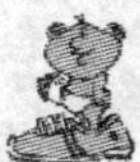

第40天　吸烟对胎儿的影响

我国年青妇女吸烟者近来有增加的趋势。孕妇本人吸烟为“主动吸烟”，即吸一手烟，而对孕妇危害最大的则是家庭、办公室及公共场所瘾君子的吞云吐雾。不吸烟的人在这种环境中吸进去的烟比吸烟者还多，这就是所谓的“被动吸烟”，即吸二手烟。吸烟对于妇女可造成不孕症、月经异常、自然流产、子宫外孕等疾病。而吸烟对胎儿会造成许多不良的影响，如：自然流产率增加、围产儿死亡率增加、低出生体重儿、早产儿、畸形儿、前置胎盘、胎盘早剥、妊娠高血压综合征、胎膜早破等妊娠并发症，严重者会影响胎儿身心智能的发展。

吸烟为什么会对人体及胎儿产生许多不良影响呢？烟草燃烧产生的烟雾中、含有的1 200多种化合物，其中500种对人体有害。主要有害的物质是尼古丁、氰化合物、焦油和一氧化碳等。尼古丁可作用于末梢血管，使血管收缩，不能充分供应和交换氧气，引起胎儿缺氧，所以可导致胎盘早剥、妊娠高血压综合征等；氰化合物能阻碍组织的氧化过程；一氧化碳则与血红蛋白结合，成为一氧化碳红蛋白，严重影响体内氧气的运送，造成胎儿供氧不足而引起流产、早产、低体重儿等后果。焦油能引起气管粘膜上皮细胞增生和变异，并有诱发癌症的趋向。

因此，为了下一代的健康，父母在怀孕前最好一起戒烟，准妈妈在怀孕时不吸烟且避免吸二手烟，呼吁人们为了您和他人及下一代的健康，请不要吸烟！

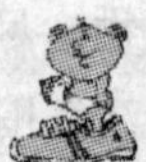

第41天　喝酒对胎儿的影响

随着人民生活水平的不断提高，酒类饮料的消费量在逐年递增，妇女饮酒者也越来越多，从而由于酒精中毒所致的各种疾病也在不断上升。孕妇饮酒对胎儿和婴幼儿各方面的发育都造成严重威胁。

孕妇饮酒可引起胎盘血管痉挛、胎盘缺氧而影响胎儿发育，产生低体重儿或畸形儿，孕妇饮酒过量，酒精可通过胎盘进入胎儿体内引起“胎儿酒精中毒综合征”，这种孩于的特征是智力低下、运动不协调、患有多动症、身材矮小、体重轻、心脏、脊柱、四肢畸形、其抗病能力差。并有特殊丑陋面容：前额突起、小眼裂、小眼球、斜视、短鼻梁、朝天鼻孔、兔唇、招风耳等。一般认为，酒精对胎儿的有害作用主要是损伤脑细胞，使脑细胞发育停止、数目减少，使脑的结构形态异常和功能障碍，导致不同程度的智力低下，甚至造成脑性瘫痪。酗酒的妇女在怀孕头两个月容易引起自然流产，在妊娠中晚期引起死胎；如果丈夫过度饮酒后夫妇同房受孕，其胎儿也容易产生畸形，或者出生后呆笨，甚至是白痴。

一般认为酒精对胎儿的危害程度与妇女饮酒的数量、持续时间以及妊娠的月份有密切关系。酒喝得越多、越久、越早，对胎儿的危害就越大。如果要想生一个健康、聪明的小宝宝最好不喝酒，平时喝酒的妇女要控制生育，如已怀孕，最好终止妊娠。妇女在怀孕前应减少饮酒或忌酒，奉劝将做父母的人以不饮酒或少饮酒为好。

第42天　怀孕第6周

怀孕第6周，亦即胎龄第4周，也就是指从末次月经算起第36~42天。

怀孕第6周时胎儿日渐长大，顶臀径为2~4毫米。顶臀径是指胎儿头顶到臀部之间的距离。胎儿外形像只小虾米，人们已能辨认出头部、胸腹部、尾部和两侧像芽胞状的四肢。此时血管已生长，血液循环功能开始运作，此时进行B超检查可看见胚胎的心血管搏动。

此时母体的变化有：①月经停止来潮，平素月经正常的妇女此时已停经超过2周了。②早孕反应逐渐明显。其主要症状是在肚子饿或早晨起床时，容易引起呕吐、反胃的情况。尤其闻到味重的东西或饭菜的蒸汽时，更容易引起呕吐。有些人还有唾液增多、头痛、头晕、便秘、全身疲倦不堪、口臭等。有的人会想吃酸的，有的人会想吃甜的等食物喜好的变化。③此时乳房开始肿胀，乳晕进一步加深。④腹部及腰部会有绷紧感。⑤腿可能变粗，体重可能增加几斤，但如果早孕反应很重时你的体重可能会变轻。⑥此时白带可能会增多，出现尿频现象，这是因为增大的子宫压迫膀胱底部引起。⑦如果医生检查会发现您的子宫已经增大、变软、像鸭蛋大小。⑧验尿HCG呈阳性反应。⑨B超检查已经能看到宫内的妊娠囊和胚胎的心血管搏动了。

此时您应该：①去医院进行第一次检查，确定是否妊娠以及是否是子宫内妊娠，排除宫外孕。这时应该进行孕期的第一次超声B超检查。请放心，历年的病历证明，超声波对母体、胎儿并无不良影响。②到您所居住的保健部门领取《孕产妇保健手册》，建卡纳入孕产妇系统保健管理。③注意休息。避免剧烈运动和性生活，防止流产。④调整好情绪，勿忧郁、不安、烦躁、正确对待怀孕和早孕反应。⑤不要偏食和勉强进食。⑥注意异常情况出现如：腹痛、出血、腰痛、发热等。如果有这些症状，及早去正规医院就诊。⑦应继续注意避免接触有害物质以免引起胎儿畸形。

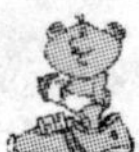

第43天　如何知道自己怀孕了

妇女如何知道自己怀孕？方法有如下：

1. 月经过期不来潮——停经。育龄妇女有性生活史，平时月经规则，突然月经过期不来潮，超过10天以上，就要考虑怀孕的可能。停经是怀孕的一个最早和最重要的征象。但停经并非一定就是怀孕，有很多情况可使月经过期或暂时停止。如环境改变、气候突变、精神刺激、营养不良、内分泌紊乱、子宫及身体其他疾病。相反有些妇女怀孕了，却仍有少量阴道流血症状，还有哺乳期妇女，月经还未转经就再次怀孕所以单凭停经一项是不能绝对认为怀孕等。

2. 早孕反应。仍有半数妇女怀孕后会有头晕、疲乏、嗜睡、食欲不振、恶心、偏食等症状，严重时出现呕吐，这也是怀孕早期的一个辅助判断标准。

3. 尿频。怀孕后由于增大的子宫压迫膀胱会引起尿频，在怀孕3个月后增大子宫进入腹腔后消失。

4. 乳房变化。怀孕后由于激素增多，引起乳房增大，轻度胀痛及乳头疼痛，初产妇较明显，乳头及乳晕周围皮肤着色加深。

5. 如果一直在测基础体温的妇女，具有双相排卵体温，停经后高温相持续18天以上不下降，则怀孕的可能性很大。

6. 自我验孕。目前市场药店都有验孕试纸出售，许多妇女选择自己验尿来判断妊娠。

7. 到医院检查。大多数人还是会选择到医院检查。通常医生会让你验尿HCG——妊娠试验，怀孕后胎盘会分泌一种绒毛膜促性腺激素，大约在停经35天（即受精20天）左右，尿中就有出现。到了停经60天时达高峰，以后逐渐下降。目前医院多采用免疫或酶标法测定，准确率相当高。在停经37～38天时就可以进行，但是仍要警惕假阳、假阴性存在。另一个方法是医生做妇检发现宫颈着色、子宫增大变软。还有一个稳妥的方法是B超检查，可看见妊娠囊或胎心血管搏动，B超还能确定怀孕的位子，以及早排除宫外孕，这是目前医生推荐的方法。

第44天　关于早孕反应

孕妇在早孕时出现头晕、倦怠、择食、食欲不振，轻度恶心呕吐等症状，称为早孕反应。因恶心呕吐多在清晨空腹时较严重，又称为"晨吐"，民间又称"害喜"。

早孕反应的症状和严重程度因人而异。有些妇女和平时一样，轻轻松松，没什么明显感觉。而有些人则反应非常严重，甚至恶心呕吐频繁到不能进食，影响身体健康，有的会危及生命。这种就不是早孕反应而称妊娠剧吐了，这种情况是应该去医院求治的。

早孕反应主要的症状是在早晨起床时或肚子饿时，容易引起恶心、呕吐，尤其是闻到味道重的东西或饭菜的蒸汽和油烟味时更容易引起反胃。有些人会有择食和食物的喜好改变；有的人平时不吃酸或辣，这时会特别想吃酸辣；有的人平时讨厌吃油腻，这时反而想吃油腻的；有的人平时有抽烟习惯，怀孕后却讨厌烟味，而以前不抽烟的人却反过来想抽烟了；有的人全身疲倦不堪，成天昏昏欲睡，四肢乏力；还有的人会有头痛头晕、唾液增多、口臭、便秘等现象。

一般来说早孕反应多在怀孕第5~6周开始，持续1~2个月，到妊娠3个月后就慢慢消失了。但时间也是因人而异的，有些人症状出现早，在月经刚过就可能有孕吐症状了；而有的人会持续到怀孕5~6个月还有孕吐现象，甚至会持续到整个孕期。为什么会有早孕反应呢？人们至今还不十分清楚。普遍观点认为是由于怀孕后胎盘绒毛分泌的绒毛膜促性腺激素引起的。因为早孕反应发展和消失的过程，恰好与孕妇血中绒毛膜促性腺激素（HCG）的上升和下降相吻合。多胎妊娠、葡萄胎的孕妇，血中HCG值显著升高，早孕反应症较重，甚至发生妊娠剧吐，而且在妊娠终止后症状立即消失。此外，孕吐受精神上的影响很大，有些神经系统功能不稳定、精神紧张的孕妇，自觉呕吐的厉害些，说明早孕反应可能与大脑皮层及皮层下中枢功能失调，致使下丘脑自主神经系统功能紊乱有关。

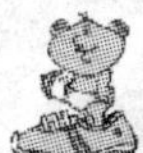

第45天　减轻早孕反应的方法

早孕反应是许多怀孕妇女都要经历的事情，虽然它不是疾病，只是一种生理反应，但它确实会使身体产生不舒服的感受。以下方法可有助于减轻早孕反应的不适：

1. 注意休息、多睡眠、避免劳累。

2. 保持空气清新，经常呼吸新鲜空气。避免油烟、汽油味、二手烟、饭菜蒸汽等异味的刺激。

3．保持精神愉快。正确对待早孕反应，避免紧张、焦虑、烦躁等情绪而加重不适反应。一个人闷在家里，往往会使心情更糟，不如外出散散步、逛逛街，或在家找些自己喜欢做的事情做做，如稍微改变一下屋内的摆设，设法让身体活动活动。另外，也可以找朋友或有怀孕经验的妇女聊聊天，也是调整情绪的好办法。

4．少吃多餐。一次进食太多则会引起胀气。

5．尽量不要空腹吃冷食物。空腹容易使心情不好，特别是在早晨肚子饿的时候容易引起反胃呕吐，所以最好能在身边准备一些点心、饼干、饮料，以备早晨醒来能马上进食。此外，半夜肚子容易饿，孕妇可在睡前吃些容易消化的食物。

6．食物宜清淡，避免太咸、油腻。产气性与特殊气味的食物，饼干、烤面包等高糖食物以及苏打饼干之类的碱性食物可减低孕吐的不适，吃完干食后宜过一小时再喝水。

7．不要强迫自己吃不想吃的食物。早孕时期胎儿还小，所需要的营养当然也很少，所以孕妇即使吃下去又吐出来，也不必担心胎儿会营养不良。早孕时可以找些自己想吃、喜欢吃的食物，不必为胎儿而勉强自己吃。

8．补充水分，防止脱水。可多喝牛奶、运动饮料、香蕉、果汁，多吃流质食物。

9．应防止便秘。便秘严重时使人不舒服，怀孕妇女应大量摄取水分及纤维素多的蔬菜、水果防止和减轻便秘。

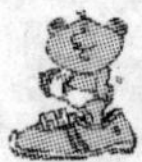

第46天　噪声对胎儿的影响

当胎儿3个月左右大时，其听觉系统差不多已经发育完成。5个月左右时，腹中胎儿已会对各种声音产生反应。而构成胎儿内耳的耳蜗从怀孕20周开始发育，直到婴儿出生后30天，仍在发育中。在胎儿内耳蜗成长发育阶段，极易被频率噪声损害。许多的研究资料表明，噪声不但会引起早产、流产、低体重儿，还能造成胎儿畸形。长期的噪声可造成胎儿出生前后听力的损害。噪声能使孕妇体内内分泌腺体的分泌功能紊乱，使脑垂体分泌的催产素增加，引起子宫的强烈收缩而导致流产、早产。而日本调查资料表明，生活在噪声污染区的居民中，新生儿的体重多在2 000克以下，而正常新生儿体重应在2 500克以上，美国的研究资料表明，住在机场附近的居民，其胎儿发生脑、脊椎及腹部畸形率较高。美国推进科学协会曾发生警告：噪声对胎儿危害极大，高分贝噪声能危害胎儿的听觉器官，那些曾受过85分贝以上（重型卡车声音为90分贝）强噪声影响的胎儿，在出生前就已丧失了听觉的敏锐度。

曾有实验显示，胎儿会抗拒高音，但对较低的声音则不排斥，较低的声音能使胎儿安全、安心，且可帮助胎儿入眠，胎儿在母体内最早听到的声音是母亲动脉血液流动的声音，除了血流声外，胎儿还可听到母亲的说话声或父亲兄弟姐妹等其他人的对话声。这些声音会通过母体的组织传给胎儿。尽管如此，胎儿对母亲的血流声和说话的声音是最有反应的，据说这声音会增加胎儿的安全感。所以怀孕妇女应远离噪声，多和自己腹中的胎儿说话。

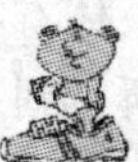

第47天　电视机对胎儿的影响

人们都知道，放射线对人体有害，长时间接触X射线能引起贫血、白血球减少、不孕及胎儿畸形等。

电视机的显像管就是一个荧光屏，会发出高速电子流，在高速电子流的撞出下，产生图像，同时也能产生X射线。不过这种X射线是很微弱的，据核工业部公布的材料，看电视的人每年所接受的辐射量大约为国家规定居民的电离辐射限制剂量容量的1/5。两者相比，显然看电视时所受到的辐射远在允许标准以下。以这方面来看，看电视对人体或胎儿发育不会有多大的影响。但是科学研究证实，长期接触小剂量的X射线，可使细胞核内的染色体受到损害。染色体是胎儿正常发育的遗传因子的载体，一旦受损伤，容易导致流产、早产，甚至还可以使胎儿的中枢神经系统、眼、骨骼等发生畸形，还可能造成死胎。

另外，电视机显像管释放出大量的正离子，正离子能吸收空气中带负电的尘埃，荧光屏周围就漂浮着含大量微生物的灰尘。这些微生物、灰尘飞附在人们的皮肤上，对人体特别是孕妇是有害的。由于正离子吸附了空气中的负离子，改变了人体健康所需的电离环境，会使孕妇感到头部、胸闷，易对母胎造成危害。

彩色电视机发出的 X 射线较黑白电视机大，孕妇看彩电更应注意。为了慎重起见，看电视时应当尽量离电视机远一些。据报道，离开电视屏幕的距离应大于 5 个屏幕的对角线——即电视机的英寸数，一般可以避免不良影响。另外，看完电视后，用清水洗洗脸，对身体也是有益的，孕妇最好少看电视。

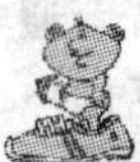

第 48 天　电脑对胎儿的影响

自从进入高科技时代，电脑普遍进入家庭、办公室。特别是在办公室，电脑简直成了人们不可缺少的左膀右臂。因为工作关系，有的人甚至可能一天十几小时对着电脑，而电脑的显示器会产生对人体有害的电磁辐射。虽然经过显示器外壳吸收过滤后，人体实际上所受到的射线照射计量只有孕期所允许的最大照射剂的 1.2/1 000。但电脑周围会产生低频电磁场，这种辐射对细胞分裂有破坏作用，在孕早期会损伤胚胎的微细结构，影响胚胎的发育。有研究报告，怀孕早期的妇女，每周上机 20 小时以上，流产率增加 80%，胎儿畸形的发生率也大大地增加。

在怀孕头 3 个月是胎儿发育最敏感的阶段，器官发育尚未成形，容易遭受不良因素影响，稍有不慎便会抱憾终身。所以准妈妈此时应尽量少接触电脑，即使是别人操作电脑也要保持一定距离。如果必须使用电脑的话，身体应与显示器保持至少一臂的距离并每天上机不超过 4 小时。有的专家建议，不得不使用电脑工作的孕妇可穿上孕妇专用的防辐射背心或防辐射围裙，并给电脑显示器加上一个视保屏。

怀孕 3 个月后，胎儿的器官发育已基本稳定，电脑对胎儿的影响已不再那么重要了。但准妈妈也不要整天坐在电脑前，因为除电磁辐射的影响外，长时间固定姿势坐在电脑前将会影响心血管、神经系统的功能，盆底肌和肛提肌也会因劳损影响正常分娩过程。

 第49天 怀孕第7周

怀孕第7周，即胎龄第5周，亦就是从末次月经算起的第43~49天。

进入第7周，胚胎快要进入胎儿期了。这一周胎儿生长非常迅速。本周初胎儿的顶臀径约4~5毫米，本周末就长到了11~13毫米，约青豌豆大小。头部器官如眼、耳、鼻、口皆已发育成形，头部像一团肉块向尾部弯曲，心脏从身体突出来，心脏的血管系统发育更周全，已分成左右心腔。主支气管也出现在肺内，躯体形态已具备。小肠、阑尾、胰腺已形成了。四肢的形态更趋明显，显蹼翼状。臂与腿以出芽方式长出，手和足有琴键大小，是以后手指和足趾发育的地方。

怀孕妈妈此时体形依旧没有明显变化。有的人体重可能增加了几斤，但有的人由于早孕反应比较明显体重反而减轻数斤，这并非异常。但月经至今已延期10多天未来潮是一个明显的表现，许多的妇女出现更明显的早孕反应症状。包括：头晕、头痛、恶心、呕吐、倦怠、无力、嗜睡、口水增多及饮食习惯的改变，这时期的妇女阴道分泌物会增多，有的也容易感染念珠菌引起念珠菌性阴道炎，有些妇女易出现尿频便秘等症状。

这个时期怀孕妇女应特别注意自己的身体健康，不要随便吃药，除非由专科医生开出的处方用药。因为这时期正是胎儿心脑分化的重要时期，一不小心就会引起胎儿畸形。同时也应避免一切有害物质的接触，慎防感冒等病毒感染发生。如果有腹部、阴道出血症状应及时去医院诊治。准妈妈应正确轻松地对待早孕反应的症状，如果早孕反应严重到呕吐频繁，不能进食，影响身体健康而成为妊娠剧吐时则应及时去医院求治。

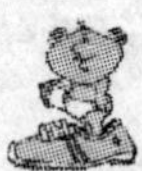

第50天 孕期铅污染的危害与防治

铅是一种亲神经系统和胎盘的毒性重金属，孕妇处于铅暴露的环境中可以造成死胎、流产、胎儿畸形。若胎儿得以存活，则因铅毒性作用使宫内生长迟缓、胎盘供血及供氧不足造成早产，这类孩子出生后呈现生长发育迟缓，如体重不增、个子矮小、动作发育迟缓、智力发育落后、语言智商及人际交流能力下降。学龄期学习能力差、成绩不好、随着年龄增长逐渐出现多动、注意力不集中、烦躁、脾气急、攻击行为。有的孩子头晕、头痛、恶心，有的出现反复的腹痛、便秘和腹泻交替，食欲低下，冬春季反复呼吸道感染，大多数孩子伴有贫血。有的人在青春期和成人期呈现肾功能下降乃至肾功能衰竭。因此，铅污染已成为当今环境治理与儿童保护中的一项重要内容。

铅的来源主要有以下几种：汽车尾气，室内装修所使用的油漆、涂料，文具、教具、玩具所使用的涂料，土壤和尘土中所含的铅尘，罐头的焊接处所含的铅元素污染食物，松花蛋、爆米花为高铅食品。这些因素都已构成了我国广大群众日常生活中的主要环境因素，是一个难以立即改变的危险因素。

但是我们还是可以从以下几个途径来适当降低铅的暴露程度，从而减少铅的吸收和损伤。这些措施有：

1. 孕期居室不装修。
2. 减少在马路上的停留时间。
3. 定期做室内清扫，清扫时用湿布擦拭，以减少铅尘的飞扬。
4. 不吃含铅食品。
5. 定时定量吃饭，保证吃早餐。
6. 多喝牛奶，多吃新鲜蔬菜、水果。
7. 多吃肝类、血类、豆制品、海产品等。

如果周围环境条件不好，应定期到验铅门诊检查，对血中含铅水平进行监测，并在医生指导下进行防治。

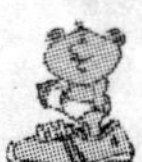

第51天　怀孕后B超检查对胎儿有影响吗

不同的组织器官具有不同的密度和不同的声波传播速度，即有不同的声阻抗。当两种不同的组织其声阻抗之差＞1/1 000时，声波在其界面上即可产生反射。电脑会根据每个反射回来的深浅不同的波长，绘制成该物的影像，呈现在荧幕上。有许多人知道，医生会让你做B超之前多喝水、憋尿，为什么呢？因为声波必须靠水才能有效传导。膀胱没有尿液作为介质，就好像没有打开窗户看房里的东西模糊不清。同时医生还会在您肚皮上涂上一层透明的胶状物质，主要目的是使超声波探头的接受面能与肚皮做最紧密的接触，防止空隙间的空气减低声波传导的效果，使得反射回来的信号清楚。通过B超，我们能清楚地看到胎儿的外观和剖面、羊水量、脐带、胎盘以及子宫卵巢的情况。通过B超测出胎儿的头围、腹围和股骨长度来计算出胎儿的大小重量，根据估计的体重来换算成怀孕的周数。但B超估测的孕周一般来说比末次月经推算的孕周会少1～2周，因为B超预测本身有少许主观误差，而且B超是估算胎龄的。

由于声波振动的幅度很小，而且并非长时间持续地进行探测，所以怀孕期间即使多照几次B超，对胎儿与母体也不会造成伤害。但怀孕期间是应该避免阴道探头检查的。目前医院多数会在怀孕早、中、晚期进行一次B超检查，这是完全必要的。孕早期B超可确定怀孕周数，胎儿是否存活，是否多胞胎，是宫内还是宫外孕，怀孕中期B超检查约在孕7周前进行，主要目的是发现胎儿重大畸形如：无脑儿、脑积水、胎儿水肿、缺手缺脚等畸形以及在孕8周前治疗性引产；孕晚期B超多在孕36周左右进行，可评估胎儿发育情况、胎位、胎盘情况、羊水量、脐带是否绕颈、胎儿有否畸形等。但做了B超检查后，并不是所有的胎儿畸形都能查出。有许多轻微畸形如多指（趾）畸形、并指、少指畸形、腭裂、胎记、小肿病等是B超查不出来的，就是非常高级的彩色B超也存在着许多看不出来的“盲点”问题。

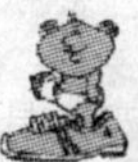

第52天 X射线可致胎儿畸形

怀孕期间照X射线，可致胎儿畸形，这是众所周知的。特别是在怀孕前3个月，这个时期胚胎各器官处于发育的关键时期，对各种有害因素特别敏感，受孕2周内下腹部接受X射线照射时，可导致受精卵死亡。孕6~12周受X射线照射会致明显畸形，畸形严重时亦可致胚胎死亡。在胚胎生长的早期接受X射线，可导致胎儿生长受阻。怀孕中期以后，胎儿的大多数器官已基本形成，受X射线照射很少引起明显的外观畸形。但此时期胎儿的生殖系统、牙齿、中枢神经系统仍在发育过程中，因此受X射线损伤可能产生智力低下等后果。

虽然说我们一次接受X线照射的吸收量极为轻微，接受一、二次照射后也不至于就一定会发生异常，然而问题在于如果我们将一生中所接受的X射线等放射线照射的总量都存起来而遗留给下一代的损害就可能很严重了。所以怀孕期间，特别是前3个月的敏感期还是应该尽量避免接触X射线检查。值得一提的是，怀孕是从末次月经的第一天算起，但确定怀孕多数已到了停经第40多天了，在这之前有些妇女因未意识到怀孕而做了透视或X射线检查，所以准备怀孕的妇女最好不要做X射线透视检查。接受X射线透视的妇女，尤其是腹部透视过4周后怀孕比较安全。妊娠早期应严禁X射线检查，即使是常规的胸部透视，也要推迟到妊娠7个月以后。腹部的透视或拍片尽可能不要进行。而有些疾病在怀孕期必须接受X射线检查，这时候除了要注意所照射的X射线，其吸取的放射线量要轻微之外，下半身要用防护器具保护，医生操作时也应设想周到。

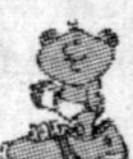

第53天 复印机对人体健康的影响

现代社会复印机越来越广泛地进入到人们工作、学习、生活的各个领域，办公室有一台复印机真是司空见惯。人们接触复印机的机会越来越多，但它们对从体健康的影响尚未引起足够的重视。那复印机对人体健康有什么影响呢?

1. 有碳复印机使用的显影粉是用碳黑制作的，其中的环芳烃具有致癌作用。科学家发现，显影粉中含有微量硝基芘，硝基芘有改变染色体正常结构的能力，染色体异常会引起胎儿畸形、遗传病、先天性疾病等。虽然经过技术改进，现在的显影粉中硝基芘的含量已大大减少，按常规方法已检测不出其致癌作用，但为防万一怀孕期间还是不应长期接触复印机。

2. 无碳复印机的显影材料有很大的刺激性，可以引起皮肤、眼睛、呼吸道和神经系统等方面的疾病。而且无碳复印机在复印过程中也可释放一些可能致癌的物质。

3. 在复印机旁工作时，因静电作用使复印室内具有一定的臭氧，在经常使用复印机的地方，臭氧浓度是以危害人体。这些臭氧是复印机中带高电压的部件与空气进行化学反应产生出来的。臭氧具有很高的氧化作用，可将氮气化成氮氧化物，对人的呼吸道有较强的刺激性。臭氧的比重大，流动慢，如果复印室通风不良，容易导致复印机操作人员发生“复印机综合征”。主要症状是口腔咽喉干燥、胸闷、咳嗽、头昏、头痛、视力减退等，严重者可发生中毒性水肿，同时也可引起神精系统的症状，有过敏体质的人还会引起咳嗽、哮喘。

准妈妈们一定要重视复印机对人体的危害，如果在你的办公室有一台复印机的话，就应该把它放在一个空气流通比较好的地方，避免日光直接照射，怀孕妇女尽量减少与复印机打交道。

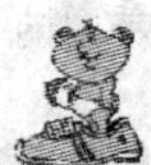

第54天　注意电话机的卫生

电话是传递资讯的工具，同时也成为传播疾病的媒介。据卫生防疫部门检测，每台电话机送话器上，沉附有引起流感、肺结核、乙型肝炎、白喉、百日咳等疾病的40多种细菌和病毒。所以电话机是最容易在写字楼里传播疾病的办公用品。据统计电话听筒上2/3的细菌可以传给下一个拿电话的人，特别是导致感冒和腹泻的病菌。如果办公室里有人感冒，或是如厕后双手未洗干净，疾病就会在办公室里蔓延开来，很可能殃及你和你腹中的宝宝。如果怀孕妈妈和其他同事共用一部电话机，那么你应尽量少打电话或者经常为电话的听筒和键盘消消毒。

首先给送话部位贴消毒膜，这样可以起到杀菌、消毒、除臭的功能。既可使话筒内进不去繁殖的细菌，也能将唾沫、口内水气等全部阻挡在话筒之外，保持话筒内外的清洁干爽。其次可用消毒剂擦拭话机外壳，最简单的方法就是用75%的酒精擦拭电话机的外壳以达到杀菌消毒的效果，如用0.2%的洗必泰溶液对电话机进行擦拭，可杀灭98%的细菌，效果可持续10天左右。

但是准妈妈不要以为给电话机消毒后就可万事大吉了，平时还应注意打电话时不要把听筒紧贴在脸上和耳朵上，可以用一块布或餐巾纸包住话筒讲话，话筒与口最好保持10厘米的距离，在通话完毕后还应用肥皂洗洗手，不让致病菌有可乘之机损害您和宝宝的健康。

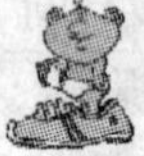

第55天　慎防空调综合征

当空调设备使用不当并缺乏必要的卫生防护指导和措施时，通常会引起传染病、变态反应性疾病及各种不适，科学家统称为空调综合征。引起空调综合征的原因有三：

1．室内空气经过反复过滤后，空气离子浓度发生了改变，负氧离子数目显著减少而正离子过多，从而影响了空气的清洁度和人体的生理活动，造成人体内分泌和自主神经功能紊乱，出现头昏、头痛、困乏、心悸、多梦，食欲减退等症状。

2．空调机内的环境很适宜真菌、细菌和病毒等原微生物的孳生和繁殖，医学家们曾多次从空调系统的冷却水中分离到引起急性肺炎的细菌及其他病原体。

3．空调系统可造成室内外环境条件（包括气温、气湿、气流和辐射等）相差悬殊，易使人感冒。室内空气干燥，易刺激人的鼻腔、咽喉粘膜而降低人体抵抗感染的能力。常用循环空气造成室内、外空气交换减少，空气污浊使疾病易于传播。如果人长期处于密闭的空调房间内会因空气不新鲜而感到头痛、头晕、失眠、胃肠不适、乏力困倦，还会有流鼻涕、打喷嚏等类似着凉感冒的症状。长时间处于低温环境下最易引起妇女的自律神经紊乱，因此妇女特别容易患空调综合征。担负两个人健康责任的准妈妈们，更要特别小心预防空调综合征。

1．装空调的房间必须保持良好的通风和足够的阳光，定时开窗通风，排放毒气。

2．室内外温差不宜过大，一般以比外界低 5～7 摄氏度较为适宜，装空调设备的环境最佳温度是 25～27 摄氏度。

3．人离空调设备应保持一定距离，不要让空调送风口的冷风直接吹在身上。

4．运动后一身大汗时，勿立即进入空调房间，以免使张开的毛孔骤然收缩，受凉致病。

5．不宜长时间呆在空调房里，每隔两三个小时到室外待一会儿呼吸几口新鲜空气。

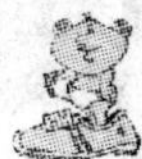

第 56 天　怀孕第 8 周

怀孕第 8 周，即胎龄第 6 周，也是从末次月经计算的第 50～56 天。

第 8 周的胎儿顶臀径为 14～20 毫米，约蚕豆大小，胚胎已经演变成人形的样子。眼睑出现了，有一层薄薄的眼皮、鼻尖、外耳、嘴巴轮廓也已形成，心血管系统发育更周全，主动脉瓣和肺动脉瓣清晰可见，支气管长出像树一样的分枝，躯干越来越长，不断延伸，四肢发育大致完成，臂腿向外延伸变长，肘部形成屈曲状，手指像放射状的琴键，脚上亦出现放射状足趾。

怀孕 8 周的妇女，可能注意到自己的腹围渐渐地增大了，衣服也不合身了，你的子宫也越来越大，约有 10 厘米大小。如果医生给你做盆腔检查时，会感觉到你的子宫约鹅蛋大小。由于妊娠，你的月经一直停止来潮，如果有阴道流血，你则应注意是先兆流产的可能了；

你的早孕反应会持续存在，由于膨大的子宫压迫膀胱与直肠会造成尿频、排便感、便秘、腰酸及下腹疼痛等现象。你会变得容易流汗，体重增加，由于内分泌的变化，你的头发长得更快，指甲易折断或龟裂，脸上会有色素沉着，皮肤可能会变色，牙龈浮肿，刷牙时牙龈容易出血等。

医生建设您：保持心情愉快，注意休息，避免剧烈运动，禁止性生活，不要自己随便服药，应在专科医生指导下服药，避免过度劳累防止感冒等疾病发生。工作生活中注意避免有害物质的接触以防止对胎儿的不良影响，有些妇女在工作中不能避免射线、电脑、化学药品等有害物质接触，那就夫妻俩一起做好计划，让妻子暂停1年的工作以便专心孕育下一代。

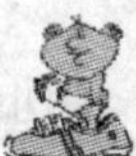

第57天　怀孕初期饮食的基本原则

在怀孕初期即怀孕的前3个月，胚胎生长发育较缓慢，胎盘及母体的有关组织增长变化不明显，所以对各种营养素的要求是比妊娠中、晚期相对要少。但是大多数怀孕妇女此时期或多或少都有恶心、呕吐、厌食、挑食、反酸、乏力等早孕反应，使得营养吸收变少，特别是妊娠早期是胚胎细胞的分化和主要器官系统形成的阶段，是胎儿发生、发育的重要时期，所以怀孕早期的饮食营养不容忽视。此时期的饮食应遵循营养合理化、全面化的原则。

1. 早餐。是一定要吃的，要求精简而营养丰富。例如：牛奶或麦片1杯、鸡蛋1个、面包或饼干或包子、馒头等。

2. 午餐。大多数职业妇女此时多外出工作，午餐一般都在外解决，所以午餐更应注意营养均衡，除米饭、肉食，还应多吃蔬菜。另外，自己自带水果以增加维生素。例如：米饭150克、冬菇蒸鸡、青瓜炒蛋、青菜、紫菜豆腐鱼头汤，上午9、10点钟可吃1个水果，饭后吃1个橙。

3. 晚餐。一般的家常饭菜已经能够提供怀孕初期所需的营养，但应注意多吃蔬菜增加纤维素的吸收。例如：米饭150克、清蒸鱼、

炒菜心、猪肝菠菜汤、水果如梨1个。

4. 夜餐。吃饭后至临睡前可喝牛奶1杯。

孕早期每日膳食构成参考：

主食：大米、面：200～250克

杂食：小米、玉米、豆类：25～50克

蛋类：鸡蛋、鸭蛋：50克

牛奶：200毫升

动物食品：畜、禽、肉、内脏、水产：100～150克

蔬菜：200～400克，绿叶蔬菜应占2/3

水果：50～100克

植物油：15～20克

提示：孕早期不强调吃特别多，但要全面化。

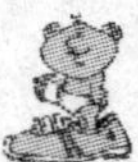

第58天 心脏病人的妊娠

妊娠合并心脏病是最严重的妊娠合并症之一，其发病率1%～4%，死亡率为0.73%。在我国孕产妇死因排位中，妊娠合并心脏病高出第2位。妊娠和分娩给心脏造成很大影响，妊娠时血容量增加、心率加快，显著加重的心脏的负担，妊娠晚期子宫明显增大，膈肌上开使心脏向左向上移位，出入心脏的大血管扭曲，机械性地增加心脏的负担，更易使心脏病孕妇发生心力衰竭。分娩时由于子宫收缩和屏气用力会使心脏的负担更为加重，而产后3天内由于大量血液回流到心脏，也极易发生心力衰竭。

心脏功能可分为四级：Ⅰ级：一般体力活动不受限。Ⅱ级：一般体力活动稍受限，活动后心悸、轻度气短，休息时无症状。Ⅲ级：一般体力活动显著受限，休息时无不适，轻微日常工作即感不适，心悸、呼吸困难或以往有心衰史。Ⅳ级：不能进行任何活动，休息时仍有心悸、呼吸困难等心力衰竭表现。心脏病人对妊娠的耐受能力主要取决于心脏病种类、病变程度、是否已手术矫治过、心功能级别以及具体的医疗条件。如果心脏病变较轻，心功能Ⅰ～Ⅱ级，既往无心衰

史，亦无其他并发症则可以妊娠，但应密切监护、适当治疗；如查心脏病变较重，心功能Ⅲ或Ⅳ级以上，既往有心衰史，及有其他并发症，则孕期极易发生心衰，而不宜妊娠。若已妊娠，应在早期行人工流产术终止妊娠。

对于有心脏病的育龄妇女，一定要做到孕前咨询，以明确心脏病的类型、程度、心功能状态，以确定能否妊娠。不能妊娠者应做好避孕计划，若已妊娠尽早终止妊娠。若可以妊娠则应在专科医生的严密监护下进行，并注意充分休息，每日至少睡10小时以上。避免劳累及情绪激动，进食高蛋白、高维生素、低盐、低脂饮食，适当控制体重，定期产前检查。患有心脏病的孕妇应于预产期前2~3周入院待产，密切和医生配合，在产科和心脏科医生的共同协助下，安全渡过妊娠，分娩及产褥难关，以保母子平安。

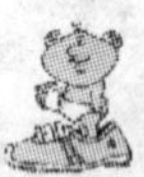

第59天　妊娠与病毒性肝炎

病毒性肝炎是严重威胁人类健康的传染病，其种类有甲型、乙型、丙型、丁型及戊型5种。可发生在妊娠的任何时期，对母婴危害极大。早期妊娠时患肝炎，会加重早孕反应，而影响肝内营养物质的补充，使肝炎加重。妊娠晚期如感染了急性病毒性肝炎，易发生急性肝坏死，严重威胁孕妇及胎儿的生命。肝炎患者妊娠时容易发生凝血功能障碍而引起出血，孕妇也容易并发妊娠高血压综合征，所以怀孕妇女应做好肝炎的预防工作。

1. 甲型肝炎。该病毒为肠道病毒。应该注意饮食卫生、不食用不干净及未煮熟的食物，防止病从口入，孕妇患甲肝时应行人工流产或其他方法终止妊娠，待肝炎治愈后2年再怀孕。

2. 乙型肝炎。乙型肝炎表面抗原阳性者，有40%为母婴传播，所以孕妇预防乙肝病毒感染，减少患病新生儿的出生，意义非常重大。首先孕妇应加强营养，增强抵抗力，注意个人卫生和饮食卫生，防止传染肝炎。已患乙肝的妇女不应怀孕，而且不宜选择使用药物避孕的方法。一般在肝炎治愈后半年至2年以后再怀孕为好。其次，应加强孕期监护，进行孕期肝炎病毒的筛查，及早发现患肝炎的孕妇。肝炎病毒阳性的孕妇在分娩时应防止传染给新生儿，产后也应尽量不喂母乳，其出生的新生儿可采取主动免疫及被动免疫的方法，切断母婴之间的病毒传播。

3. 丙型肝炎。主要是经血液传播，目前尚无免疫疫苗，只能采用综合性的办法来进行预防。首先应严格防止输入被丙肝病毒污染的血液，其次在采用注射时一定要做到一人一针一管，防止污染的注射器具引起感染。另外还可用丙种球蛋白进行被动免疫，对于丙肝病毒抗体阳性的母亲，婴儿应在1岁以内注射免疫球蛋白预防。

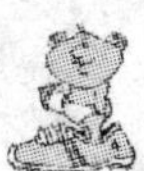

第60天　肺结核病人的妊娠

肺结核是由结核杆菌引起的呼吸系统慢性传染病，其临床表现为低热、盗汗、乏力、消瘦、咳嗽、咯血等症状。其病理特点是肺部有结核结节，干酪坏死和空洞形成。近年来全世界结核病发病率有所回升，目前认为主要与人免疫缺陷病毒（HIV）感染——艾滋病及严重的耐药结核杆菌的迅速增加有关，因此妊娠合并结核病的诊断治疗不容忽视。

肺结核患者除非同时有生殖器结核，如子宫内膜结核、输卵管结核，一般不影响受孕。通常认为非活动性肺结核或病变范围不大、健康肺组织尚能代偿、肺功能无改变者对妊娠经过和胎儿发育无大影响，而活动性肺结核妇女妊娠可致流产、胎儿感染、胎死宫内，尤其是有肺功能不全者，妊娠会加重其病情，甚至引起孕产妇死亡，围产儿死亡率也高达30%～40%。结核病孕产妇在产前及产时均可将结核菌传染给胎儿，引起胎儿感染。

妊娠对肺结核的影响看法不一，有人认为早孕反应时恶心、呕吐和食欲不振影响孕妇营养，妊娠时能量消耗增加，分娩时体力消耗及产后腹压下降，膈肌下降可使活动性肺结核发生的危险性增加；但有人认为，妊娠期新陈代谢增加，胎盘产生大量激素可增加母体的抗病能力，并加快营养物质的吸收，随着宫体增大，膈肌升高将有利于结核病灶的稳定和恢复。但一般认为在肺结核活动期应避免妊娠，若已妊娠，应在怀孕8周内行人工流产。1～2年后再考虑妊娠。平时应做好卫生宣教及卡介苗接种工作，既往有肺结核史或与结核病人有密切接触史者、均应在妊娠前行胸部X线检查，以便及早发现及处理，若非活动性肺结核或结核恢复期怀孕者应加强产前检查，增加次数，及时了解病情变化及时发现和处理并发症。一般情况下患者可适当休息，给予高蛋白营养。在药物治疗方面应注意药物对胎儿的毒性和致畸作用。妊娠期间一般不做肺结核的外科治疗，肺结核的妇女禁止哺乳，严格与新生儿隔离，新生儿应接种卡介苗预防感染，产后应及时复查以了解病情有否加重或变化。

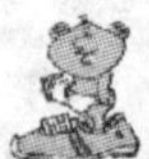

第61天　肾炎病人的妊娠

肾炎应分急性和慢性肾炎。急性肾炎又以急性肾盂肾炎多见，它是妊娠期常见的并发症。若得不到彻底治疗，反复发作可致慢性肾盂肾炎，甚至发生肾功能衰竭。而慢性肾炎因对母婴危害严重，医生认为不宜妊娠，故妊娠合并慢性肾炎少见。但随着医学发展，监护和治疗手段进步，大多数妊娠合并慢性肾炎的患者已能平安完成分娩。

妊娠期急性肾盂肾炎有两类：一类是无症状的菌尿症，仅有腰酸，易被忽视而发展；另一类是症状性肾盂肾炎，除有菌尿外，还有高热与腰痛、尿频、尿急、尿痛、排尿未尽感等膀胱刺激症状。其高热症可引起流产、早产，约发生在妊娠早期。还可使胎儿神经管发育障碍，无脑儿发病率增加，有的严重时可引起中毒性休克，甚至死亡。妊娠期间由于雌激素的明显增加，使得输尿管、肾盂、膀胱等肌层肥厚，大量孕激素又使输尿管平滑肌松弛、蠕动减弱，膀胱对张力不敏感性减弱易发生过度充盈，使得残余尿增多，为细菌繁殖创造了条件。另外增大的子宫多右旋压迫输尿管引起机械性梗阻，增大的子宫和胎头将膀胱向上推移变位得都易造成排尿不畅或尿潴留，妊娠期葡萄糖、氨基酸及水溶性维生素等营养物质增多也有利于细菌的生长。而尿流不畅、尿道口又靠近肛门更易引起感染而发病。

慢性肾炎则以蛋白尿、血尿、水肿、高血压为主要症状，是由多种原发性肾小球疾病所致。妊娠时由于血液处于高凝状态，可加重肾小球缺血和肾功能障碍而发生尿毒症死亡。而慢性肾炎患者怀孕时，由于胎盘绒毛被纤维素样物质沉积，滋养层的物质交换受阻，胎盘功能减退，影响胎儿发育，流产、死胎、死产的发生率较高，血压越高，肌酐值越高，对母儿的危害越大。所以在妊娠前已患有蛋白尿和高血压症的妇女，血压 > 150/100 毫米汞柱，肌酐值 > 265.2 微摩/升或尿素氮值 > 10.71 毫摩/升时不宜妊娠，若已妊娠，则应在 12 周前行人工流产术终止妊娠。

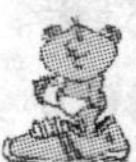

第 62 天 甲亢与妊娠

甲状腺功能亢进——简称甲亢，是一种常见的内分泌疾病。合并妊娠者并不多见。发病率国内报道为 0.02% ~ 0.1%，国外为 0.05% ~ 0.2%。甲亢的症状可以出现在妊娠的任何阶段。一旦妊娠，分娩时出现甲亢现象，可危及孕产妇的生命，其孕产妇死亡率较高。甲亢现象是本病恶化时的严重症状，表现为高热，体温常 > 39 摄氏度，脉速 > 140 次/分，甚至 > 160 次/分，脉压增大，常因房颤或房扑而病情危重，焦虑、烦躁、大汗淋漓、恶心、厌食、呕吐、腹泻、大量失水引起虚脱、休克甚至昏迷。有时伴有心衰或肺水肿，偶有黄疸，多数患者认为是妊娠加重心脏负担，使甲亢患者原有的心血管系统症状加重，甚至出现心力衰竭和甲亢现象。也可能与妊娠后孕妇腺垂体促甲状腺激素（TSH）、胎盘分泌的促甲状腺激素释放激素（TRH）和绒毛膜促性腺激素（HCG）的共同作用，使甲状腺激素合成和分泌增加有关。

甲亢对妊娠的影响方面：轻症或经治疗能控制的甲亢病例，通常对妊娠影响不大。重症或经治疗不能控制的甲亢病例，由于甲状腺激素分泌过多，抑制腺垂体分泌促性腺激素的作用，以及影响三羧酸循环的氧化磷酸化过程，能量不能以 ATP 形式储存而耗尽，易引起流产、早产、IUGR 及死胎、妊高征、产时子宫收缩乏力，产褥感染等发生率也均相应增高。孕产妇服用硫脲类药物可通过胎盘进入胎儿体内，若用药过量，则可引起胎儿甲状腺激素合成障碍，引起胎儿甲状腺功能减退，甲状腺肿及畸形。在大部分病例的血液中发现有类似促甲状腺激素作用的免疫球蛋白长效甲状腺激素，也可通过胎盘进入胎儿体内，引起胎儿一过性甲亢，若发生先天性甲亢，围生儿死亡率明显增高。

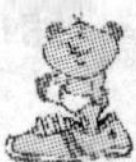

第63天　怀孕第9周

怀孕第9周即胎龄第7周，亦即从末次月经计算的第57~63天。

第9周的胚胎顶臀径有22~30毫米，相当于一枚青橄榄大小。本周是胎儿组织器官的形成期。这时的全身器官大致已完成，胎儿已显现出人的模样。包括头、脸、颈、胸、腹、臂、手脚、指头、内脏、肌肉、骨骼、关节已全部形成。眼睑几乎盖住了眼睛，外耳发育完好，鼻子也隐约可见，头部约占身体的二分之一。横膈膜生成，胸腹腔各成一独立的结构，手腿发育成形，臂和腿又长了，双手在腕部变曲，在心脏部位相交，并不断向身体前而伸展。手指越来越长，指尖稍肿，鱼际正在形成，足向身体中线靠拢，在躯干前面相交叉，胎儿的身体现在开始活动了。

怀孕母体的变化有：孕吐症状加重，体重有所增加。孕妇的腰围可能又大了一圈了，下腹部有闷胀感或绷紧感，膀胱由于受到不断增大的子宫的压迫，而出现尿频，白带也会增加。乳房会增大，血容量会增多，大约比妊娠之前增加45%~50%，而血浆的增加会比红细胞的增加为大，从而造成妊娠期的生理性贫血。妊娠9周时的子宫增大如一个橘子大小，但是从外表看来，仍未有明显的变化。

此时医生给你的建议是：在医生指导下服药，避免X射线，避免病毒感染，避免养宠物，避免烟、酒、咖啡因，避免农药、油漆、有毒化学物。

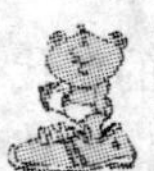

第64天 妊娠与艾滋病

艾滋病是一种严重威胁人类健康、病死率极高的传染病。到目前为止还没有任何药物可以治愈它，也没有预防的疫苗。据统计，目前我国的患病人数已达100万人。由于它主要是通过血液、性交、母婴传播，流行人群也由特殊人群向一般人群蔓延，向普通家庭蔓延，所以每个人都要了解艾滋病，防御艾滋病，特别是怀孕妇女更应做好预防工作。因为如果孕妇感染了艾滋病病毒，那她传给胎儿的可能性有15%～30%。儿童中的艾滋病患者有80%以上来源于母亲。孕妇可以通过胎盘血循环造成胎儿宫内感染，分娩过程中新生儿接触产道分泌物、血液感染，以及产后通过母乳喂养感染新生儿。那么如何预防艾滋病的母婴传播呢?

1．孕前及产前检查。育龄夫妇双方或任何一方如有过可能感染艾滋病的危险行为，应尽快到医院做HIV检测，如HIV抗体阳性，则应采取有效的避孕措施，避免怀孕。已怀孕的妇女都应该进行HIV抗体检测，如发现HIV抗体阳性者，应做人工流产或者引产，不宜流产者应采取药物治疗。

2．药物治疗。HIV抗体阳性的孕产妇，在分娩时、分娩前、分娩后合理适当地使用AIT，可以大大降低HIV传染给胎儿的机会，服用方法为从妊娠第14～30周时开始，直至产后6周。

3．人工喂养。感染HIV的产妇，不应采用母乳喂养，应选人工喂养，以减少新生儿传染HIV的危险。

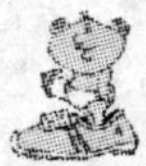

第65天 糖尿病病人的妊娠

糖尿病是一种代谢性疾病，随着生活水平的提高，糖尿病的发病率越来越高，所以俗称为富贵病。如果妊娠合并糖尿病，对母儿的危害极大。孕妇糖尿病的临床经过较复杂，至今母婴死亡率较高，胰岛素应用于临床后，糖尿病孕产妇及围产儿死亡率才显著下降。

怀孕与糖尿病的关系有两种。一是妊娠期首次发现或发生的糖代谢异常称妊娠期糖尿病，发症率为1%～5%，多在产后恢复，但仍有1/3病例于产后5～10年转为糖尿病，应定期随访。另一类是妊娠合并糖尿病，是指在原有糖尿病的基础上合并妊娠或妊娠前为隐性糖尿病，妊娠后发展为糖尿病。

妊娠期由于血容量增加，血液稀释，胰岛素相对不足易患糖尿病。由于血管内皮细胞增厚，管腔变窄容易并发妊高征、子痫、胎盘早剥、脑血管意外等。由于白细胞杀菌作用降低，糖尿病孕妇极易在妊娠及分娩期发生泌尿生殖系统感染，甚至发展为败血症危及生命，妊娠期患糖尿病时常并发羊水过多和巨大胎儿，使得容易并发胎膜早破、早产及难产和产道损伤，手术产机会增多。由于胰岛素缺乏，葡萄糖的利用不足，能量不够，使得子宫收缩乏力，常发生产程延长及产后出血。

糖尿病对胎儿及新生儿也有严重影响。胎儿畸形发生率为正常孕妇的3倍，巨大胎儿发生率高达25%～42%。由于糖尿病常伴有严重血管病变和产科并发症，影响胎盘血供而造成死胎死产。孩子生出后由于母体血糖供应中断而发生低血糖和由于肺泡表面活性物质不足而发生新生儿呼吸管道综合征，增加了新生儿死亡率。另外糖尿病由于手术产多，早产多，均可影响新生儿成活率。

所以怀孕时一定要进行尿糖和空腹血糖的检查，及早发现或排除糖尿病。如果不幸患上了糖尿病一定要按照医生指示，控制饮食，严密监测胎儿情况，必要时采取药物治疗。妊娠35周应住院监护，一定要在正规有条件的医院分娩，切不可在私人诊所分娩以防母儿不测发生。

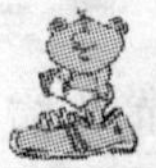

第66天　我国女职工生育期待遇的有关法规

我国政府非常重视女职工的保健，关心妇女儿童的健康和安全，有许多女职工生育期间的相关规定先后出台。有力地保护了女职工生育期间的安全和健康，怀孕妇女应了解这些规定，更好地保护自己的

合法权益。

《女职工劳动保护规定》摘要：

第四条　不得在女职工怀孕、产期、哺乳期降低其基本工资，或者解除劳动合同。

第七条　女职工在怀孕期间，所在单位不得安排其从事国家规定的第三级体力劳动强度的劳动和孕期禁忌从事的劳动，不得在正常劳动日以外延长劳动时间，对不能胜任原劳动的应当根据医务部门的证明，予以减轻劳动量或者安排其他劳动，怀孕 7 个月以上（含 7 个月）的女职工，一般不得安排其从事夜班劳动，在劳动时间内应当安排一定的休息时间，怀孕的女职工，在劳动时间内进行产前检查，应当算作劳动时间。

第八条　女职工产假为 90 天，其中产前休假 15 天。难产的，增加产假 15 天。多胞胎生育的，每多生一个婴儿，增加产假 15 天。女职工怀孕不满 4 个月流产时，应当根据医务部门的意见，给予 15～30 天产假。怀孕满 4 个月以上流产时，给予 42 天产假，产假期工资照发。

女职工怀孕，在本单位的医疗机构或者指定的医疗机构检查和分娩时，其检查费、接生费、手术费、住院费和药费由所在单位负担，费用由原定医疗经费渠道开支。

女职工产假期满，因身体原因仍不能工作的，经过医务部门证明后，其超过产假期间的待遇，按照职工患病的有关规定处理。

第九条　有不满一周岁婴儿的女职工，其所在单位应当在每班劳动时间内给予其两次哺乳（含人工喂养）时间，每次 30 分钟。多胞胎生育的妇女，每多哺乳一个婴儿，每次增加 30 分钟哺乳时间。女职工每班劳动时间内的两次哺乳时间，可以合并使用。哺乳时间和在本单位内哺乳往返途中的时间算作劳动时间。

第十条　女职工在哺乳期内，所在单位不得安排其从事国家规定的第三级体力劳动强度的劳动和哺乳期禁忌从事的劳动，不得延长其劳动时间，一般不得安排其从事夜班劳动。

第十二条　女职工劳动保护的权益受到侵害时，有权向所在单位的主管部门或者当地劳动部门提出申诉，受理申诉的部门应当自收到申诉书之日起30日内作出处理决定。女职工对处理决定不服的，可以从收到处理决定书之日起15日之内向人民法院起诉。

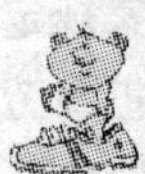

第67天　孕期性生活知识

怀孕期间可不可以性交？性生活过程中应注意什么呢？这是每个怀孕妇女都应该掌握的知识。有些妇女由于过分担心害怕会影响胎儿的健康而拒绝性生活,造成夫妻不和,相反有些妇女不知其可能引起的并发症而未加注意导致不良后果,所以孕期性生活的知识尤为重要。

一般来讲怀孕期间如孕妇一切正常无其他并发症，可以适度继续性生活。但如孕妇如合并有流产、早产病史、子宫颈松弛、阴道流血、先兆流产或早产症状，早破水、疤痕子宫（以前有剖宫产或子宫肌瘤手术史等）则应避免甚至禁止性交。从医学角度来说，正常孕妇怀孕头3个月和后1个月也应停止性交。因为在性交过程中，女方进入兴奋状态后，外阴及盆腔充血，当达到高潮时，会阴、阴道及骨盆底部肌肉会发生不可控制的节律性强烈收缩，甚至引起子宫收缩，加上男方性行为的机械性刺激，可能造成孕妇的流产、早产、胎膜早破、胎盘早剥等现象。妊娠末期性交还可能引起产前、产时、产后的感染，所以医生会建议怀孕头3个月和后1个月避孕性交。但也有报道早产与性行为无关，反而与孕妇腹部正上方受压关系密切。

那么孕期性生活应注意些什么呢？第一，应做好卫生工作，但孕妇不应冲洗阴道。第二，可适时使用避孕套。普遍认为避孕套可避免精液内的前列腺素刺激子宫收缩，同时可防止可能引起的传染。但应注意含杀精剂的避孕套不能使用。第三，性交姿势要轻巧省力，温柔体贴，特别应避免直接压迫女方腹部。第四，应放松心情，不害怕，真诚与准爸爸交流让其尽量相互配合，营造有品味的性爱。第五，孕妇一定要记住，有什么不适或异常现象如腹胀、腹痛、强烈的子宫收缩、阴道出血等情形即应停止并应及时请产科医生检查指导以防不良后果发生。

祝愿每位准爸爸、妈妈都能有个幸福美满的孕期性生活。

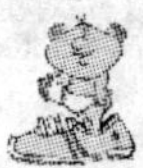

第68天 怎样注意孕期卫生

妊娠期间由于新陈代谢旺盛，皮肤及汗腺的分泌会增加。又由于内分泌及血流量的增加，阴道分泌物也会增加，因此孕期应特别注意个人卫生。

1. 衣着要宽大舒适，式样简单，不宜束缚太紧。应选择纯棉等透气吸汗布料的衣服，如腹壁松弛，可用腹带将下腹部兜起。

2. 由于上述皮脂腺、汗腺分泌旺盛及白带增多，孕期应勤洗澡，勤洗外阴，勤更衣，保持体表清洁。

3. 洗澡时，水温不要过冷过热，不可太长时间。为避免脏水进入阴道，孕期最好淋浴，不要盆浴。如白带过多或外阴瘙痒有异味，应上医院求治。一般禁止用阴道冲洗治疗，因为冲洗可引起流血或导致流产、气体栓塞等严重并发症。但许多抗生素和外用栓、膏剂可在妊娠期安全使用。

4. 妊娠5~6个月起，要用温水经常擦洗乳头，擦掉乳头上积聚的分泌物干痂，抹上油脂使皮肤滋润增加韧度，耐受婴儿吸吮。

5. 养成定时排便的习惯，以免便秘。

6. 孕期牙龈容易出血，每天保持牙齿清洁和口腔卫生也非常重要。刷牙时最好选用软毛牙刷，刷牙后用漱口水漱口，可帮助清除牙垢膜的细菌，饭后用牙线清洁牙隙，可防止蛀牙及牙周病。

7. 孕期应勤洗头，勤剪指甲，最好怀孕及哺乳期间剪短发，短发既方便清洗又容易护理。

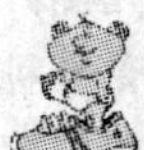

第69天 孕妇洗澡注意事项

人们劳累忙碌了一天之后，都喜欢洗一个热水浴。在宽大浴缸里放满水，悠闲地泡上半小时，舒服自在又消除疲劳。但孕妇洗澡则不能泡在水里盆浴。因为妇女怀孕期间，由于体内内分泌的变化，使阴道内酸碱发生变化，酸度降低，对外来细菌的抵抗能力减低。若泡在水里脏水可能进入阴道内，引起宫颈炎、附件炎，甚至发生宫内感染，引起早产。

孕妇洗澡水温不宜过高。有资料表明，孕妇体温升高 1.5 摄氏度时，可使胎儿脑细胞的增殖、发育停滞，若上升 3 摄氏度时，就可能杀死胎儿脑细胞，而且常常是不可逆的损害。因为母体温度升高，羊水的温度也会升高，而正常胎儿是生活在恒温的羊水中的，羊水温度升高就能杀伤胎儿脑细胞，造成流产、胎儿畸形、智力障碍等。

孕妇洗澡不宜时间过长，洗澡时通风不良，空气混浊，湿度高、闷热，加上热水刺激会使孕妇全身血管扩张，血液流向躯干和四肢体表等，流向大脑和子宫胎盘的血液就会减少，氧气的含量减少，一方面引起孕妇自身脑贫血，晕厥，同时还会造成胎儿缺氧，有影响胎儿神经系统发育的可能。所以孕妇洗澡时间每次最好不要超过 15 分钟为宜。

另外孕妇洗澡不应去公共浴室。因为公共浴室人多、蒸汽云集、空气混浊、氧气含量不足，孕妇在这种环境下极易因缺氧发生昏倒等意外，胎儿也会缺氧影响生长发育。

孕妇最好的洗澡方式是在家温水淋浴，还要注意不要滑倒和着凉，有条件时请人帮助洗澡也不失为一种好办法。

第 70 天　怀孕第 10 周

怀孕第 10 周即胎龄第 8 周，亦即从末次月经算起的第 64～70 天。

怀孕 10 周的胎儿顶臀径约 31～42 毫米，胎儿有李子那么大，体重约 5 克左右。这时期胎儿生长迅速，胚胎期已结束，同时胎儿期开始。到妊娠 10 周末组织器官的发育已走上轨道，胚胎期极易受各种因素影响、干扰发育和致畸的关键时期已过。当然还可能发生营养不良或药物的影响等问题，孕妇仍需留意自己的身体，特别是不能随便服药。这时的胎儿已初具人形，胸部内有肺脏构造，腹部内有胃肠构造，下颚已开始动了，可开口闭口，并且开始吞咽羊水，胸部收缩运动已于这时期开始，四肢也开始运动，手指一伸一握，并可伸到头部、臀部、大腿之间，脚亦可踢动，身体亦可自由转动，医生在B超下可见胎儿的模糊轮廓，可看见眼、耳、鼻、口的外观，及明显的胎儿心跳。

怀孕10周的妇女，身体外形仍是无明显变化，子宫增大正在逐渐进行，大约孕妇自己的拳头大小。月经继续停止来潮，体重会逐渐增加，腰围增大，腹部绷紧，出现尿频或便秘现象，白带会增多，此时怀孕妇女的情绪可能会发生变化。孕妇会变得多愁善感，常常很忧郁，为一些小事伤心落泪，并喜欢幻想和猜想。有的人会想我怀孕了是否很丑，丈夫是否不喜欢我了等等。妻子怀孕的时候，丈夫应更加体贴和关心她，好让她以愉快的心情来对待怀孕的变化。

这时的妇女除了注意休息，避免性生活，避免接触有害物质外，还应避免随便吃药。如果要服药则应在专科医生的指导下服用。除此之外，随着妊娠慢慢进展，孕妇应开始注意饮食和营养的均衡了，此时多吃些新鲜的蔬菜和水果是有益的。

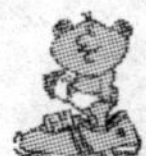

第71天　孕妇衣着的要求

妇女怀孕后，身体体型发生很大的变化，腹部随着怀孕月份的增加会逐渐增大，乳房逐渐丰满，有些人身体也会发胖，平时的衣服暂时是不能穿了。虽然怀孕期间，准妈妈不再有苗条和美丽的身段，但你完全可以变得可爱。有一句名言：“可爱的一定是美丽的”。怀孕时精力、体力都不如以前，又由于信心不足，有些孕妇就不像从前一样顾及形象了。事实上，着装也是一种胎教。一方面是自娱的一种方式，对自己的容颜、服装的关心会使您忘掉妊娠中不快的反应。另一方面，适当的妆扮会使你显得气色好，自己看了心里舒服，别人看了也会称许几句，你对这种赞许也一定会高兴。可见着装打扮会使你保持自信、乐观、心情舒畅而有利于您的身心健康和优生胎教。

如何选择孕期的衣着呢？首先孕妇的服装衣着应重在舒适，其次才在于美观。由于孕妇的特点和胎儿发育的需要，孕妇服装必须要具备穿脱方便、感觉宽松、易于活动、易于洗涤具有保温性和吸湿性等5个条件。你可以根据个人的喜好选择颜色和款式，并注意什么场合穿着适当类型的孕妇装。例如，孕妇职业装可选择上小下大的A字形裙装，使得服装有立体轮廓，并能使隆起的腹部显得不太突出而又能很美地体现胸部线条，可以配上合适的饰物，提上一个漂亮的皮包以体现职业妇女端庄、沉稳、自信、精神饱满和愉快的感觉。上下装可选同一质地和花色以产生套装的感觉；孕妇休闲装多在家居或散步时穿，可选择宽大的背心裙、无袖连衣裙搭配T恤、衬衫、毛衣等。外出时可选择质地柔软宽大的短袖外套，颜色可选明快色为好，这样会给人温柔、俏皮可爱的感觉。孕期如出席婚宴等场合，则要求孕装礼服高雅华丽，可选择庄重的丝绸或聚酯纤维面料，款式可选择波状边装饰以遮盖臃肿的体形，胸前可佩带华丽的饰品以转移人们对腹部的视线，现在市场上有许多做工精细、设计新颖、细节优雅的孕妇服，孕妇可根据自己的喜好，不同的职业，不同的场合，挑选既时尚又经济的孕妇服。

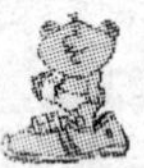

第72天　孕妇穿鞋的要求

怀孕妇女穿鞋应侧重注意两个方面：一是安全性，二是舒适性。

妇女怀孕时期，不宜穿高跟鞋、拖鞋或凉鞋、胶底鞋。妇女怀孕后，足部肌力不足，身体的重点主要靠足部的韧带来负担。由于韧带软化，不能长时间负重。尤其是妊娠后期，孕妇大腹便便，身体的重心前移，只有背部向后仰，才能保持平衡。这样脊柱骨的弯度明显增加，胸椎往后弯，腰椎向前弯，若是这时再穿高跟鞋，就很不安全，身体的重心要更加向前倾才能保持平衡，这样很容易摔倒。同时会使孕妇累上加累，造成下肢与腰背疼痛加剧，而拖鞋式的凉鞋、胶底鞋也容易摔跤，对孕妇都不合适。

而穿无跟的平底鞋，虽然安全，但由于重心落在足后跟上，直立或行走时间稍长，也容易引起足跟痛及腰痛。

怀孕期间最好购买专为孕妇设计的后跟低（大约2~3厘米）、底部有凸凹防滑纹路、穿来平稳的低跟鞋或坡跟鞋。

此外，由于孕妇脚的韧带软化及体重增加，使得脚变长增宽，妊娠后期还会发生浮肿，因此，怀孕后期鞋子应宽大些。未怀孕前穿的鞋子、袜子则不宜再穿，购鞋时还应注意鞋要柔软、弹性好、鞋和脚要紧密吻合，不易脱落，这样的鞋才是最理想的。

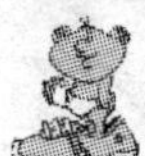

第73天　孕期睡眠问题

人类的睡眠过程是个奥妙、精彩的过程，每个人的睡眠有其一定的模式。睡眠时间长短主要依个人生物钟而定。而怀孕时期最易疲劳、嗜睡，可能和孕期生理及心理变化有关。在整个妊娠期间孕妇容易出现轻微失眠等睡眠障碍，特别是到了妊娠晚期，孕妇挺着大肚子要想好好睡一觉并不容易，如何改善孕期睡眠呢?

1. 睡前可先开开门窗，注意通风换气，保持室内空气清新。

2. 睡前先将小便排空膀胱，舒解尿意，并且在睡前不要喝太多的水。

3. 养成良好的睡前习惯，可喝杯热牛奶或喝热糖水或吃点清淡点心，睡前不宜吃太饱。

4. 不喝过多咖啡、茶等提神的饮品，不看恐怖刺激性的电视节目。

5. 每天进行半小时的散步，如有丈夫陪伴则更好。一则可以活动筋骨，促进身体新陈代谢；二则还可以增加夫妻感情，散步时夫妻一起进行语言胎教更有利于优生。

6. 注意孕期睡眠的姿势。事实上怀孕妇女在睡眠时大多会翻来覆去，很难保持固定的姿势，所以孕期睡眠姿势原则上舒服最重要。但是由于子宫逐渐增大，俯卧位是万万不可的。医生多数会建议左侧卧位，因为人体心脏偏左，向左躺会迫使心脏流出较平常量多的血液，这样流到胎盘的血量亦相对增多。另外从心脏分出来的主动脉向下在腹部是靠近脊柱的右前方行走的，向左侧卧位相对地可避免增大的子宫对腹主动脉的压迫，从而有利于胎盘血流的增加。习惯平躺的孕妇最好用枕头将上半身垫高以减轻对横膈膜的压迫，以利呼吸顺畅，同时可将双腿抬高到舒适的位置，以利于末梢循环，侧卧时两腿之间夹着枕头也会感觉舒服许多。

7. 睡眠时间。孕妇最好一天保证睡足 8 小时。上班族准妈妈应利用中午休息 1 小时左右。这样即可减轻孕妇的体力消耗，胎儿也能从母体得到充足的养分，但家庭主妇应提防白天睡太多，晚上反而睡不着。

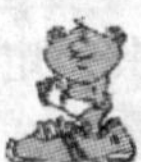

第74天　孕期怎样安排运动

经常见到这样一种场面，妇女一怀孕就被呵护着，不让动这也不给做那。因为一般观念认为，妇女怀孕后就要停止一切运动以免影响胎儿动了“胎气”。其实，适量的运动对孕妇是有益的。一能促进机体新陈代谢与血液循环；二能增强心肺功能，有助于消化；三能增加全身肌肉的力量；四孕妇经常呼吸新鲜空气和享受充足阳光，有利于身体对钙磷的吸收利用，既可防止孕妇本身发生骨骼软化症，又为胎儿骨骼发育做好准备。另有报道指，怀孕妈妈参加适宜的体育锻炼，新生儿心脏会比一般新生儿大，其心脏收缩力增加，血供充足，体内各器官和组织的发育也好，孕妇适宜的体育运动还可以加强胎儿的脂肪代谢，预防出生后的肥胖现象。

但有一点需注意，孕妇做运动一定要考虑自己的体力和胎儿的安全。在可行的范围内进行，以免引起流产、早产或关节损害等后果。孕期都适合做些什么运动呢？孕妇应首选安全有效、轻松快乐的有氧运动。如游泳、散步、爬楼梯及踩固定脚踏车，尤其是游泳。由于水的浮力作用，让平常感觉身体很笨重的孕妇觉得自己的体重减轻了，但一些比赛性质的运动就不适宜参加了。如登山、篮球、排球、足球等。存在跌倒、跳跃、瞬间用力、和人碰撞的危险性运动也不适宜参加。

那怀孕妇女什么样的运动强度合适呢？其实运动的强度是因人而异的。用氧气消耗量来衡量运动的强弱是比较科学的方法，但自己无法测量，最方便的方法是计算自己的心跳脉搏次数来判断，如运动中脉搏一分钟跳动超过140次就表示运动过量了，合适的运动脉搏大约在100~120次/分。准妈妈一定要一边运动，一边感受自己的承受能力来了解自己的运动量，安全有效的运动不仅有助于体重的减轻，而且对顺利分娩也起着重要的作用。

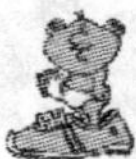

第75天　妊娠与旅行

妊娠后能否旅行？旅行对孕妇和胎儿是否安全呢？在医学上，旅行对孕妇是一种非生理性侵袭，旅行带给孕妇的不是欢乐而是疲惫。怀孕后体内各系统都发生了很大变化，孕妇体重增加了，行动笨拙，易疲劳，还伴有贫血、心率快、腹胀、便秘、关节疼痛等症状。同时孕妇心理也有变化，情绪起伏不定，加上旅途上吃、穿、住、行条件都有限。精神上的兴奋、体力上的消耗、旅行途中的身体固定一个姿势较长时间、还有旅行交通工具如火车的摇晃等等方面都是不利因素，很容易造成流产等不良后果，因此孕妇最好不要长途旅行。

但这不等于说孕妇绝对不能旅行，随着人民生活水平的提高，交通工具的发展更新，孕妇旅行的可能性越来越大。当然能做长途旅行的只有那些怀孕后一切正常的孕妇，旅行之前要做好充分的准备工作。

怀孕初期，胎盘尚未形成，胎儿处于不稳定状态。为防止流产，这时期最好不要外出旅行。而到了怀孕晚期，身体笨重，行动不便且容易疲劳，并随时有分娩的可能，这时期最好也不要去旅行。而怀孕中期则是旅行最安全的时期。

孕妇旅行还要特别注意交通工具的选择。汽车由于行驶不稳，颠簸不定，这种振动会影响孩子的运动与休息平衡，急刹车时还很容易撞着孕妇的肚子，所以孕期旅行最好不乘汽车。选择火车时应购卧铺，并随身携带临产所需物品备用。如果在火车上生病及临产，应中途下车，找就近的医院尽快就诊，轮船虽然平稳，但速度太慢，孕期最好不要乘船去很远的地方旅行，飞机可算是最安全、舒适、耗体力最少的交通工具了，但妊娠7个月后不要乘飞机，因为飞机的振动产生超声波可引发分娩。

孕妇旅行应有详细周密的计划，预测不良反应的发生，做好各方面的充分准备以应对旅途中出现的不测。

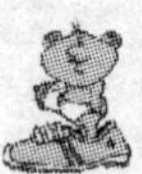

第76天　孕期做家务的注意事项

孕期做些适当的家务活，既可以帮助消耗能量，又能减轻腰酸背痛，还能强化骨盆底肌肉，有助于分娩的进程。但孕期做家务有下面几项应特别注意，以免伤及你自己和腹中的胎儿：

1. 烹饪。厨房的油烟对孕妇和胎儿都不利，应在安有抽油烟机的灶台旁工作。早孕时为免油烟加重恶心呕吐，最好避免入厨房。在寒冷的季节孕妇在淘米、洗菜做饭时，尽量避免双手直接浸入冷水中而诱发流产，做饭时不要让锅台直接压迫腹部，炒菜和炸食物时油温不宜过高。

2. 洗晾衣服。洗衣不能用力过猛，尽量用肥皂，不宜用洗衣粉，因洗衣粉对胚胎有致畸作用。在冬春季节尽量用温水洗衣，不能用搓衣板顶住腹部以免胎儿受压。晾衣物时对于高处的操作尽量使用工具辅助，不要向上伸腰以免意外发生。

3. 扫除。孕妇在扫地、拖地时上身要挺直，避免长时间前弯的姿势，不要扭动腰部，打扫高处卫生时切不可登高，可借助辅助工具来做。不要搬重的东西，弯腰用抹布擦东西的家务要少干或不干，孕晚期最好不干。应避免长时间蹲着做家务，因为这样会导致盆腔充血，易引起流产。

4. 外出购物。外出时避免拿过重的东西，也不要骑自行车，因腿部用力太大，易引起流产。可以爬楼梯代替搭电梯，因为爬楼梯有助于腹肌、臀肌、大腿力量的强化及呼吸的调节。另外外出时应注意不要被撞倒，应尽量不要到人多拥挤的地方，外出应穿着透气吸汗性好的衣服，选择一双合脚且舒适的运动鞋，最好是防滑鞋。外出时可别忘了携带钱包、身份证、保健卡、开水、饼干、毛巾等物以备不时

之需。

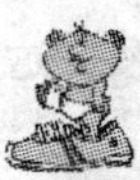

第77天　怀孕第11周

怀孕第11周即胎龄第9周，亦即从末次月经算起的第71~77天。

怀孕第11周的胎儿顶臀径为44~46毫米，胎儿重约8克，有一个橙子大小。头部差不多占胎儿全长的一半，胎儿的头部渐渐地夹在羊水腔的狭小空间中，为此，胎儿头部不能自由任意地活动。胎儿若想动，首先必须先吸缩胸部一鼓作气才能开始动。随着头部的伸展，下骸从胸前伸出，颈部变长，指甲出现，牙齿开始形成，四肢指端清晰可见，内脏各器官构造发育完成，但功能尚在发展中，心脏血管系统发展成熟，与胎盘间的血液循环开始建立。B超下可见胎儿心跳、泌尿系统开始发育，并分泌尿液，生殖系统开始发育，但目前还不能分辨出男女性别。

怀孕11周的妇女，体形也在悄然改变，母体子宫在随着体内胎儿的增长而增大到男性拳头大小，它填满你的盆腔，并从下腹部可以触及增大的子宫。月经在整个孕期持续停止来潮。但此早孕反应的孕吐症状会慢慢减轻，食欲也会逐渐恢复。有些妇女可能会注意到自己的头发增多，指（趾）甲生长加快；有些妇女全长出青春痘；有的人脸上会出现色素沉着——蝴蝶斑；有的人会睡眠不安稳或情绪变化；有的白带增多，易患阴道炎；还有些人会流鼻血、长痔疮。

医生会忠告你，你应该注意休息、营养和卫生。洗澡时只能淋浴，不能盆浴。注意不要用太热的水洗澡。此时你最好不要旅行。同时还是要避免性生活。保持心情愉快，在工作和生活中避免一切有害物质的接触。

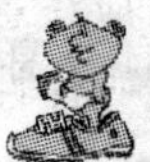

第78天　孕妇工作中的注意事项

妇女怀孕后，一般可以照常从事正常的工作。但此时毕竟与往昔不同，除了前面所说的许多工作不能从事外，对于工作环境、强度都有新的要求。总之是任何不利于孕妇及胎儿健康活动的都要避免。也许有些不理解的人会说你娇气，你自己要不必在意，也不要逞强，这时可不能不顾劳累去硬干。

下面列举怀孕妇女一天的工作概况。每天早晨起床后，孕妇一定要吃一顿丰盛的早餐。牛奶、鸡蛋、豆浆、面包应好好搭配一下，做到营养丰富，能量充足以应对一天的工作劳动。千万不要为了赶上班而忽略了早餐。早餐是一天中最重要的一餐了，吃不饱、低血糖、能量供应不足会造成头晕、疲倦。临出门时，别忘了在包里放根香蕉或一个苹果或几块饼干。另外最好多带件衣服以防受凉感冒。

如果工作单位离家不远，不妨步行上班。骑自行车运动量大，而且不太安全。搭公共汽车会压迫腹部，车内空气也不太新鲜，骑摩托车既不安全又振动太大，骑在车上高度紧张也不适合孕妇。当然，随着生活水平的提高，孕妇能坐私家汽车上班是很理想的。而步行是孕妇的最佳运动方式，运动强度合适，而且又可以呼吸新鲜空气，加快新陈代谢，有利于腹中宝宝的健康成长。

工作时千万要量力而行。一旦感觉累了就应该歇一歇，吃点东西如带去的香蕉、苹果、饼干等，再去室外散散步，晒一会太阳，呼吸一下新鲜空气。

中午不回家要自己照顾好自己。尽量做到饭菜合口又营养丰富，吃完饭最好睡个午觉，实在无条件也要趴在办公桌上打个盹，并将腿伸直。

傍晚下班回家时，最好不要去挤菜市场买菜，回家后不能一头扎到家务中。此时的家务活最好由丈夫及家人代劳，孕妇则稍事休息或做些择菜、折衣服的轻活，不工作、不活动也不可取。

产前一两周时，孕妇最好停止工作，呆在家中，安全又能休息好。因为此时孕妇容易疲惫不堪，而且随时有生产的可能。

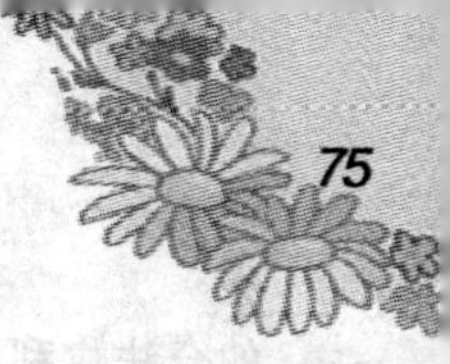

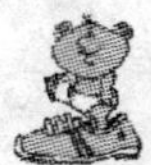

第79天　工作与妊娠的关系

现代社会，许多妇女为职业女性，婚后不工作的女性似乎已不多见了，而且很多人在妊娠期间仍继续工作，那工作与妊娠的关系怎样呢?

只要孕妇在妊娠期不要工作过度，不至于产生什么影响。但过度劳累，持续不断的工作，自然不适合妊娠期的妇女。在妊娠期间某些工作被认为是危险或有害的：

1. 需要长时间站立的工作。医学认为孕妇在同一位置站立时间过长，容易早产和出现低体重儿。

2. 农村妇女需下田喷洒农药的工作不宜。因为大量的农药接触会引起母体和胎儿的中毒、畸形等现象发生。

3. 医生、护士、X射线或检验科技师等工作中要接触X射线放射性元素时不宜。因为放射线或放射物质会引起胎儿畸形，甚至死胎。

4. 工作场所能接触重金属、放射性物质、挥发性物质（涂料、稀释剂、汽油之类)、粉尘等有害物质的工作不宜。这些物质都是有害、有毒的，吸入人体会产生严重后果。所以对妊娠前的女性而言，也不是适当的工作环境。

5. 酒吧、酒家等场所，因接待必须喝下大量酒类饮品，这类工作怀孕妇女不适合。如再加上抽烟、麻醉剂、毒品的话，危害就更大了。会导致流产、早产、畸胎、异常儿、未成熟儿、低能儿等各种不良后果。

6. 过于粗重激烈的劳动，对女性身体和精神方面造成很大压力，更不适合怀孕妇女。

原则上来讲，一个有正常工作的正常妇女应该在整个妊娠期都能工作，但有所限制和改变是必要的。随着孕妇妊娠时间的延长，孕妇工作的时间应该减少或干些比较轻的工作。我国劳动法明文规定，妊娠晚期（怀孕7个月后）妇女不得安排粗重体力活，不要排夜班，在妇女妊娠和哺乳期，任何单位不得辞退或扣发工资等条文来保障妇女的合法权利。这是新中国广大劳动妇女的福音。

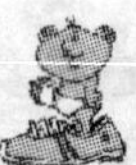

第80天 孕期皮肤美容与保养

爱美的妇女怀孕了，娇美的体形起了很大的变化而失去了原有苗条而丰满的身材，有些人为此痛苦、烦恼。其实，就是在怀孕期间，你也可以打扮得很漂亮。虽然你不再有苗条和美丽的身段，但你完全可以变得可爱，“可爱的一定是美丽的”。事实上美容、穿衣也是一种胎教。明快的颜色，得体的装束，一头干净、利索的短发，再加上面部恰到好处的淡妆，使人显得精神焕发、自信、乐观、心情舒畅，使胎儿在母体内受到美的感染，而获得初步的审美观。因此孕期美容与保养无论对自己还是对胎儿都是很有意义的。

怀孕初期皮肤会变得粗糙、敏感、逐渐还会有色斑形成，应常用中性乳液洗脸。动作宜轻柔，用温冷水清洗，然后轻轻地以划圆圈的方式按摩脸部各个部位，顺序和方向随个人而定，然后涂上薄薄的乳液。外出时涂上防晒油或具有防晒功能的隔离霜，最后化上淡淡的妆，孕妇不宜上太浓艳的彩妆。晚上回家后应立即卸妆、洗脸，减轻肌肤无谓的负担。

孕妇同时不应忽略手部的美容保养。每次洗手后必擦护手霜，随时让双手处于润泽、不干涩的状态，特别应按摩手指尖的部位，直到油脂被吸收。

怀孕期间身体肌肤的保养也很重要。应比平时更注意不同类型肌肤的保养重点，以及多按摩平时少运动的部位。洗澡水以不超过40摄氏度为宜，不同力搓洗，肥皂要冲干净，宜选用中性肥皂或清洁液，勿用清洁液冲洗阴道，应淋浴，以莲蓬头划圈按摩身体各部位，肌肤干燥者洗后以乳液按摩全身。

同时应充分休息，摄取均衡的营养和保持愉快的心情，外出时注意防晒和保护，这样你的容颜将会变得更加美丽，怀孕的你将会变得更加可爱。

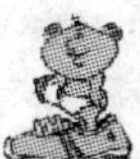

第81天 孕妇使用化妆品的注意事项

以淡妆示人是一种礼仪，表示对他人的尊重。爱美是人的天性，每个妇女都希望自己各个时期都美丽。但妊娠期是妇女的特殊生理阶段，身体抵抗力低，会变得敏感，而且许多有害的化学品对胎儿有致畸作用，怀孕妇女选择化妆品时应特别谨慎，千万别因美丽而犯错误。

1. 指甲油。指甲油含有一种叫酞酸酯的物质，能阻碍雄性激素发挥作用。如长期被人体吸收，容易引起孕妇流产及胎儿畸形，特别是男性宝宝，酞酸酯可引起胎儿生殖道畸形，就是孩子长大后也可能患阳痿或不孕症。另外，怀孕时涂指甲油也影响医生对指甲颜色的观察，所以怀孕妇女不应涂指甲油。

2. 口红。口红的组成成分油脂通常是采用羊毛脂制作的，羊毛脂除了会吸附空气中各种对人体有害的重金属微量元素，还可能吸附大肠杆菌，并通过血液循环进入胎儿体内。孕妇涂口红后，空气中的有害物质容易被吸附在嘴唇上，随唾液侵入体内并经血液循环进入胎儿体内，使胎儿受害，所以孕妇最好不涂口红，特别是不要长期涂口红。另外口红也影响医生对孕妇唇色的观察，妨碍医生的诊断和治疗。

3. 染发剂。据调查报告，许多染发剂含铅超过标准，如孕妇经常接触高浓度的铅蒸气或铅尘容易导致胎儿发育迟缓、低体重儿、胎儿智力低下，因为铅可通过胎盘损伤胎儿的脑组织以致影响出生后的体格和智力发育。含铅超标的化妆品对孕妇本身也会引起皮肤癌、乳腺癌等伤害，所以孕妇应注意不要使用如染色剂等含铅超标的化妆品。

4. 冷烫精。妇女怀孕后，头发不但非常脆弱，而且极易脱落，若再使用冷烫精烫发，更会加剧头发脱落。此外，化学冷烫精还会影响胎儿的正常生长发育。有些妇女还会对其产生过敏反应，因此妇女怀孕时不宜使用化学冷烫精。

化妆品并不等同于护肤品，怀孕期间的皮肤护理还是需要的。

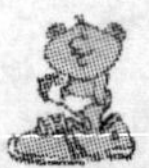

第82天 孕期的营养饮食

怀孕的妇女不同常人，她要担负着体内幼小生命正常生长发育的重任，在妊娠期间她所摄入的营养除了维持自身机体代谢和消耗需要外，还要额外增加各种营养素和热能，以满足日益增长的乳房、子宫的发育、胎盘的形成及功能的完善需要，从而保证胎儿的不断生长发育，并为日后的哺乳做好准备。因此如果孕期营养低下，会使孕妇机体组织器官增长缓慢、营养贮存不良、胎儿生长发育延缓。但营养过剩，对母婴也不利，易出现巨大儿，增加难产的机会。母亲过度肥胖，还易发生糖尿病、高血压等合并症，因此孕期营养平衡至关重要。

孕期的平衡营养要通过合理膳食调配获得。怀孕的前3个月是胚胎发育的初期，孕妇的体重增长较慢，进食量与怀孕前基本相似，如有恶心、呕吐等现象，要注意吃些容易消化，少油腻的食物。孕中期体重增长迅速，母体开始贮存脂肪及蛋白质，此时胎儿、胎盘、羊水、子宫、乳房、血容量都迅速地增长，孕中期孕妇体重增加约4~5千克。孕晚期胎儿生长最快，孕妇体重增加约5千克，总体重增加约12千克，为此从怀孕4个月起需逐渐增加能量和各种营养素，以满足合成代谢的需要。我国推荐的营养素供给量，孕中期能量为每日836千焦、蛋白质增加15克。孕末期增加15克、钙增加至500毫克、铁28毫克，其他营养素如锌、碘、维生素A、D、E、B_1、B_2、C等也都增加。膳食中应增加鱼、肉、蛋及含钙、矿物质、维生素丰富的食物。孕妇应以正常妊娠体重增长的规律合理调整膳食，并要做些有益的体力活动。

孕妇每日膳食平均摄入量为：谷类400克（大米、面粉、玉米面、小米等）；鱼、禽和肉类100~150克；蛋1~2个；豆及豆制品50~100克；新鲜蔬菜400~500克，其中绿叶菜200克、水果100~150克；奶及奶制品250克。在日常生活中，由于食物的局限性，孕妇食物达不到平衡营养，可遵医嘱选择易缺乏的营养素制剂，如钙、铁、叶酸等，还可选择孕妇专用的奶粉和营养、维生素补充片剂。

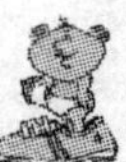

第83天　怀孕妇女一日必需的营养量

营养素(单位)	一般妇女	怀孕妇女	增加的目的
热量(焦)	8 360	+1 254	孕妇血液循环、新陈代谢、心脏负荷的增加所需
蛋白质(克)	60	+20	母体组织及胎儿发育所需
钙(毫克)	600	+500	胎儿成长、牙齿、骨骼发育所需
磷(毫克)	600	+500	胎儿体内细胞组织成分所需
铁(毫克)	15	+3	造血所需,储备胎儿出生后所需
碘(微克)	105	+15	甲状腺成分
维生素A(单位)	6 000	+800	维持粘膜组织的完整性
维生素B(单位)	200	+5	帮助钙、磷吸收,促进胎儿发育所需
维生素E(毫克)	10	+2	防止多元性不饱和脂肪的氧化,维持细胞膜完整
维生素B_1(毫克)	0.9	+0.2	配合孕妇新陈代谢的增加
维生素B_2(毫克)	1.2	+0.2	维持整个生理功能的正常所需
维生素B_6(毫克)	1.7	+0.5	
维生素B_{12}(微克)	3	+1	
烟酸(毫克)	14	+2	
叶酸(微克)	400	+400	预防胎儿神经管,缺陷造血,形成蛋白质
维生素C(毫克)	60	+20	合成细胞间质、胶原等

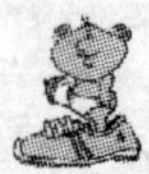

第84天　怀孕第12周

怀孕第12周即胎龄第10周，亦即从末次月经算起的第78～84天。

怀孕第12周的胎儿，顶臀径约61毫米，体重达8～14克，身体比3周前增大了1倍。各部分的体积都逐渐加大，成长。眼、耳、鼻、口、四肢等外观发育完成，已经成为一个成形的“小人”。心脏分为四个腔，在这时看医生时，或许能借助多普勒放大功能，您能听到胎儿的心跳。肺的形态形成，骨骼骨化中心形成，骨髓开始造血，胃肠蠕动出现可推动食物进入肠腔，而且能主动吸收葡萄糖。手指和足趾已经分开，指（趾）甲正在生长，毛发根出现，外生殖器官形成，可分辨男女性别，脑垂体开始分泌激素，头颈、躯干四肢关节活动更加明显，表明神经肌肉协调系统已进一步建立。胎盘开始形成，一边以绒毛与母体相连、一边以脐带与胎儿相连，提供胎儿必要的营养和运送胎儿代谢的废物。羊水量增多，约有50毫升。此时的早期妊娠已完成，继续进入中期妊娠了。

怀孕妇女此时可能开始感到比以前舒适多了，因为早孕反应较前缓解，子宫增大超出盆腔进入腹部反而减轻了对膀胱的压迫而尿频症状缓解。孕妇此时的体重会有所增加，腰围增大，腿也粗了，乳房也变大了，有时会有酸胀感，但此时腹部似未明显隆起，但腹白线皮肤颜色会显著加深，脸上会有黑褐色色素沉着——妊娠斑，又叫着蝴蝶斑，这些斑在你生育后多数会消失或减轻。

由于胎儿的各器官在此前已全部形成，接下来的是不断生长发育。医生的建议是：从此时开始，怀孕的妇女就应该特别注意自己的饮食营养了。此时别忘了第2次去医院检查，一方面检查胎儿的生长发育情况，另一方面在饮食营养及保健方面向您的医生详细咨询。

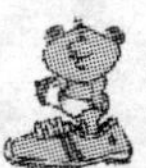

第85天 孕期饮食的相关问题

怀孕之后的饮食对母婴都显得至关重要。那什么是孕期健康饮食呢？首先应该从奶类、肉类、谷类及水果与蔬菜等食物中选吃足够的食物以确保饮食均衡。另外还要注意以下几点：①每天必须有3次正餐，另外需2~3次点心。②吃大量的水果与蔬菜、谷类与豆类食物，以增加纤维素的摄取。③喝大量的开水与液态食物。④吃新鲜食品。⑤少喝咖啡、茶、可乐等以减少咖啡因摄入。⑥不要多吃含热量太多的食物。

孕妇一天食谱建议：

早餐：鸡蛋1个、面包1个、牛奶1杯。

点心：果汁1杯、饼干数块。

午餐：米饭1碗、蔬菜150克、鱼100克、猪排1块。

点心：鸡蛋1个、面包1个。

晚餐：米饭1碗、鸡肉150克、蔬菜150克、水果1个。

夜宵：水果1个、牛奶1杯。

孕妇喝新鲜牛奶好，还是喝配方奶好呢？关于这个问题没有统一规定。新鲜牛奶口感好，吃起来方便，营养也丰富；而配方奶吃时要再另冲调，有些人认为口感不好，但配方奶在配制时对孕产妇的特殊营养需求多有考虑。例如，鲜奶中的铁质含量低，不能满足孕妇对铁质的大量需求，而孕妇配方奶含有丰富的铁质，更有丰富的维生素C帮助铁质的吸收，有助于预防孕妇及胎儿缺铁性贫血，帮助胎儿智力发育。还有些孕妇配方奶中特别添加了亚麻酸和亚油酸，亚麻酸在体内转换成二十二碳六烯酸（DHA），也就是脑黄金，亚油酸在体内转换成花生四烯酸（AA），是机体防御外来病原侵入的重要因素。DHA和AA有助于胎儿智力发育和体格健壮。另外鲜奶中的脂肪是牛油脂肪，胆固醇含量高，不易消化吸收；而许多配方奶是全植物油配方，脂肪含量低，胆固醇含量低，有利于孕妇的心血管健康和产后恢复体形。

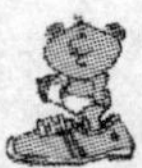

第86天　准妈妈体重的控制

准妈妈体重的变化是母亲健康和胎儿生长发育的重要参考指标和依据。怀孕期间母亲吸收营养除了要维持母体的正常营养需求之外，还须供给胎儿发育的营养之需，所以体重增加是必然的。但有些准妈妈在怀孕期间，总是希望将来能生一个白白胖胖的娃娃，因此，在怀孕期特别注意多吃营养品和进补，这时体重如果不加节制的增加下去，就会引起很多不必要的麻烦了。要知道孕妇体重过重会加重各个器官和组织的负担，并会造成妊娠高血压综合征、妊娠期糖尿病及其他并发症。妊娠初期体重过重更会造成胎儿流产和出生前后死亡，母亲体重过重对行动也造成许多不便，而对于过胖的母亲一般来说，她的婴儿也会过胖，这也是造成分娩时难产的一个原因。所以，在怀孕时除了注意饮食均衡之外，还要让体重维持在理想的范围内。

另外，有些怀孕妇女怕胖或有些伴发疾病存在影响营养摄入和吸收，致使准妈妈营养不良。营养不良的母亲所生的婴儿大多数体重不足且易生病体质差，同时骨骼和牙齿的生长也会受到影响，甚至影响智力的发育，所以怀孕妇女千万不能为追求苗条身材而节食。但随着国民生活水平的提高，孕妇营养充足已不是问题，相反均衡营养、体重的控制则越来越引起人们的重视。

什么样的体重增长比例才是正常的呢？首先让我们了解分娩前孕妇体重增加的情况。

胎儿：分娩前胎儿体重平均约3 200克。

胎盘：是母体与胎儿之间养分、废物的交换场所，约600克重。

羊水：羊水的作用是为保护胎儿并为胎儿提供理想的环境，约1 000克重。

子宫：分娩前子宫比孕前增重约900克。

乳房：乳房为了生产后作哺乳准备，会增重约400克。

血液：血液担负着母体与胎儿之间营养物质和氧气的输送、循环工作，约增重1 300克。

体液：在为母体和胎儿细胞生长维持适当环境中担负重要角色，

约增重1 300克。

脂肪：要为分娩后泌乳储存必须的热量，分娩前孕妇比平时脂肪会增重4千克左右。

一般孕妇在分娩前体重会较孕前增加12千克左右，但孕妇体重的增加在整个孕期是不平均的，下面是孕早、中、晚期体重增加对照表，各位准妈妈可对照此表来衡量自己体重增加是否正常。

孕期增重评估	正常	偏低	偏高
怀孕1~3个月	1~2千克	<1千克	2~3千克
怀孕4~6个月	5千克	<3千克	6~7千克
怀孕7~9个月	5~6千克	<3千克	6~7千克
合计	12~13千克	7千克	14~16千克

提示：准妈妈的体重增加应维持在合理范围内。

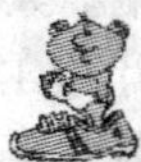

第87天　孕期均衡营养与胎儿智力发育

怀孕早期是胎儿细胞分裂期，如果这个阶段的营养缺乏，可能会直接影响胎儿脑细胞的数量。在怀孕的中期和晚期，是胎儿脑细胞的增殖期和成熟期，如果营养缺乏，会造成脑细胞的体积减少。怀孕期如果母体不能提供足够的营养素，胎儿的脑细胞数量就会少于正常水平，头围也比较小，孩子出生后表现为智力发育迟缓和脑功能异常。怀孕期的充足营养有助孕育一个体格健壮的宝宝。

与胎儿智力发育有关的重要营养素有：优质蛋白质——亚油酸和亚麻酸、叶酸等多种维生素和锌、铁等。蛋白质可以帮助宝宝出生后的智慧潜能得到最大的发挥。当蛋白质不足时，胎儿脑部发育就缓慢，如果有充足的蛋白质，胎儿的发育就快。亚麻酸和亚油酸——亚麻酸在体内转换成二十二碳六烯酸（DHA），也就是脑黄金，亚油酸在体内转换成花生四烯酸（AA），两者对胎儿中枢神经系统发育尤为重要。亚油酸和亚麻酸比例合适时也有利于胎儿脑部发育和脂溶性维生素的吸收。叶酸——叶酸缺乏是造成胎儿神经管畸形的主要原因，神经管畸形包括无脑儿、脊柱裂都是中枢神经系统发育过程中出现的严重出生缺陷。充足的叶酸可促进胎儿中枢神经系统正常发育，降低胎儿神经管畸形发病率。铁质——铁是人体的造血原料，孕期铁的需要量大大增加，当铁质不足引起母体缺血时，会产生和出现供给胎儿的氧气生产不足现象，会延迟胎儿脑部的发育。锌——锌是促进生长发育的重要元素之一，如果妊娠早期缺锌，可干扰胎儿中枢神经系统的发育，严重的可造成中枢神经系统畸形，甚至引起流产、早产。如果妊晚期缺锌，可使神经系统的发育异常。

所以怀孕期间的营养关系到宝宝的智力和健康，孕期丰富均衡的饮食能使你的孩子健壮又聪明。

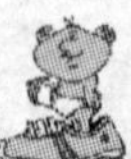

第88天　哪些食品能促进胎儿智力发育

科学研究表明，孕妇的饮食营养对胎儿的智力有明显的影响。人的大脑主要由蛋白质、脂类、糖类、维生素B、维生素C、维生素E和钙等7种营养成分构成，充分保证这7种营养成分的供应，就能在一定程度上促进大脑细胞的发育。这些食品被人们称为益智食品，即能促进胎儿智力发育的食品。例如，主食有：大米、小米、玉米、赤小豆、黑豆等；副食有：核桃、芝麻、黑芝麻、红枣、黑木耳、金针菜、海带、紫菜、花生、鹌鹑蛋、牛肉、兔肉、鸡肉、鸽子肉、田螺肉、草莓、柑橘、苹果、香蕉、猕猴桃、柠檬、芹菜、柿子椒、莲藕、西红柿、萝卜叶、胡萝卜，以上这些食品能搭配食用则能相互弥补各种营养成分，增加营养含量，收到更好的效果。如小米或玉米与红枣、黑豆煮粥，鸡肉与柿子椒，鹌鹑蛋与黑木耳，花生与芝麻搭配等等。

有资料报道，孕妇营养状况好时，胎儿出生时的脑重量可达350克左右。胎儿在出生前脑细胞已形成140亿个神经细胞，细胞数已经达到顶点，出生后不会再行增加，而只能是细胞质量的发展和提高。

如果说，胎儿在细胞增殖分化期就营养不足，出生后即使喂养很好，脑细胞数目也不能达到正常水平。因此，在怀孕前及妊娠期就要注意补充营养，特别是这些益智食品是改善胎儿生长发育的有效途径。

前面提到的维生素 B、C 为 7 种益智食品之一，它们在蛋、乳、豆类、蔬菜中含量都不少，但它们都易溶于水，往往在烹调过程中被大量地损失掉，而水果可以洗净后生吃，这样就可以避免加热过程中维生素的损失，所以孕妇应多吃水果，特别是应市时鲜水果，最好生吃，洗净去皮后即食，不要放置太长时间和浸泡在水里，以免造成维生素的损失。

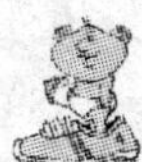

第 89 天 胎儿营养

整个妊娠期间，胎儿生长在母亲体内，完全与外界隔离，胎儿期间所需要的全部营养：氨基酸、糖类、脂类、维生素、矿物质和氧气等全都是经过胎盘由母亲的营养经血液循环来提供。胎盘像一块椭圆形的大海绵，吸附在母亲子宫的内壁上，其表面有无数根绒毛深深地扎根于子宫内膜中，架起了胎儿与母体之间的桥梁。在长达 9 个多月妊娠的日子里，胎盘日以继夜地工作着，它一方面通过表面那无数根绒毛从母亲体内吸取营养和氧气，并进行合成、改造、浓缩、过滤以及筛选等程序的工作，然后再由千万根绒毛的毛细血管源源不断地把各种营养物质和氧气汇入脐带（静脉）血管，进而带到胎儿体内，供其生长发育之用。同时胎儿体内的代谢废物又通过脐带动脉血管，运送到胎盘，再由胎盘转运到母体排出体外。另一方面胎盘还担负着保护胎儿的任务，尽其所能地阻挡了许多细菌和病原体对胎儿的侵犯。但是胎盘对某些病毒药物、酒精、毒品以及放射线等有害因素的防御阻挡能力有限，所在胎盘输送营养物质和氧气的同时，一些有害的物质也可能被输送到胎儿体内，也就是说，胎儿在母亲体内并不是万事大吉。

胎儿的营养来自于母体，孕妇自受孕之日起，即要维持自身的营养需要，又要保证胎儿的生长发育，孕妇的营养饮食显得特别重要。

如果孕妇营养不足，胎儿的生长发育就会有障碍，不仅表现在体格上发育迟缓，还会引起大脑发育不良，使得日后的智力发育受影响。孕妇如果缺乏蛋白质、铁、维生素等容易发生缺铁性贫血或巨幼红细胞贫血，影响胎儿发育，甚至造成流产、早产、死胎等。同时孕妇本身因营养不良导致抵抗力下降，极易感染细菌、病毒等各种疾病而影响胎儿正常发育。

还有一点就是怀孕期间是胎儿优先，即使母体营养不足，胎儿也会从母体血液中汲取正常发育所需的一切营养物质，即造成孕妇的严重营养不良及患病，为了保证母儿的健康，孕妇一定要注意孕期的营养饮食。

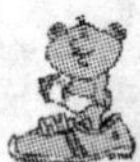

第90天　孕妇用药对胎儿的影响（1）

怀孕期间胎儿处于发育成长过程中，若此时用药不当，胎儿可能致畸或致胎（婴）儿发育不良等影响，甚至胎死宫内。故孕妇用药必须慎重，一般认为用药剂量大、时间长及注射用药对胎儿造成不良影响的机会增多。

1．抗生素类。长期注射链霉素、庆大霉素、卡那霉素等氨基糖甙类药，均可使胎儿第8对脑神经及肾受损害；四环素有明显的致畸作用；氯霉素对胎儿能产生毒性反应，引起“灰婴综合征”。因此，上述药物在孕期应禁用。

2．磺胺类。磺胺进入胎体后，与胎儿血清内胆红素争夺血清蛋白，使胆红素大量游离，胎儿出生后发生高胆红素血症甚至核黄疸，故在妊娠后期及分娩前应避免使用，特别是长效磺胺。

3．甾体激素。雌激素可引起女婴在青少年期发生阴道腺病，并可能致阴道、宫颈透明细胞癌，还可致男婴睾丸发育异常，阴茎发育异常，精液异常等。以上这些病的发生率亦较未用药者高3倍，故雌激素特别是乙烯雌酚在孕期应禁用。孕激素致癌倾向目前尚无定论，但其影响也不能排除，故黄体酮在孕期应慎用。糖皮质激素如地塞米松等长期过量使用有可能导致过期妊娠、胎儿宫内发育迟缓和死胎发生率增高。原则上只能短期用药，若确属病情需要而长期应用时，也应尽量用较小剂量维持。

4．维生素K_3。肝内合成凝血因子Ⅱ、Ⅶ、Ⅸ、Ⅹ均需要维生素K，但维生素K_3对红细胞稳定性差的患儿（如蚕豆病）可引起溶血，导致发生肝损害及核黄疸，而天然维生素K_1则无此不良作用。

5．镇静安定药。反应停曾在20世纪60年代广泛应用于孕早期治疗妊娠呕吐，导致数以千计的畸形儿出生，现已禁用。巴比妥类药如鲁米那，常服者可致无脑儿、先天性心脏病、严重四肢畸形、唇裂、腭裂、两性畸形、先天性髋关节脱位、颈部软组织畸形、尿道下裂、多指（趾）、副耳等。非巴比妥类药，如安定在孕早期服用可致胎儿唇腭裂。眠尔通、利眠宁在孕6周内服用可致畸，在整个孕期服用可致胎儿发育迟缓。

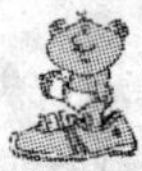

第91天　怀孕第13周

怀孕第13周即胎龄第11周，亦即从末次月经第1天算起的第85～91天。如从受孕时间算则是胎龄第9周，从本周起胚胎期结束，胎儿期开始，怀孕进入了中期阶段——即12～27周，亦即怀孕4～7个月。

此时期胎儿生长非常迅速，身长约10厘米，顶臀径7～8厘米，胎儿体重达20克左右，相当于一个桃子大小。进入怀孕中期，胎儿的器官构造，外表全部发育完成，但机能仍在继续发展当中，尚未完全成熟，脸部的五官结构更加清晰，羊水量快速增加。此时胎盘已经发育完成，胎毛也在一点点长出，而且从皮肤上可清晰地看到血管。

这时期母亲子宫增大如男性拳头大小，并已充满骨盆并且不断向上生长进入腹腔，宫底可在耻骨上触及，腹部明显隆起。此时妊娠呕吐症状逐渐减轻到消失，孕期如食欲好，体重会有所增加，子宫位置提升后对膀胱的压迫减轻，基础体温也下降，情绪也趋于稳定。

胎儿期虽然很少有畸形发生，但是毒品或其他有害因素，比如强烈的压力或X线，均可损害胎儿体内细胞，应避免接触。此时由于胎儿生长迅速，孕妇应注意增加营养和饮食均衡，注意胎教，积极参加孕妇的培训班学习，了解和掌握更多有关孕产及育儿的知识和技巧。

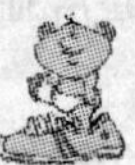

第92天　孕妇用药对胎儿的影响（2）

1. 抗痉挛药物。苯妥英钠有明显的致畸作用，可引起胎儿唇腭裂及心脏畸形；丙戊酸钠可致胎儿神经管畸形；三甲双酮可引起胎儿三甲双酮综合征及胎儿死亡。

2. 吗啡类药物。孕早期用吗啡类药物，特别是可待因，婴儿唇腭裂的发生率明显升高。若在分娩前6小时内注射吗啡，新生儿娩出后会有明显的呼吸中枢抑制作用，因此若估计在6小时内分娩者，应忌用吗啡。

3. 抗甲状腺药。用于治疗甲亢的硫脲类药物若在孕期服用，可引起胎儿代偿性甲状腺肿大，智力发育及骨生长迟缓；无机碘化合物长期使用可引起胎儿甲状腺肿和呆子病；孕早期应用放射性碘可引起胎儿先天畸形，若在妊10周后应用，碘则可积蓄在胎儿甲状腺内使其受放射破坏而产生永久性甲状腺功能低下症，因此孕期内应禁止使用放射性碘。

4. 治疗糖尿病的药。几种口服磺脲类药如甲糖宁、氯磺丙脲以及双胍类降糖药如降糖灵等均有产生死胎和畸胎的危险，胰岛素则较安全。

5. 利尿药。速尿是孕期应用较安全的利尿药，噻嗪类利尿药可能产生新生儿血小板减少症。

6. 抗癌药。抗癌药可能有致畸作用，孕早期使用此类药物，多数胎儿宫内死亡而流产，能存活者亦会有多种严重的畸形。若妇女患癌症需用抗癌药治疗时，最好能避孕，若必要时仍需用药，则应权衡利弊，避免孕早期应用及联合用药。

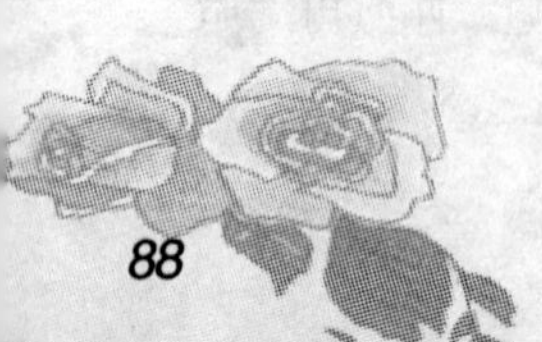

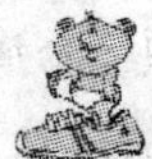

第93天 孕妇生理及心理变化

怀孕后孕妇会出现一些生理和心理上的变化，这都属于正常，不用担心和害怕。

1．子宫逐渐增大，腹部逐渐隆起，白带增多，乳房充血、发胀、有压抑且较为敏感，乳晕增大、颜色变深、乳头呈暗褐色。在怀孕6个月后，常可挤出少许半透明的液体。

2．体重增加。在怀孕初3个月，一般增加1 000克左右，有时因妊娠呕吐反而体重减轻，以后逐渐增多，到生产时约增加12千克左右。

3．妊娠性贫血。其发生是因为血液增加时血浆增加比红血球增加得多，造成血液稀释，在正常情况下并无不良感觉，有时偶感心悸。

4．皮肤变化。脸上出现妊娠斑或雀斑，腹部及大腿、臀部出现紫褐色斑纹——妊娠纹，腹中线颜色加深，乳头红晕颜色加深。

5．尿频及便秘。怀孕的前3个月及后3个月多见。因子宫增大压迫膀胱和肠引起，有时尿液无法完全排出。

6．呼吸急促。子宫增大后将横膈膜往上挤压，故呼吸常感急促，上楼时更甚，脉搏也略有增加，体温也较平时稍高。

7．情绪易变。怀孕后常变得易激动，忧虑及担忧，不过只要对孩子的期望及家人、医护人员的关心，孕妇会圆满渡过这一时期的。

8．内分泌的变化。怀孕早期有停经、恶心呕吐、食欲不振、挑食、疲倦等现象。乳房发胀、乳头变敏感、颜色变深、乳房变大、情绪不稳定。怀孕中期则可听到胎心音，感觉胎动，腹部逐渐鼓胀，脸上出现妊娠斑，腹部出现妊娠纹，挤压乳房有奶水渗出，阴道分泌物增多，小便次数增加或便秘。怀孕末期则腹部明显膨大，下腹部及大腿感觉沉重，背腰部和双腿容易疲倦，胸腹腔的内脏被向上推，因此运动较易气喘，吃饭时上腹较易胀气。

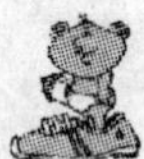

第94天 警惕孕期异常情况

怀孕虽然是一个正常的生理过程，但由于体内激素的变化以及子宫、胎盘、胎儿的增大，羊水的增多，也会有些不舒服的感觉，有时甚至会出现一些症状，如果一旦出现异常的“信号”时，则应引起警惕，及时去医院诊治。

1. 阴道出血。如果在预产期的前后2周内出现阴道出血，俗称“见红”，一般是足月妊娠临产的预兆，不需特殊处理。在孕早期或中期出现阴道流血，则有可能是流产、早产、胎盘早剥、前置胎盘、宫外孕等可能，孕妇应及时去医院诊治。

2. 阴道流水。是羊水从阴道中滴出或大量涌出，是胎膜早破的一个典型症状。发生这种现象后应立即设法平躺，然后送医院观察。因为胎膜破裂后容易引起脐带脱垂，胎儿有生命危险，如不及时去医院诊治，有可能发生意外。

3. 水肿。轻度水肿：一般水肿局限于下肢休息后会好转或不加重，不需要特殊处理，如果有水肿，同时伴有高血压、蛋白尿等现象，则可能已并发了“妊娠高血压综合征”，应及时去医院诊治，并应按医嘱用药和休息，以免进一步发展出现头昏眼花，抽搐而成为先兆子痫或子痫。

4. 饮食增加。怀孕后出现食欲亢进，血糖正常，体重明显增加，胎儿糖、尿糖属阳性，提示可能并发了“妊娠糖尿病”，应遵医嘱调节饮食和用药治疗。

5. 感冒发热。出现流涕、咳嗽、发热等感冒症状，可能是身体病毒或细菌性感染，切忌自己擅自服药，应尽快上医院在专科医生的指导下服药治疗。

6. 阴痒、白带增多。怀孕妇女由于体内激素的变化及饮食的增加，会产生比平时更多的糖分，从而使体内念珠菌大量繁殖，所以孕妇更易患念珠菌性阴道炎。此时应尽早到医院治疗，不要自己随便用药，更不能使用冲洗器、送药器等硬质工具，因为这样可能会损伤胎儿。念珠菌性阴道炎只要及时正确地治疗是不会影响胎儿的正常发育

的，也不会留下后遗症。

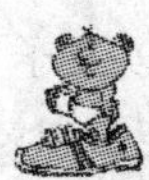

第95天　妊娠期恶心、呕吐、食欲不佳怎么办

妊娠期受大量雌激素的影响，胃肠平滑肌张力降低，贲门括约肌松弛，胃内酸性内容物可反流至食管下部产生“烧心”感。由于妊娠期孕妇血绒毛膜促性腺激素上升，胃酸及胃蛋白酶分泌量减少，孕妇在早孕时，出现头晕、倦怠、择食、食欲不振、轻度的恶心呕吐等早孕反应，恶心呕吐多在清晨空腹时较严重，故又称“晨吐”。早孕反应一般对生活与工作影响不大，不需特殊治疗，多在妊娠12周前后自然消失。

以下方式可改善早孕反应症状。

1. 少吃多餐，避免空腹，一次进食太多则会引起胀气。

2. 食物清淡，避免太咸、油腻、产气及特殊气味的食物，饼干、烤面包等高糖食物以及苏打饼之类的碱性食物可减低孕吐的不适，吃完干食后应过一小时再喝水。

3. 补充水分，避免脱水，香蕉、运动饮料可补充体内的水分和电解质。

4. 空气清新，避免油烟、汽油味及二手烟。

5. 可适当的药物治疗：如维生素 B_6 10～20毫克，每日3次口服；消化不良者，可给予维生素 B_1 20毫克，干酵母片3片及胃蛋白酶0.3克，吃饭时与稀盐酸1毫升同服，每日3次，也可服用开胃健脾理气中药。

6. 若是早孕反应严重、恶心呕吐频繁、不能进食、影响身体健康，甚至威胁孕妇生命而成为妊娠剧吐时，则应及时就医治疗。

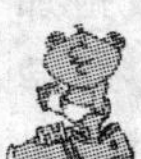

第96天　孕期睡眠不好怎么办

睡眠可以消除疲劳，补偿损耗，恢复体力，使机体得到充分的能

量。孕妇由于担负着双重任务，机体消耗大，容易疲劳，这就更需要有充分的睡眠，以保证孕期身体的健康。一般孕妇每天应保证8小时的睡眠时间，并要注意睡眠质量，睡得越深沉越好。

一些孕妇睡眠不好，有的甚至通宵失眠，睡不好伴随而来的是心情烦躁，疲乏无力，精力不集中等，影响了正常的工作、生活和孕妇及胎儿的身心健康。孕早期、末期因为心理期待和兴奋，对于吃的问题过于在意。睡前吃太饱影响到睡眠质量，加上传统观念认为孕妇不宜运动以免动胎气等原因，容易出现睡眠障碍。怀孕期间出现严重的睡眠障碍，大多不是怀孕本身所引起的症状，有少数家庭主妇主要是白天睡太多，晚上反而睡不着。

怎样才能使孕期睡得好呢？

1. 必须养成有规律的睡眠习惯。

2. 睡前不看书、看报、不要饮带有刺激性的饮料，不喝浓茶，做到心境安宁，没有杂念。

3. 睡前用温水泡泡脚，上厕所排空膀胱。

4. 保持室内安静和空气新鲜，卧具整洁舒适。

5. 睡姿以侧卧位比较适宜，当然具体并不一定要左侧卧位，主要是自己感觉睡得舒服为宜。

6. 睡前可进行一些自我按摩，可用双手食指推擦前额约30次，或用拇指背侧推擦太阳穴30次，可帮助你解除失眠之烦恼。

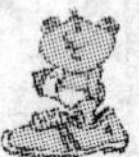

第97天　孕期为什么会尿频

怀孕期的妇女，小便次数会增多，而尿量不多，这是为什么呢？

原来妇女的子宫与膀胱是近邻，在盆腔内位于膀胱的后方。怀孕时当子宫随着胎儿的生长而增大时，前倾的子宫在盆腔内压迫膀胱，影响了膀胱的储尿量而出现尿频的症状，同时妊娠期肾脏的负担加重，肾血流量增加，尿液的生成也增加了，自然排尿会频繁些。早孕时增大的子宫压迫膀胱的底部，会引起尿频。当妊娠12周以后，子宫超出盆腔进入腹腔，对膀胱的压力减轻，这时期尿频的症状会好转。但到了妊娠晚期，约34周以后，胎儿不断成长，长大的胎头压迫膀胱，膀胱的压力会再次增加，尿频症状又会明显起来。而在白天，由于体内水分多积聚在组织中，尿液形成稍小，而到了晚上睡眠时，体内水分又吸收进入血液，夜尿形成明显增多，加上胎头压迫膀胱不能储存过多尿液，所以妊娠晚期，孕妇的夜尿特多。

以上是妊娠期生理性尿频，还有一种情况值得大家注意，妊娠时受孕激素的影响，泌尿系统平滑肌张力降低，自妊娠中期肾盂及输尿管轻度扩张，输尿管增粗及蠕动减弱，尿流缓慢，且输尿管易受妊娠子宫的压迫，输尿管的尿液逆流现象等使得孕妇易患急性肾盂肾炎和尿道感染、膀胱炎等疾病，这些疾病不但有尿频症状，还有尿急，尿痛及尿道灼热感以及寒战、发热、腰痛等症状。如孕期出现上述这些症状应及时去医院就诊，查明原因，积极治疗，防止病情发展而影响母儿的健康。

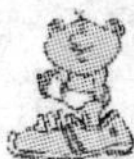

第98天　怀孕第14周

怀孕第14周即胎龄12周亦即从末次月经算起的第92~98天。

此时期胎儿不断迅速生长，你的宝宝约有你的拳头大小，顶臀径约80~90毫米，似一个柠檬大小。此时期是胎儿脑部急速发展时期，2个月前透明状的脑部，此时已形成大脑及小脑，开始有储存记忆的地方，头上也长出稀疏的头发和眉毛，心跳强而有力，频率约为成人的两倍，四肢伸屈更加自如，可从超声波中明显看见，它显示神经系统功能更加成熟。

孕妇的身体会逐渐变得丰满，乳头可能会分泌出少量黄色或浅白无色的“初乳”，乳晕的面积也会逐渐增大，颜色变深，乳头的四周还会呈现凸起的暗色小点。随着肚子明显增大，孕妇开始有便秘、腰痛等症状出现，有许多孕妇在脸上出现“蝴蝶斑”，在腹部出现“妊娠纹”。

此时随着身体的变化，孕妇应该穿上孕妇服，穿着合身的衣服不仅为胎儿提供生长的空间，孕妇也会越加体会到妊娠的乐趣和舒适感。此时应该注意均衡的营养和饮食，不偏食、不节食、也不可过胖；还应特别注意牙齿及牙龈的清洗工作，养成有规律的生活习惯，避免紧张和刺激，随时保持轻松愉快的心情；亦应避免下腹用力及站立太久，适当的产前运动，但应注意安全；积极参加孕期培训班，学习正确的怀孕和生产知识，做好生产的准备；同时不要忘记进行胎教。胎教有语言、音乐、饮食、运动、环境、心情等方面的胎教，还有丈夫与胎教也非常重要，具体见后相关内容。

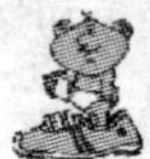

第99天　妊娠期便秘

有些妇女以前无便秘史，在怀孕后常感排便困难，大便干燥、坚硬、不易解出。有的两三天解一次大便，更有严重者一周才解一次大便，使得孕妇腹部饱胀不适，食欲不振，消化吸收不良。便秘日久引起痔疮，甚至导致流产、早产。

妊娠期便秘是因为怀孕后胎盘分泌大量的孕激素使胃肠道的平滑肌张力减低，蠕动减弱，影响食物的机械性消化，延缓了胃内容物的排空时间，使孕妇常有上腹部饱胀感。肠蠕动的减弱，使食物残渣在大肠内残留，滞留时间越久，水分被肠壁吸收越多，粪便则越干燥、坚硬、不易排出，加上孕妇的运动量减少，更容易发生便秘。

预防便秘是每个孕妇都应该重视的事情。首先要在平时养成按时排便的好习惯，每日清晨可饮一杯开水，并多吃含纤维素多的新鲜蔬菜和水果，适当吃些粗粮及含粗纤维多的果菜。孕期应该进行适量的运动，如散步、游泳等，这样有利于肠蠕动的增加及大便的排出。不可滥用泻药，禁止使用峻泻药，如硫酸镁，也不能灌肠，以免引起流产或早产。必要时可口服缓泻剂，如睡前口服果导1~2片，或用开塞露甘油栓塞肛门，使大便润滑容易排出。

有些食物是有利于通便的，如水分多的果汁、牛奶、清凉饮料；促进肠蠕动的食物有：砂糖、蜂蜜、果酱、甜果汁、麦芽糖；残渣多的食物有海草，蘑菇类；含纤维素多的食物有：大豆、红豆、绿豆、糖煮蚕豆、豆腐渣、豆豉、小麦胚芽、粗米、麦片粥、玉米片、紫菜、圆辣椒、芥菜、毛豆、卷心菜、油菜、韭菜、南瓜、青豆角、竹笋、野蒜、芋头、山药、杏仁、芝麻、芹菜、葡萄、草莓、梨、柿子、甜瓜、豆芽菜、松蘑、牛奶等，但是有利通便的食物也不要过食，过量将会引起腹泻，反而造成流产、早产的后果。

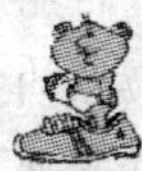

第100天　妊娠与痔疮

有些妇女，怀孕前没有痔疮，而怀孕以后越来越多的孕妇患有痔疮。为什么会这样呢?

痔疮就是位于直肠肛管部痔静脉丛发生扩张所形成的静脉团，在肛门内的叫内痔，在肛门外的叫外痔。形成痔疮的原因很多，例如：劳动、慢性咳嗽、长久坐蹲、熬夜、呕吐、便秘、腹泻、怀孕、肝病门脉压增高、心脏病、高血压、盆腔肿瘤、大肠直肠癌、肛门感染等。怀孕期间容易引起痔疮的原因有两方面，其一是妊娠时血中雌激素浓度的升高，其对平滑肌及静脉壁有舒缓作用，静脉易于松弛曲张，痔静脉内血液淤积，压力增多。其二是怀孕期间不断增大的子宫压迫下腔静脉，阻碍了痔静脉血液向右心房回流，也造成血液淤积。而在分娩时，由于骨盆内压力的增加，再加上生产时用力，更容易使痔疮肿大，有时还会有脱水现象。有时候有些产妇生产后痔疮的疼痛比会阴切开缝合的伤口还痛。如果有便秘的话，就会加速痔疮的肿大，于产后不容易消退。而一般情况下，产后随着子宫的收缩，局部压迫减轻，血液循环改善，加上分娩后雌激素浓度的减低，静脉曲张症状也减轻，其肿大的痔疮也会慢慢消退下去。但是不会恢复到原先形状，因此痔疮会随着妊娠分娩次数的增加而越来越厉害。假若血液停留在痔静脉丛内形成血块，就形成了所谓栓塞性痔疮，这类痔疮多为外痔，在肛门口可摸到硬块，而且很痛。

所以，孕期应多吃蔬菜，少吃辛辣刺激性食物。必要时服缓泻剂软化大便，纠正便秘，如形成痔疮可热敷、温浴、涂抹药膏避免局部干燥。若痔已脱出可用手法还纳，如痔疮肿痛难忍或出水，则应去医院找专科医生诊治。

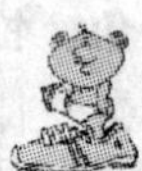

第 101 天　妊娠期腹痛

妊娠期腹痛是一个危险信号，有可能发生流产、宫外孕、卵巢囊肿蒂扭转、子宫肌瘤变性、妊娠并发阑尾炎、妊娠并发输尿管结石、早产、胎盘早剥等，应引起重视，立即去医院求治。

1．流产。流产发生于妊娠 12 周前者称早期流产，发生在妊娠 12 周至不足 28 周者称晚期流产。流产的主要症状就是阴道流血和腹痛。早期流产时腹痛为阵发性宫缩样疼痛，是肚胎分离及宫腔内存有的血块刺激子宫收缩引起，特点是腹痛出现在阴道流血之后。晚期流产则腹痛出现在阴道出血之前。

2．宫外孕。典型的宫外孕症状为停经、腹痛及阴道流血，腹痛是其主要症状。当输卵管妊娠发生流产或破裂之前为胀痛或隐痛，当破裂时则表现为一侧下腹部撕裂样疼痛，随着血液由下腹部流向全腹，疼痛可向全腹扩散，血液刺激膈肌可引起肩胛部放射性疼痛。

3．卵巢囊肿蒂扭转，是常见的妇科急腹痛。当妊娠并卵巢囊肿时易发生蒂扭转，典型的症状易突然发生一侧下腹剧痛，系腹膜牵引绞窄引起。有时扭转自然复位，腹痛随之缓解，蒂扭转确诊应尽快手术治疗。

4．子宫肌瘤变性。子宫肌瘤在妊娠时易发生红色变性，表现为急性腹痛、发热、肌瘤迅速增大，此时多保守治疗，对症处理后自然缓解。

5．妊娠合并阑尾炎。妊娠并不诱发阑尾炎，但妊娠子宫改变阑尾位置，增大诊断难度，多数表现为右下腹压痛、反跳痛，位置也可升高。

6．早产。妊娠 28～37 周时出现子宫收缩引起的腹痛是为早产。子宫收缩先为不规则，后可表现为规则宫缩的阵腹痛。

7．胎盘早剥。轻者无腹痛或轻度腹痛，重者则表现为突然持续性腹痛、腰酸、腰背痛等。疼痛程度与胎盘后积血多少呈正相关，出血多时孕妇出冷汗，面色苍白，很快进入休克状态，胎儿也会因缺血、缺氧而宫内窒息死亡，所以妊娠晚期突然剧烈腹痛应特别重视。

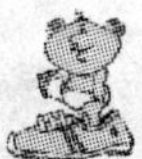

第 102 天　妊娠期阴道出血

妇女怀孕以后，子宫内膜转变成胎膜，再加上受精卵的共同作用而发育成胎盘，所以平常每月一次的月经来潮自然停止了，怀孕期间如有阴道出血就是不正常的。

怀孕早期的阴道出血，多为流产、宫外孕、或葡萄胎。有少数见于宫颈息肉、宫颈糜烂出血、流产的主要症状之一是阴道流血。出血少时只是阴道分泌物中渗有一点血斑，出血多时可引起血压下降，甚至进入休克状态而危及到妈妈的生命安全。宫外孕的 3 大症状是停经、腹痛和阴道流血。阴道流血是因胚胎死之后蜕膜，自宫壁剥离而发生出血，多为不规则少量点滴状出血。色暗红或深褐，一般不超过月经量，少量出血量较多类似月经。而葡萄胎是指妊娠后胎盘绒毛滋养细胞异常增生变成水泡形似葡萄而得名，其最常见的症状就是停经后阴道出血，是因葡萄组织自蜕膜剥离导致母体血管破裂而致，多为停经后不规则阴道出血，开始量少，以后逐渐增多反复大量出血，有时可排出水泡状组织，流血时间长又未及时治疗，可导致贫血及继发感染。

而怀孕晚期的阴道出血最多见于前置胎盘和胎盘早剥。前置胎盘就是胎盘着床部位不在子宫腔的上面而下移到子宫口的出口部胎头的下方。随着妊娠的进展，子宫下段逐渐伸展，而位于宫内口的胎盘不能伸展，导致胎盘自附着处剥离使血管破裂而出血。初次出血可能不多，但随着子宫下段不断伸展，出血反复发生。且出血量越来越多，常在没有任何前兆和症状下出血，不伴腹痛，出血多时会引起休克死亡，胎儿也会因为缺血、缺氧而胎死腹中。而胎盘早剥是在胎儿未娩出前胎盘就从子宫壁剥离而出血，其出血有些甚至是大部分积聚在胎盘与子宫壁之间不向外流，所以临床上多数阴道出血不多而病情已相当严重了，多伴有腹痛及休克症状，此时胎儿因缺氧死亡率也高。还有早产时随着宫缩也常伴阴道流血，多为少量血性分泌物，过程和足月产相似，出血占母亲死亡原因的首位，怀孕期间一有阴道出血就应立即找医生诊治。

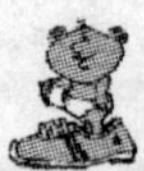

第103天　流产与安胎（1）

什么是流产？医学上把妊娠不足28周，胎儿体重不足1 000克而终止者称为流产。流产发生于妊娠12周前称早期流产，发生在妊娠12周至不足28周者称晚期流产。流产还可分为自然流产和人工流产。自然流产是自然发生的，原因较多复杂。人工流产并非自然而是人为加以中止妊娠。它分为治疗性流产——由于孕妇患有某种疾病不能生育或其他原因不能生育和自愿性流产——多数因意外怀孕而自愿放弃生育。自然流产的发生率约占全部妊娠的15%左右，而现代社会，人工流产率越来越高。人工流产有许多并发症，如子宫穿孔、术后感染、术中大出血、术中栓塞、漏吸或吸宫不全、人流综合征及继发性不孕症等等，所以如果没有生育计划的话，最好做足避孕措施，以免意外怀孕而行人工流产术。

自然流产原因很多，主要有以下几方面：

1. 遗传基因缺陷。早期流产时，有56%～60%为染色体异常，有的是数目异常，有的是结构异常。染色体异常的胚胎多数结局为流产，极少数可能继续发育为胎儿。但婴儿出生后也会发生某些功能异常或合并畸形。所以流产是一种自然的淘汰过程，这种有缺陷的胚胎本身就无法生存下去，优胜劣汰，这是大自然的规律，是不以人们意志为转移的。虽然会使想要孩子的父母亲悲伤，但实际上却又是必要的，所以现代许多专家提出流产不要强行安胎。有的时候你强行把它保下来，结果生出来或傻或呆或畸形，对家庭和国家都是严重的负担。可见流产有时并不见得就是一件坏事，也可能由坏事就变成了好事。

2. 有一种流产不是胎儿本身或父母本身的问题，而是由于孕妇工作太疲劳，或运动量过大，或是因为摔倒或外伤等意外引起，这时就应该尽量安胎了。这时医生会让你卧床休息，放松心情，给予安胎药物治疗以免孩子流掉。流产次数多会形成习惯性的流产，这对将来孕育一个健康的小宝宝是非常不利的。

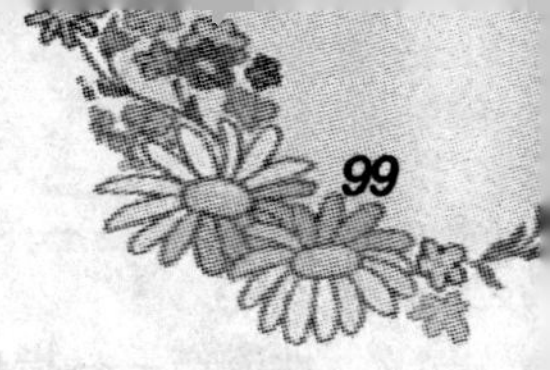

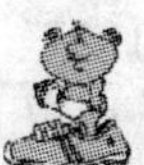

第104天　流产与安胎（2）

3．环境因素引起的流产。影响生殖功能的外界不良因素很多，可直接或间接对胚胎或胎儿造成损害。如过多接触某些有害化学物质砷、铅、汞、苯、甲醛、氯丁乙烯、氧化乙烯等和物理因素如放射线、噪声、高温等均可引起流产。这类因素多会引起胚胎畸形或各种缺陷，原则上也不应该强行保胎。

4．母亲全身疾病。如病毒感染通过胎盘进入胎儿血循环引起胎儿死亡而发生流产，孕妇严重贫血或心衰导致胎儿缺氧死的而流产，这种是不可保的流产。又如孕妇内分泌失调引起胚胎发育不良而流产。或母亲生殖器官畸形，宫内口松弛而造成的流产等，有时经医生的抢救可以把胎儿从危险的边缘抢救回来。

5．胎盘内分泌功能不足而引起妊娠将难以继续而致流产。临床上多有治疗安胎成功的例子。

6．免疫因素。妊娠犹如同种异位移植，胚胎与母体间存在复杂而特殊的免疫关系，若母儿双方免疫不适应则可引起母体对胚胎的排斥而致流产。医生对这类流产的安胎治疗也会感到棘手。

流产的主要症状是腹痛和阴道流血，临床上按流产发展的不同阶段又分为4种：

1．先兆流产。先有少量阴道流血，后有腹痛或腰背痛。此时宫口多未开，胎膜未破，妊娠产物未排出，子宫大小与停经月份相符，此时经休息和治疗，如出血和腹痛症状消失，妊娠可以继续，如出血量多，腹痛加剧则多发展为难免流产。

2．难免流产，流产已不可避免，此时流血量多，腹痛加重，检查宫口已开，有时胚胎已堵在宫口，这时应紧急清宫而不能安胎。

3．不全流产，是由难免流产发展而来。胚胎已有一部分排出体外，尚有部分残留在宫腔，此时应清宫而非安胎。

4．完全流产时妊娠物已全部排出则不存在保胎问题。

另外还有3种特殊流产为稽留流产——胚胎已死亡但未排出宫腔，此时不能安胎；感染性流产——应积极抗感染治疗后清宫；习惯性流产——指自然流产连续发生3次或以上。早期常为黄体功能不足，甲状腺功能低下，染色体异常，晚期多为宫内口松弛引起，应积极治疗，特别应引起重视，提前入院安胎治疗。

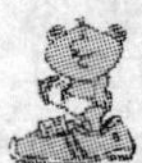

第105天　怀孕15周

怀孕第15周即胎龄13周亦即从末次月经算起的第99～105天。

此时胎儿顶臀径有93～103毫米，大小已接近垒球了。此期是胎儿器官机能成熟时期，各器官机能发育渐趋成熟，内耳听觉小骨已形成，声带及味蕾也已长成，胎儿毛发也更多，外生殖器已形成，体外检查时可分辨出男女，此时称作毳毛的细毛已覆盖了胎儿的全身。这时的胎儿会吸吮自己的拇指，胎儿的骨骼也变得越来越硬，并且沉积钙离子的速度很快（骨化），如果这时做X线检查，可见到胎儿的骨骼，从15周后胎儿看起来更像个人的模样了。

此时孕妇的下腹部已向外突出，子宫大小似新生儿头大小，宫底高度约在肚脐之下四横指左右。由于孕妇下腹部的变化，很容易看出孕妇已怀孕，此时紧身衣裤已不能再穿，而乳房继续逐渐胀大，乳头或分泌初乳，乳晕扩大，此时妊娠不适症状已基本消失，日常生活正恢复正常。饮食、运动、性生活、工作等基本可照常。但性生活的程度和姿势要适当注意，不可过猛及过分压迫孕妇腹部。此时应注意便秘、水肿及贫血等症状的发生。若想现在感受胎动还为时过早。不过在以后的几周你会感觉到。

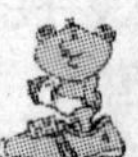

第106天　如何判定先兆流产的预后

先兆流产的预后主要取决于胚胎或胎儿的发育是否正常，其次是导致先兆流产的各种环境因素，能否得到及时的控制与纠正。

孕卵染色体异常与早期胚胎受药物、毒物、放射线或子宫内感染等因素的影响而产生严重畸形或死亡，成为妊娠废物，刺激子宫收缩而流产，这是重要的自然淘汰现象，占早期流产的半数以上。胚胎自身以外原因引起的先兆流产，如母体黄体功能不全、外界创伤、子宫畸形、宫颈内口松弛、孕卵着床于宫颈内口附近以及患有严重的全身性疾病等，若能及时发现并得到纠正则愈后较好，绝大多数可继续妊娠。

常用监测预后的步骤及手段有：

1. 核实孕周。通过询问月经情况，末次月经及早孕反应出现的时间来确定孕周。如孕妇在计划怀孕时监测基础体温并画表则不但可明确受孕日期，而且还可了解黄体功能情况。

2. 检查子宫。孕妇去医院妇产科检查子宫大小是否符合孕周，便可初步判定胚胎的发育情况，小于月份提示胚胎发育不良，大于月份要注意葡萄胎及双胎，通过阴道窥器检查，还可排除阴道、宫颈局部病变引起的阴道出血，多普勒胎心探测仪可探测早孕的胎心音，胎心音存在表明胎儿存活。因此妇女怀孕后一定要到正规医院进行检查和监测。

3. B超检查。可以随时直接地观察胚胎或胎儿情况。目前仍无B超检查对孕妇及胎儿有副作用的报到。孕妇孕期可放心进行腹部B超检查，但应避免孕期阴式B超检查。判断预后的标准有：①≥6孕周无孕囊、宫腔线清晰须注意宫外孕、正常孕6周时孕囊清晰可见，呈圆形或椭圆形，边界规则，长约1.5厘米。②≥8孕周，孕囊长<4厘米，并有变形或皱缩，或孕囊≥4厘米而无胚胎，提示孕卵未发育，当胚胎头臀长≥1.5厘米，而无胎心搏动则为胚胎死亡，如胎芽及胎心清晰可见者为正常。③当≥12孕周，可见胎儿全貌，并能探索出无脑儿及肢体发育异常。

4. 血或尿HCG测定。HCG在早孕时与日俱增，如无升高反而降低也能反应胚胎发育异常。

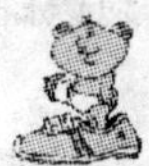

第107天　孕期脚肿怎么办

妊娠期由于内分泌的改变，使得体内一方面有水分和盐的潴留，而另一方面，增大的子宫压迫盆腔及下腔静脉，妨碍血液回流，使静脉内压力增大，血管内水分流向组织中而引起妊娠水肿。水肿多发生在下肢的远端，以足及小腿为主。用于按压足踝等地方会出现局限的凹陷，以午后明显。一般情况下，如果休息一夜后能自行消退，并不伴有高血压，蛋白尿者，属正常现象，可不做任何治疗。但可以采取以下措施进行处理：

1. 不要紧张，以免血压升高，反而加重水肿，同时保持心情舒畅。

2. 注意休息，避免长时间站立和坐姿。休息时可抬高脚部，晚上睡觉时脚下可垫一小枕头以抬高脚部，有利于下肢静脉血回流而减轻水肿。

3. 睡眠时可采取左侧卧位，这样能减轻增大的子宫对下腔静脉的压迫，增加回血量从而减轻水肿。

4. 加强营养，注意进食足够的蛋白质、蔬菜、饮食不能过咸，食盐不能过多。

5. 孕妇应穿宽松的衣裤、平跟鞋，这样有利于下肢的血液循环而减轻水肿。

如果下肢浮肿明显，达到膝盖以上甚至全身浮肿，经休息后不消退，则应想到妊娠高血压综合征，妊娠合并肾脏疾病或其他合并症，应及时到医院查明病因，给予及时治疗。

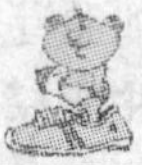

第108天　妊娠期贫血

妊娠期贫血是指妇女怀孕前无贫血病史，怀孕后出现贫血现象。孕期如果血红蛋白低于10克/100毫升，红血球计数低于350万/毫米^3，临床上就可以诊断为贫血。贫血时孕妇本身会感到头晕、耳鸣、四肢乏力、疲倦嗜睡、食欲不振等不适，孕期贫血还会引起胎儿贫血，生长发育受损，甚至影响胎儿的智力发育。

孕期常见的贫血为缺铁性贫血。铁是合成血红蛋白的原料，正常人体对铁的需要，一般通过饮食足以补足，而孕期特别是妊娠后半期对铁的需求量增多，仅靠饮食补充明显不足，而应适时补充铁剂，如富马酸亚铁0.2克，每日一次口服或硫酸亚铁0.3克，每日一次口服可预防贫血。若已发生贫血，孕妇应去医院查明原因，治疗时应加大铁剂量，可给予富马酸亚铁0.4克或硫酸亚铁0.6克，维生素C 300毫克，乳酸钙1克，每日3次口服。

孕期还有一种贫血为巨幼细胞贫血，是由于叶酸和维生素B_{12}缺乏，影响红血球成熟。这类贫血主要是因为妊娠期对营养需要量的增加，而胃酸分泌减少，胃肠蠕动减弱影响吸收或因妊娠期挑食，营养不均衡引起。所以，孕期应补充多种维生素和叶酸，有研究指出，孕期补充叶酸者患胎儿脑神经畸形发病率比不补充者低23倍。

还有一种称为孕期生理性贫血。是由于孕期子宫、胎盘、胎儿增大使血容量也大大增加，而其中血浆增加比红血球多而导致血液稀释出现血红蛋白和红血球降低，这是孕期的生理过程。

为了防止妊娠期贫血，孕妇平时应多食含铁丰富的食品，保证维生素B_{12}和叶酸的摄入，多食一些动物的肝、瘦肉、蛋、豆制品、牛奶、绿叶蔬菜、水果、红枣、花生等，此外还应定期检查验血，及早发现和治疗贫血，以保证母儿的健康。

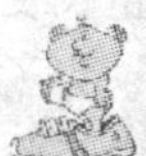

第109天　妊娠期小腿抽筋

有些妇女怀孕后会出现小腿抽筋——小腿的腓肠肌持续痉挛性收缩。多发生在妊娠3～8个月，越往妊娠后期越多见。这是因为随着胎儿的生长和骨骼的发育，所需的钙量越来越大，而母亲又未及时补钙，造成母体缺钙而引起。正常成年未孕妇女，每日需钙600毫克，妊娠中期胎体含钙仅1克左右；到了妊娠晚期，胎体含钙增加到30克左右，按日计算胎儿每日需积聚钙250毫克，而孕妇本身也需贮存约30毫克的钙以备泌乳需要。缺钙时，肌肉神经的兴奋性提高而出现肌肉收缩，小腿腓肠肌持续强直性收缩，感觉到的就是抽筋。另外，孕妇下肢承受的重量越来越大，使得局部血液循环减慢也易引起抽筋。还有夜晚人的体温降低，大脑皮层处于抑制状态，神经肌肉的兴奋性增加，故夜晚比白天抽筋多见。

抽筋发作时，应将痉挛的下肢伸直使腓肠肌紧张，并给予局部按摩、热敷，痉挛常能迅速缓解。

为预防抽筋发生要注意：

1. 孕妇平时应多食含钙丰富的食品，如牛奶、豆类制品、硬果类、芝麻、虾皮、蟹等。

2. 孕期应补充钙剂。例如乳酸钙1克，维生素AD丸1粒，每日3次；维生素E 50毫克，每日2次口服。

3. 多晒太阳促进钙的吸收和利用。

4. 晚上睡觉时尽量穿长裤，并把腿垫高，或是做些柔软缓和的产前运动如散步、爬楼梯以促进腿部的血液循环来预防抽筋的发生。

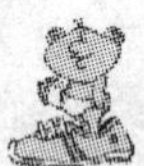

第110天　妊娠期腰背疼痛

常有孕妇诉说腰背疼痛。正常孕妇妊娠早期一般来说不会有这种症状。如果有明显腰痛或腹痛，则多为先兆流产的表现，应给予重视，及时去医院就诊治疗。

妊娠中晚期的腰背疼痛则较为常见。这是因为随着胎儿的生长发育，子宫逐月增大，孕妇的腹部逐渐向前凸起，身体重心前移，为了保持身体的平衡，孕妇上身向后仰，双腿会分开，使得背部肌肉经常处于紧张状态。而且孕期由于内分泌的变化，使得脊柱、骨盆、关节、韧带松弛，失去正常的稳定性，肌肉过度疲劳而造成腰背疼痛。

这种腰背疼痛，一般都较轻微，休息后可以好转。若腰背痛明显时影响活动，或疼痛向其他部位放射时应及时查找原因。按病因治疗，必要时卧床休息，局部热敷及服止痛药治疗。

孕妇在孕期有些方面应加以注意，是可以减轻腰背疼痛的现象的。

1. 孕期不能穿高跟鞋，应穿低跟鞋，高跟鞋会加重腰椎的前凸。

2. 孕期应睡硬床垫，不能睡软床，软床更加重脊椎的弯曲。

3. 孕期避免提重物，要纠正过度的姿势。

4. 孕期可做些轻微的运动以加强脊柱的柔韧度。

5. 适当控制孕期体重的增加，以免因突然大幅度增加体重而加剧腰背疼痛，有的孕妇用腹带托住腹部可减轻腰背疼痛。

孕期正确的姿势是收下巴、缩腹、挺胸，不要刻意挺起大肚子。同时可做适量运动：

1. 训练腹肌——如做平背运动。屈膝平躺、夹紧臀部、收缩腹部、骨盆向后倾使整个背部和臀部平贴住床，维持此姿势将双脚沿着床慢慢伸直，放松骨盆。

2. 训练背肌——弯腰运动。坐在椅子上，全身放松，身体向前微弯再挺直。

3. 训练臀肌——缩臀运动。屈膝平躺，臀部稍微抬高再放下，或站着将脚伸直往后与往侧稍抬高。

注意孕期运动时应排空膀胱，运动不宜过量、过快、保持呼吸顺畅不憋气，并注意补充水分，如出现腹痛、出血、心跳过快、呼吸急促、晕眩、行走困难时应立即停止，并请医生诊察。

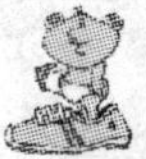

第 111 天　预防腰背痛的好办法

妊娠期间由于孕妇体内激素的变化，使全身骨骼、韧带及支持关节的组织变软、松弛、活动度增加，关节过度松弛则可引起疼痛；同时孕期由于子宫渐增大向前凸，为保持身体重心平衡，胸部向后，颈部向前，肩部下垂，这样肩部，上肢会产生疼痛；脊柱前凸，背部肌肉持续紧张，椎间盘受到异常挤压可引起坐骨神经痛，腰背部疼痛等，预防的好办法有：

1. 适当运动

如游泳、散步、体操等运动可使腰背部肌肉保持良好弹性，可根据自己情况锻炼，如每天早晚散步半小时至 1 小时或每天游泳半小时，或做防腰背痛的体操。

(1) 伸腰运动：左腿在前膝关节处弯曲，右腿在后，尽量伸直右腿成弓前步，左手扶墙，右手叉腰，随节奏往前压，再右手扶墙，左手叉腰，随节奏往前压。

(2) 弯腰运动：两腿分开，慢慢向前弯腰，尽可能弯到最低处，再慢慢起身，双手叉腰，尽可能向后仰。

(3) 侧腰运动：两腿分开，左手叉腰、右手上举，慢慢向左弯腰，尽可能弯到最低处再复原，下一步相反向右弯。

(4) 转身运动：两腿分开、双手在前面交叉，弯腰双手从左向上、再向右同时上身一起转一个大圈，回到原位，相反方向向左转一个大圈回原位。

2．正确的体位

(1) 睡姿。最好选左侧卧位，免仰卧。卧位时可借助支持物，除头部枕头外可在腹部、腿部下垫一小枕头，支撑腹部和下肢，抬高下肢防水肿，不睡软床垫。

(2) 坐姿。选择轻松舒适的坐姿，最好是可调节椅子，准备两个软垫，一个放靠背，一个放脚下，每隔15分钟起来来回走30秒或做操，不要叉着脚坐，要经常变体位。

3．选合适的鞋

孕期应穿低跟鞋，不要穿高跟或平跟鞋，最好是大一码的鞋，买鞋时最好午后去买，试鞋时脚有些肿胀，并且脚可能一只大一只小，以大的脚穿合适为宜。

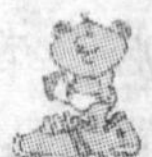

第112天　怀孕第16周

怀孕第16周是指从末次月经第一天算起的第106～112天，亦即胎龄第14周。

此时期胎儿身长已有18厘米，顶臀径有11～12厘米，胎儿体重达120克，似一个柠檬的重量。此时胎盘完全发育成熟，怀孕进入稳定阶段，流产机会明显减少。这时的胎头与身体约一样大小，五官更明显，全身皮肤呈透明的粉红色，皮肤脂肪层生成，皮下组织变厚，耳朵开始有功能，能听到外界的声音，开始有吞咽动作，会喝羊水，并且开始有排尿功能。胎儿的头部开始长出头发，脐带紧紧地连接于腹部，指甲长得比较好，腿比手臂长，手和腿可以活动了。这时孕妇可以感觉胎儿的活动，但是可能较弱，孕妇说不出真正的感受，有的人描述为冒气泡或扑动感，但是通过超声波检查，则很清楚地看到这些活动了。

随着胎儿的生长，孕妇的子宫和胎盘也同时增长，环绕胎儿的羊水量也逐渐地增加，总量约有200~250毫升，子宫低高度约在肚脐下2~3横指处，子宫的重量也有250克，此时应注意增加饮食营养了。每天除了正常3餐外，还需增加2~3餐点心。另外从现在开始你可以学着侧身睡觉，可能需要几个额外的枕头放在背部和两腿之间，以便上面的腿得到休息，睡眠姿势觉得舒适即可。并不强调每个孕妇都侧身睡，但是决不能趴着睡觉。此时丈夫应该多和妻子沟通，关心体贴怀孕的妻子，可过上适度的夫妻性生活。在这一周内空出一天时间陪妻子一起上挑选好的产科医院进行孕前系统产检建档，同时听从医生安排，和妻子一起检查一些必须检测的项目。如地中海贫血筛查，6磷酸葡萄糖脱氢酶检查和夫妻双方血型的检查等。记住抽血检查前应空腹到医院，否则第2天又要多跑一趟医院了。

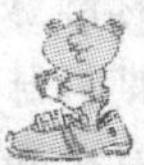

第113天　怀孕后为什么会心慌气短

许多妇女在怀孕期间会出现心慌气短的现象，这并不能说明孕妇身体有什么异常情况，那为什么怀孕后会出现心慌气短的现象呢？

怀孕期间母体血容量比未孕时增加45%~50%，血容量增加包括血浆增加及红细胞的增加，而血浆增加多于红细胞的增加，血浆约增加1 000毫升，红细胞则增加500毫升。孕妇出现血液稀释及妊娠期生理性贫血，使血液的带氧能力明显下降，而随着妊娠月份的增加及胎儿的发育，全身各组织、器官的血流量增加，使得心脏的工作负荷增加，加上逐渐增大的子宫，使得孕妇的心脏被推向左上方，而使心脏处于不利的工作条件下，在这种情况下，孕妇机体只有代偿性地通过增加心率及心搏出量来完成超额的工作。因孕妇的新陈代谢加快，需氧量增加，则必须通过加快、加深呼吸，增加肺的通气量，以获得必需的氧气，排出二氧化碳，这样就会出现心慌气短的现象。

有的孕妇平时经常参加体育锻炼，身体素质好，心肺功能强，所以孕期无心慌气短症状。有些孕妇只是在活动量增多时，才出现心慌气短的症状，一般休息后即消失，而不需治疗。如果在安静的状态下也觉得明显心慌气短，甚至心跳过快、心率不齐、憋气、或出现嘴唇紫绀等症状，则应到医院求治了。

妇女平时应经常进行体育运动，锻炼身体体质，提高心肺功能，以适应孕期的负荷。孕妇也应进行适当的运动，如散步、爬楼梯，游泳等。孕期还应注意饮食，控制体重增长的速度，少吃淀粉、碳水化合物与高热量的食物，如冰淇淋、蛋糕等。增加蛋白质的摄入，避免因孕妇本身体重增加过速而增加心脏的负担，如患有心脏病的妇女，怀孕前一定要咨询专业医师的建议，怀孕后在产科和内科的医生严密指导和监护下妊娠，以免因妊娠引起心脏功能衰竭而危及母儿生命。

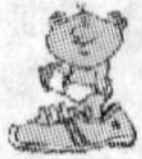

第114天　孕期静脉曲张

有些妇女怀孕后，腿部或阴部会有“青筋”暴起，医学上称静脉曲张。有的人会问：我常坐少站，为什么也有静脉曲张呢？孕期静脉曲张原因有三：一是妊娠时血中雌激素的浓度升高，雌激素对平滑肌，尤其是静脉壁有舒缓作用，使得静脉松弛曲张，分娩后随雌激素浓度下降静脉曲张也就减轻了；二是妊娠期血流量增加，盆腔静脉的血流量大增，静脉内压力增高，外阴及大腿内侧的静脉壁薄，很快扩张；三是随着妊娠进展，子宫不断增大，逐渐压迫下肢静脉，使其回流受阻，远端静脉回流不畅而发生淤滞造成静脉曲张，而站立会加重静脉曲张的程度，并不是站立造成静脉曲张。

改善静脉曲张的方法有：

1．孕期避免久站、久坐和蹲姿等影响血液回流的姿势。

2．卧床时脚部抬高30°，以利于血液循环回流。

3．睡眠可多采取左侧卧床以减少对下腔静脉的压力。

4．下肢可用弹力绷带捆绑或穿专用弹力裤袜。

5. 适当的运动改善下肢静脉回流，如散步，在平地上行走，以不疲劳为原则。小腿运动，脚板向上翘后再用力向下压，可将血液充分输回，促进下肢血液循环，减轻肿胀。适量的游泳可减少下肢压力。

轻微的下肢静脉曲张可利用上述方法得以改善，产后多可以恢复。少数严重的静脉曲张，会发生破裂出血，需外科手术治疗，有些症状严重的患者，平时应特别小心防止静脉曲张破裂，引起出血。

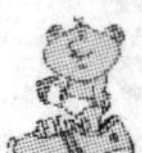

第115天　妊娠与白带

白带，是妇女阴道排出的分泌物，它包含阴道粘膜的渗出液、子宫颈和子宫内膜腺体的分泌物及输卵管粘膜的分泌物，还有阴道、子宫、输卵管脱落的上皮细胞、白细胞以及阴道内的正常寄生菌——乳酸杆菌。白带是女性的正常生理现象。正常白带呈白色稀糊状或蛋清样、高度粘稠、无腥臭味、量少，对妇女健康无不良影响，是为生理性白带。当生殖道出现炎症或其他病变时，白带的性质、颜色、气味和量就会改变，而成为病理性白带。

孕妇怀孕以后，一方面，由于胎盘产生大量的雌激素，生殖器官发生充血、组织增生、阴道皱壁增多、阴道粘膜变薄、渗出液比未孕时明显增多、呈乳白色，这是正常现象。但应注意经常清洗外阴部，保持外阴干燥，穿透气、质软的棉质内裤。另一方面，孕妇怀孕后由于内分泌的改变使得阴道内的酸碱度发生变化，极易发生阴道感染，特别是霉菌性阴道炎，此时不仅白带增多、阴部瘙痒不适，生产时也容易引起产褥感染和新生儿感染如新生儿鹅口疮及急性眼结膜炎等。

霉菌性阴道炎，正确的称法为念珠菌阴道炎，由白色念珠菌引起。表现为白带增多、呈豆渣样或凝乳状，外阴瘙痒、灼痛、严重时坐卧不宁，异常痛苦，可伴有尿频、尿痛症状。外阴充血、发红，孕期患病最好的治疗是局部清洗和用药，可上对胎儿无影响的药栓及涂抹药膏。

滴虫性阴道炎，是由阴道毛滴虫感染引起。其白带呈稀薄泡沫状、量多，如混合细菌感染则呈脓性、有臭味，常伴有外阴瘙痒、灼热、疼痛。孕期患病只可局部清洗和用药，避免全身用药，因主要药物甲硝唑对胎儿有一定影响。

细菌性阴道病，主要是阴道内细菌生态平衡失调，有大量不同细菌生长，其白带量多，呈灰白色，均匀一致、稀薄、有恶臭味、有轻度外阴瘙痒或烧灼感。孕期治疗也是局部用药为主，避免全身用药。

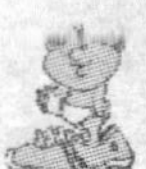

第116天　妊娠期皮肤的改变及保养

妊娠期由于内分泌的改变，有些妇女怀孕后黑色素活力增强，易在皮肤上造成色素沉着，如脸颊长出黑斑——妊娠斑。因其形态像蝴蝶而被称为蝴蝶斑。也有的原来的黑斑或雀斑变得更明显。有的眼圈、脖子、腋下、乳头或乳晕、肚皮、腹股沟等处都会变得比以前更黑。这是一种自然现象，一般在产后多会自行消退，孕期不必特殊处理。在外出时做好防晒措施避免紫外线照射加重色素沉着，可搽防晒油和使用伞、帽等防晒用具。平时少吃刺激性食物，少喝咖啡、茶、可乐，少吃肉类与油腻食物，多吃富含维生素C和B族的蔬菜水果等食物，多喝牛奶加蜂蜜也有益。另有一些孕妇皮脂腺分泌比以前旺盛，使得皮肤变油，易长青春痘与粉刺，尤其在情绪不佳、压力过大、睡眠不足时更易发生。建议少吃刺激性食物和煎炒油炸的食物，少吃属性热的食物和水果如龙眼、荔枝，平时可以多洗几次脸来控制面部油脂，洗后可搽些清爽类的护肤品，如果是全面性生长或长得很多，则应上医院请教医生用药治疗了。

另一个妊娠期常见的皮肤改变是妊娠纹。妊娠纹常出现在乳房下缘、腹部、大腿、臀部一些明显部位，初次怀孕时为深红色纹，经产妇则为白色纹理。这是因为怀孕时皮肤组织纤维突然被过分撑张开来，使得皮肤的胶原蛋白弹性纤维断裂而形成。保养的重点是在怀孕初期妊娠纹未出现前用妊娠霜或乳液，绵羊油等按摩妊娠纹容易出现的部位。每天至少按摩1次，按摩前先摩擦双手预热以免冰冷的手刺激引起子宫收缩，同时轻轻按摩即可，勿用大力，胸部由内往外按摩乳房下缘，腹部以肚脐为中心划圈，大腿则由下往上按摩。

还有的孕妇会出现痒疹，这是因胎儿与母体的免疫系统不协调，造成母亲皮肤过敏现象。尤其在冬天皮肤干燥及妊娠纹处易发生，切不可用力抓痒引起皮肤破损、红肿、留下疤痕，轻者可用温冷水冲洗，也可涂含薄荷的清凉药膏，使用含芦荟的护肤品可减少过敏机会，避免引起过敏和吃不新鲜的食物，如果奇痒难忍则应及时就医诊治。

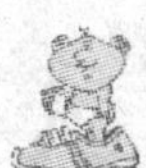

第117天　宫外孕

孕妇正常妊娠时，受精卵着床于子宫体腔内膜。当受精卵于子宫体腔以外着床时称为异位妊娠，习称为宫外孕。但两者的含义稍有差别，异位妊娠包括输卵管妊娠、卵巢妊娠、腹腔妊娠、阔韧带妊娠及宫颈妊娠。宫外孕则是子宫以外的妊娠，宫颈妊娠不包括在内。宫外孕是妇女常见的急腹症之一，若不及时诊断和积极抢救可危及生命。

异位妊娠及宫外孕的发生率近年上升趋势明显，国内50~90个正常妊娠有1个宫外孕，美国则50个妊娠有1个宫外孕。其发生部位见图。

宫外孕以输卵管妊娠为最常见，占95%左右。多为输卵管炎症、输卵管结核、输卵管手术，如结扎术、再通术或曾患宫外孕行手术治疗。不管是切除输卵管，还是保守性手术（仅切除病灶），后再次发生宫外孕的发生率约10%~20%，放置宫内环可能引起输卵管炎而导致宫外孕、或带环避孕失败易引起宫外孕，输卵管发育不良和功能异常可引起宫外孕，输卵管周围肿瘤如子宫肌瘤、卵巢瘤或子宫内膜异位症都可压迫输卵管而引起宫外孕，另外受精卵的游走，从这边受精而跑到对侧输卵管内，随着不断发育而着床在对侧输卵管形成宫外孕。

生育年龄的妇女，月经过期未来则应去医院检查确定是否怀孕及怀孕在什么地方。如果停经后突然腹痛，伴晕厥或休克（表现为面色苍白、出冷汗、四肢发冷、甚至昏迷），则应急送医院求治，可能是

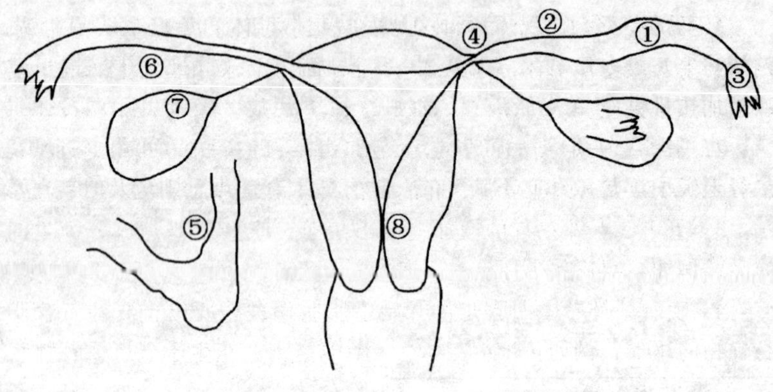

①输卵管壶腹部妊娠　　⑤腹腔妊娠
②输卵管峡部妊娠　　⑥调韧带妊娠
③输卵管伞部妊娠　　⑦卵巢妊娠
④输卵管间质部妊娠　　⑧宫颈妊娠

宫外孕示意图

宫外孕破裂发生腹腔内大量出血引起，宫外孕的典型症状是“停经、腹痛、阴道流血”，妇女应警惕此病的发生。

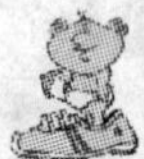

第118天　怀孕中期的饮食与营养基本原则

怀孕中期即怀孕的第4～6个月，这段时间是孕妇的重点营养阶段。此时胎儿和母体都会发生明显的变化，孕妇由于早孕反应的减退消失，食欲大大地增加，胎儿此时生长迅速，对各种营养的需求也就大量增加。此阶段的热能、蛋白质、脂肪等的需求量都要比以往多得多。为避免生理性贫血，还要多吸收矿物质，各种维生素的需要量也增加了，叶酸是比较容易缺乏的营养素，可从含高叶酸的孕妇奶粉中摄取。同时应增加钙的摄入，可口服钙片。以下是孕中期孕妇食谱举例：

1．早餐。除了每天都要吃早餐外，还要记住每天都要喝牛奶，例如：牛奶或麦片1杯，鸡蛋1~2个，面包上涂一匙花生酱或果酱以增加热量供应。

2．午餐。一定要注意多吃蔬菜和水果，午餐前可吃1个水果，午餐米饭150克，鲜酿豆腐、麻油腰花或三元蒸鸡，绿荀炒双片。

3．下午3点钟左右可增加一顿下午茶，吃些以奶类成分为主的甜品，例如：双皮奶1杯。

4．晚餐。怀孕中期胎儿也开始了脂肪储备，所以也要注意含脂肪食物的添加，例如：米饭150克、咕噜蜜肉、花生小鱼、香芹拌蜇皮、餐后水果适量。

5．晚上睡前可进食甜品少许，如莲子桂花粥1碗。

孕中期每日膳食构成：

粮谷类（350~400克）：大米、面、杂粮，肉、蛋、禽、鱼类及豆制品（200克），牛乳（220毫升），动物内脏（50克）：肝、肾，约每周2次，水果蔬菜（500克）：绿叶蔬菜占2/3，植物油（25~30克）：孕中期应每日分4~5次进食。

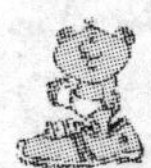

第119　怀孕第17周

怀孕第17周是指末次月经第1天算起的第113~119天，即胎龄第15周。

此时的胎儿身体伸展时有你的手掌样大小，顶臀径为12~13厘米。体重比两周前增加1倍。从这周开始胎儿脂肪开始形成，全身开始长出毛发（胎毛），长出指（趾）甲，指前端可看出漩涡状的指纹，四肢活动与胸部呼吸运动由超声波明显看见。胎儿心脏功能也越来越强，有些用听诊器贴在腹壁上，即可听见胎儿的心音。

孕妇的体型会越来越大，随着妊娠的继续发展，子宫越长越大，露出于骨盆腔，宫底介于肚脐与耻骨之间，子宫膨大会造成下腹部疼痛，乳房及乳头的肿胀会愈来愈明显，有人甚至会疼痛。分泌物会增多、尿频、腰痛、背痛、便秘、痔疮、下肢浮肿、静脉曲张等不适会出现，且常持续至怀孕末期，于生产后会自动消失。此时孕妇的孕吐症状多已完全消失，心情也会轻松愉快，孕妇此时多会感觉到或者很快就会感觉到胎动。并且随着妊娠的继续，胎动会变得剧烈，频率也可能增加。如果你尚未感到胎动也不要着急，胎动通常在孕16~20周出现，但每个妇女都有所不同，即使同一个妇女每次妊娠时胎动出现的时间也不同，因为一个胎儿可能比另一个胎儿活跃，从而有较多的活动。

每对夫妇都知道生育孩子要花费不少金钱，不同医院、不同地区、孕妇生产时不同的情况和不同的生产分式都有不同的花费。到你要去生产的医院了解顺产和难产大约各需多少费用，趁早准备是个明智之举。

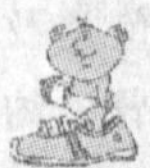

第120天　为什么要做产前检查

结婚是人生的一件大事，怀孕是件好事，有许多人由于不重视产前检查，结果生出残疾儿或孕妇患上严重的妊娠并发症。一些孕妇直到临产时连一次产前检查都没做过，以致给自己及孩子带来无法挽救之苦果。

什么是产前检查呢？孕妇在妊娠期检查称为产前检查，它是全面系统的检查。主要包括了解孕妇一般病史、生育史等和进行一般性健康检查：如测量身高、体重、血压、骨盆大小、观察胎动、胎心、化验血尿及肝肾功能和B超、心电图检查以及一些常见遗传病的筛查，以便及时发现问题，采取补救措施，适时进行保健指导。

产前检查的好处：

1. 可及时全面了解孕妇的健康状况。孕早期健康检查可做到无病早防有病早治，一般性疾病如轻度贫血，可通过服药和加强营养即可得到治愈。如心、肺、肝、肾等重要脏器有严重疾病而不适于妊娠的，可及早采取人工流产的方法终止妊娠。

2. 在妊娠18周前后进行产前检查，可对胎儿是否患有先天性畸形或遗传性疾病作出诊断，如抽取羊水细胞培养、B超检查等，可及早发现，及时终止妊娠。

3. 经过定期检查，可以了解胎儿发育和母体各方面的变化情况，如有异常，及早进行预防和治疗，使其不致威胁孕妇健康和干扰胎儿正常发育。

4. 通过孕期卫生知识的教育，指导孕妇生活、卫生和营养，以及做好临产前各种准备工作，可使孕妇增强体质、精神愉快、顺利度过孕产期。

5. 通过全面和系统的观察，及时发现和纠正异常胎位，还可结合孕妇的具体情况，早期确定分娩的处理方式，保证分娩安全。

因此产前检查不仅是贯彻预防为主的方针，而且是保障母体及胎儿健康和安全的必要措施。孕妇从确定怀孕后就要按时去医院接受产前检查，最好能固定在一所医院，以便医生能动态观察并掌握孕期的情况，按照医生的指导，主动做好产前检查这项工作，以保母婴安全。

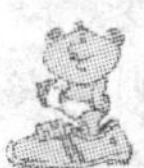

第121天　产前检查的内容及时间安排

怀孕是夫妇生活中的一件大好事，为了避免出问题及优生优育，所以从怀孕开始，便应到医院进行定期产前检查，以全面了解孕妇健康情况，妥善处理已发生或可能发生的疾病，发现母婴不正常变化可及时处理，同时通过对孕妇的孕期生活、卫生和营养、胎教等知识的指导，而达到优生目的。

产前检查的内容应该是全面的、系统的。育龄妇女正常月经过期一周未来潮，应到医院诊断是否怀孕，并确定怀孕的位置是否正常(排除宫外孕)。怀孕3个月，应到自己选定的正规产科医院进行一次全面的体格检查，医生会向孕妇了解以往的身体状况、生育的经过、推算预产期，以及了解家族史及遗传病史和丈夫身体状况、测量身高、体重、血压，同时还应做必要的化验检查——血、尿常规、血型、肝肾功能、心电图、B超、遗传病及性病筛查等，全面了解孕妇的身体健康情况，以便筛查出高危孕妇，纳入高危管理，在严密监测下继续妊娠，如不宜继续妊娠，则尽早终止妊娠。

对于正常怀孕的妇女，应定期做产前检查，如测体重、血压、宫高、腹围、胎心音、胎方位等。城市妇女怀孕4~6个月期间应每月检查一次；怀孕7~9个月时每半月检查一次；怀孕9个月以后每周检查一次，如有特殊情况应随时检查。农村的孕妇怀孕4~6个月期间检查一次；怀孕7~9个月时，每半个月检查一次；怀孕9个月后，每10天检查一次，如果发现有妊娠合并症或胎儿发育异常等情况，应及时给予治疗。严格按照孕产妇三级转诊制度，及时将危重孕妇转送到相应的上级产科医院诊治，医院不应截留病人。孕产妇特别是城市孕产妇应杜绝在家分娩，应到正规有产科接生资格的医院住院分娩，以保证母婴安全。

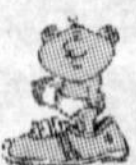

第122天　如何选择适合自己的医院

随着时代的进步，社会的变迁，孕妇分娩的地方也跟着改变。以前只是请助产人员来家里接生，当家里要添加一位新生儿时，则全家便充满着迎接这小生命来到家中的欢愉，并极神圣地准备婴儿室，全家围着产妇，期待她将这小生命带到人世来。但随着医学的发达和进步，现代人比较注意分娩的设备环境，这是因为人们不仅要求孕妇与婴儿能健康地来到人世，同时也更了解安全性的重要。我国还明文规定了城市孕产妇必须到有产科设置的正规医院分娩，而农村孕产妇必须到乡卫生院分娩。所有接生人员必须持证上岗，取得接生资格才能上岗。

如何选择适合自己的医院及医生，以下几点可供参考：

1. 距离。一般说来，多数人会选择离家近的医院，这样方便孕期产检，临产后的入院，以及孕期有什么紧急异常情况可及时到医院求治。

2. 规模及医术。按常理规模大的医院，医疗设备、医务人员水平、医院环境都会不差。现在医院中，各种医疗设备齐全，无论大医院，小医院都很留意医疗的品质，因此医院规模大小照理并不影响医疗水平，但大医院对疑难危重病人的抢救处理能力比小医院应胜一筹，所以建议如果无异常的顺产，可选择小医院，如并发有疑难、危重之症则以大医院为佳。

3．医院的医德。目前有许多医院在医疗管理及服务品质方面发生问题，只是将孕妇视为医疗对象对待，采用商业买卖性态度来照顾。“生产”更需要一份“关爱”，用爱心来迎接这“幼小的生命”，借着这份关爱将能化解产时的疼痛，有了这个概念，将有助于你选择医院。

4．费用。有些医院为了让孕妇们以一种享受的方式来生产小孩，增加了不少现代化设备，甚至有偏颇之势，对产妇来说是一项不轻的负担，选择医院前应了解医院的收费标准。

5．选择好的医生。随时与你的主治医生保持联络，不但对胎儿有保障，对母体也是一种保障。应与医生保持良好的友谊，交朋友。这样你将在医生的关爱、照顾下顺利生产。

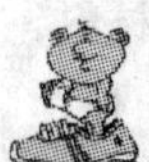

第123天　中国人营养素的缺乏问题

我们通常所指的营养，除含蛋白质、糖、脂肪外，还包含维生素、微量元素和矿物质。根据第三次全国营养调查结果，中国人目前的营养状况是：有一些营养素不够，需要立刻补充；有一些营养素已经充足，就不需要再补了。各种营养素在身体里是相互搭配、相互作用、相互依赖、相互协调的，关系十分复杂，而且不同国家、不同种族、在饮食结构和人种体质上有着很大的差异。例如中国是以植物性食物为主的国家，食用的米面比肉多。中国人一生中能吃几百种菜，而西方国家则以动物性食物为主食，食肉多于米面，常吃的就是牛排，汉堡等几种食物，而西方人食用牛奶量很大，中国食用牛奶量极小，所以中国人缺的营养素与西方人不一样。

中国人严重缺乏的营养素有：钙、维生素 B_2、维生素 A；比较缺乏的营养素有：锌、维生素 B_1、硒、铁、维生素 C；并不缺乏的营养素有：磷、铜、镁、泛酸、维生素 B_{12}。女士不缺维生素 D；儿童、青少年不缺维生素 E。中国居民缺钙的程度最高，我国人均每天钙的摄入量为 405 毫克，正常妇女每日需要量为 600 毫克，而怀孕的妇女则需要1 100毫克，所以怀孕妈妈一定要重视补钙，缺钙会出现脚抽筋、盗汗、腰酸、骨质疏松，进一步会影响胎儿的牙齿和骨骼的生长发育。但现今营养的补充已走向一个误区，某些人今天发现缺钙，赶快买一盒含钙产品服用；明天发现贫血，又赶快服用含铁补血的产品，这样做法使体内营养达不到均衡补充，补充了这一种，可能会造成另一种或几种营养素缺乏，或者会造成另外的营养素过量，结果是家里堆了一大堆五花八门的保健品和药品，而身体内营养素的缺乏又未得到均衡地补充。所以补充矿物质和维生素等营养物质，一定要有统筹思想，在医生或营养师的指导下，合理、有效地补充。

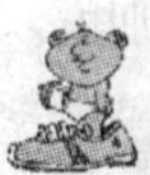

第 124 天　蛋白质与营养

蛋白质是生命的基础，蛋白质不仅是构成人体组织的基本材料，而且是机体合成多种具有特殊生理功能物质的原料，同时也是一种产能营养素。每克蛋白质可为人体提供 16.7 千焦热量，蛋白质供能占总热量的 15%左右，蛋白质与胎儿的生长发育和母儿的身体健康有着非常密切的关系，因此怀孕妇女应高度重视蛋白质的营养状况。

中国营养学会 2000 年制订了中国居民膳食蛋白质推荐摄入量。普通妇女轻体力劳动者每日摄入蛋白质约 65 克，而怀孕妇女早期应摄入 70 克，中期妊娠应摄入蛋白质 80 克，到晚期妊娠应摄入蛋白质 85 克。蛋白质的食物来源分为动物性食物和植物性食物，动物性蛋白质来源于猪肉、牛肉、羊肉、鸡、鸭、鱼、蛋、奶及虾、蟹等食物，猪肉含蛋白质约 15%～20%，牛肉、羊肉的蛋白质含量高于猪肉，鸡、鸭、鱼、蛋等含蛋白质量约 20%；植物性蛋白质主要来源于豆类蛋白，绝大多数动物性蛋白质和大豆蛋白质属优质蛋白，其含人体必需的氨基酸的种类比较齐全，含量和模式与人体蛋白较接近，相对来说猪肉含脂肪偏高，少吃猪肉可减少脂肪的摄入，符合营养的要求。

原发性蛋白质营养不良主要见于灾荒和战争年代，现代社会中人们蛋白质摄入不足常见于偏食、限食、素食等情况。另外就是怀孕、哺乳、儿童的生长发育期的特别需要增加量不足引起。继发性蛋白质营养不良多由于疾病，如失血过多、体内液体丢失过多，如肾炎或食欲差、消化吸收障碍等。孕妇蛋白质营养不良多表现为体重增加缓慢、精神萎靡、易感染、严重缺乏者可出现全身浮肿及严重消瘦，多种生理功能紊乱，甚至危及生命。所以怀孕妇女不能偏食、节食及专吃素食，而因注重蛋白质特别是优质蛋白质的摄入，但也注意不可进食过多动物性食物以免摄入过多脂肪引起超重肥胖。

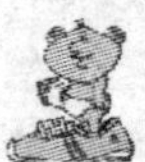

第 125 天　碳水化合物与营养

膳食中的碳水化合物分为两类：一类是可被人体消化吸收与利用的糖类，另一类是对人体有益但不能消化吸收的膳食纤维。两类碳水化合物对人体健康都非常重要，前者是人体必需营养素，后者是人体膳食的必需成分。

糖类有淀粉、双糖、单糖，通过消化吸收进入人体的主要是葡萄糖，它是人体的主要供能营养素。在我国居民的膳食结构中，糖类供能占总热能的60%左右，每克糖可供能 16.7 千焦。机体脑、血细胞、皮肤、睾丸等组织都是以葡萄糖为能源，脂肪酸、甘油、氨基酸等有机物的氧化离不开糖，肝脏的解毒功能要葡萄糖参加，许多重要的生命物质如 RNA、DNA、血清蛋白、酶等，都需要糖来参与构成，摄入多糖（淀粉）的同时能获得其他营养素及膳食纤维，而摄入单、双糖过多则会诱发龋齿，心血管病和糖尿病。我国居民主要以粮谷类及薯类为糖的主要来源，因此淀粉是主要形式，约占热能的 50%，其余10%取自蔗糖、麦芽糖、乳糖、果糖等。多数营养学家认为这样的比例是合理的。酒精是糖的发酵产物，摄入后迅速吸收至全身，每克产热能 29.3 千焦，当体液中浓度 750 毫克/升时，刚显症状，达1 500毫克/升时则出现酒醉症状，急性中毒时有乳酸血症，血糖下降中枢神经系统功能出现障碍，甚至死亡。慢性中毒主要引起胃粘膜损伤、脂肪肝及其他营养素如维生素 A、B、D、叶酸的代谢障碍，因此孕妇不能饮酒。

膳食纤维是指食物中不能被消化利用的纤维性物质，主要来源于植物性食物，如麦麸、面包、苹果、番茄、马铃薯、卷心菜、胡萝卜等。如纤维素在燕麦、全豆中含量较多，果胶则在水果中含量多，而藻胶则在海带等水生植物中含量较多。膳食纤维可通便防癌，降低血清胆固醇，降低餐后血糖及防止热能摄入过多和吸附某些化学物质如食品添加剂、洗涤剂、农药等有害物质，减少龋齿及牙周病的发生。但摄入过量的膳食纤维可影响其他营养物质的消化吸收，还会增加肠蠕动和产气量导致腹胀不适。中国营养学会推荐膳食纤维摄入量为 24 ~ 34 克/天。

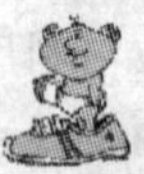

第 126 天　怀孕第 18 周

怀孕第 18 周是指从末次月经算起的第 120 ~ 126 天，此时胎龄为 16 周。

此时的胎儿更具人形了。本周顶臀径约有 13 ~ 14 厘米，体重可达 300 克，胎儿继续生长和发育，但生长速度将降低，而胎动将会越来越强烈，因胎儿肌肉发达、动作活跃，所以有经验的孕妇就能感受到明显的胎动，胎儿还有吸吮指头的动作出现，肺部的小肺泡开始形成，除全身布满胎毛，胎儿还长出头发。大约在胎儿发育的第 3 周，两个血管状物聚集在一起形成心脏，心脏和瓣膜的变化是一个连续生长变化和发展的过程。在妊娠的第 18 周，一些心脏的异常变化可通过超声波检查出来，这对于发现某些问题很有帮助，比如唐氏综合征。一个熟练的超声波检查医生可以检查出特异性心脏缺陷，如果怀疑有异常，随着妊娠的继续，孕妇需做进一步的检查。

怀孕 18 周的子宫已经长到似成人头大小，你自己用手指也可能摸到子宫，宫底大约在脐下两指宽，孕妇的体重会继续增加，体重增加是一个告诉你胎儿生长进展情况的渠道。妊娠期增加的平均体重共有 11～13 千克。此期间节食是不明智的，但体重增加过快也会给母婴带来许多困难，所以孕期应注意饮食不可过度。为了能摄取均衡的营养，多吃含丰富蛋白质、铁质、钙质、维生素 C、B、D 的食物，而在整个孕期可以进行各种安全的体育运动，如游泳、散步、慢跑等，在运动中消耗你摄取的过多热量。但孕妇由于身体的变化、平衡能力的改变、易疲劳，所以在运动时应特别谨慎。

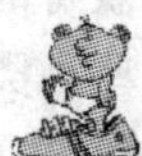

第 127 天　脂肪与营养

通常我们所说的脂肪包括脂肪和类脂两大类。脂肪是人体重要的供能营养素，每克脂肪可为人体提供 37.6 千焦的热量，可见其提供的热量是糖类和蛋白质的 2 倍。脂肪同时是体内主要的储能物质。类脂主要包括磷脂和胆固醇，是细胞的构成原料，与蛋白质构成生物膜，以及血液中的脂蛋白，胆固醇还是人体合成类固醇激素的原料。据研究发现，安静状态下空腹的成年人，维持其需要的能量大约 25%来自游离的脂肪酸，机体摄入过多的热能，不论来自哪种产能营养素，都可以脂肪的形式储存于体内。膳食脂肪还可以帮助脂溶性维生素与胡萝卜素的吸收。脂肪在体内是以脂肪酸和甘油的形式存在，脂肪酸有不饱和与饱和脂肪酸之分，有些多不饱和脂肪酸是人体不能合成、必须要靠食物供给的所谓的必需脂肪酸。例如亚油酸和亚麻酸，人体不能合成，但可由植物合成，海水鱼中含量也高。

动物脂肪含丰富的饱和脂肪酸，植物脂肪含丰富的高不饱和脂肪酸，两种脂肪中都含有单不饱和脂肪酸，如猪、牛、羊的脂肪及花生油、芝麻油、茶籽油等含有 40%以上的单不饱和脂肪酸，淡水鱼富含 18 碳的多不饱和脂肪酸，海水鱼富含 20 碳、21 碳的高不饱和脂肪酸，大豆除含优质蛋白质，丰富的磷脂外，还含有豆固醇与高不饱和脂肪酸，因此被认为是良好的脂类营养食品。大量消费豆类的人群，其乳腺癌、结肠癌、前列腺癌以及心脏病的发病率均较低，动物的内脏和蛋黄含高胆固醇，植物性食物则含谷固醇，麦角醇及豆固醇，能降低血胆固醇。

综上所述，烹调用植物油、从动物性食物中获取动物脂肪、经常食用海水鱼和植物性食物、注意控制脂肪摄入的总量则是比较合理的饮食习惯。

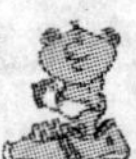

第 128 天　维生素的分类及其需要量

维生素是人体和动物为维持正常生理功能而必须从食物中获得的一类微量有机物质，简单说，就是维持生命所必需的物质。这些种类很多，在刚被发现时是按发现的先后在维生素之后加上 ABCD 等字母来命名，后来由于技术进步，弄清了各种维生素的化学本质，逐渐以化学名称之如：维生素 B_1 称硫胺素、维生素 B_2 称核黄素、维生素 C 称抗坏血酸等。

目前维生素的分类按其溶解性分为脂溶性和水溶性两大类，脂溶性维生素又有 A、D、E、K 4 大类，其各自因结构差异又分数种。水溶性维生素有 B 和 C 两大类，B 族又细分为 B_1、B_2、B_5、B_6、B_{12}、叶酸、泛酸（B_3）和生物素。水溶性维生素溶于水，进入消化道后被血液吸收，过量时很快从尿中排出，必须每天从食物中补给。由于排出快，供给不足时容易出现缺乏症。这类维生素几乎无毒性。而脂溶性维生素仅溶于脂肪和脂溶剂，需在脂性环境和胆盐的帮助下才易吸收，多以淋巴系统吸收入人体，体内可大量储存，不需每日供给。过量积蓄可引起中毒，缺乏时症状发展也缓慢。人体维生素缺乏或不足是一个渐进过程，当膳食中长期缺乏某种维生素，最初表现为体内储备量下降，发展为生理功能异常，进而引起组织结构上的缺陷，最初出现各种临床症状。所以我们不仅要预防维生素缺乏的发生，而且要时刻关注临界缺乏状态，使机体处于健康水平。

各种维生素的需要量如下表：

维生素类	一般妇女	怀孕妇女
维生素 A（国际单位）	6 000	6 800

续表

维生素类	一般妇女	怀孕妇女
维生素 B_1（毫克）	0.9	1.1
维生素 B_2（毫克）	1.2	1.4
维生素 B_6（毫克）	1.7	2.2
维生素 B_{12}（微克）	3	4
烟酸（毫克）	14	16
叶酸（微克）	400	800
维生素 C（毫克）	60	80
维生素 D（国际单位）	200	400
维生素 E（毫克）	10	12

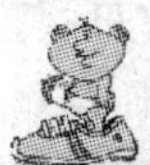

第 129 天　各种维生素的作用及来源

种　类	作　用	来　源
维生素 A	增强机体抵抗力，促进牙齿和皮肤健康，保持粘膜湿润和完整，维持身体安宁，帮助调节甲状腺功能	动物肝脏、未脱脂奶、蛋类、胡萝卜、菠菜、豌豆苗、韭菜、红心番薯、青椒、南瓜、鱼肝油等
维生素 D	促进骨和软骨骨化和正常生长，增加钙、磷的吸收（特别对乳母、孕妇重要）防止氨基酸的丢失	动物肝脏、鱼肝油、鱼、禽蛋类、奶类、奶油、黄油、小鸡、干蘑

续表

种类	作用	来源
维生素 E	保持红细胞的完整性，增强生育能力，促进胎儿发育，抗衰老作用	各种油料种子、植物油、谷类、坚果、肉、奶油、乳、蛋、鱼肝油
维生素 K	保持血液凝固性，妊娠晚期对胎儿凝血系统重要，参与细胞氧化还原过程，调节钙的沉积和重吸收	绿叶蔬菜、内脏、肉类、奶类、肠道细菌合成而来
维生素 C（抗坏血酸）	抗氧化作用，提高机体抗感染能力，帮助铁质吸收，参与血液再生和凝固，给予机体细胞活力，降低胆固醇的含量	新鲜蔬菜和水果，青菜、韭菜、菠菜、柿子椒、花椰菜、苋菜、柑橘、红果、柚子、枣、刺梨、沙棘、猕猴桃
维生素 B_1（硫胺素）	促进消化液的分泌，促进食欲和胃肠蠕动，促进细胞的代谢和糖代谢	动物内脏（心、肝、肾）、瘦肉、豆类、酵母、干果、硬果、粮谷类、芹菜、莴苣、干菜、杂粮、调味品
维生素 B_2（核黄素）	参与氧化还原反应，促进发育，有益肝功能，促进乳汁分泌，止痒，抗焦虑	蛋、瘦肉、乳类、谷类、豆类、啤酒
维生素 B_6（吡哆素）	参与蛋白质、血糖、磷胆代谢，有神经、血管、腺体、免疫调节功能，参与造血功能，参与大脑信息传递，提高学习能力及行为能力	肉类、蔬菜、水果、硬果、谷类

续表

种　类	作　　用	来　　源
维生素 B_{12}（钴胺素）	提高叶酸的利用率，参与核酸代谢，帮助肝功能促进造血作用，和神经物质代谢有关，参与糖，脂类，氨基酸，激素代谢	肉类、鱼、贝壳、禽蛋、乳类、动物内脏（肝、肾）、蛤、蚝、豆腐乳
烟酸（尼古酸）	参与糖、脂类、氨基酸、激素的代谢	肉类、鸡肉、鱼类、乳类
叶酸	参与许多物质的代谢，参与血细胞生成，组织修复，神经系统形成	动物内脏（肝、肾）、绿叶、黄叶蔬菜、肉、蛋、豆、麦胚、谷、水果

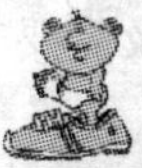

第130天　主要微量元素的作用及来源

种类	作　　用	来　　源
铁	是合成血红蛋白的原料，在血液中携氧到全身各处，缺铁则引起贫血	动物血和肝、瘦肉、鱼、牡蛎，有壳水生动物、肾、心、干豆、黑木耳、芝麻酱
锌	促进正常生长发育，促进组织修复再生，伤口愈合，保护皮肤健康，促进免疫功能，促进食欲，正常的物质代谢及多种内分泌腺功能	牡蛎、鲱鱼、肉、肝、蛋、全粒麦、糙米、黄豆、花生、核桃、杏仁、大白菜、白萝卜、香蕉、海藻

续表

种类	作　用	来　源
铜	维护造血功能，促进结缔组织的合成，促进骨骼、血管壁的发育，维护中枢神经系统正常结构功能，促进黑色素合成，清除超氧负离子	坚果类、豆类、谷类、贝类、动物内脏（肝、肾）、土豆、蘑菇、香蕉、葡萄、番茄、肉
碘	是甲状腺素的合成原料，缺碘会引起甲状腺肿大，过多会引起高碘性甲状腺肿	海带、海菜、海藻、含碘食盐

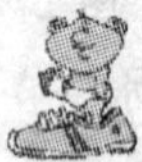

第131天　常量元素的作用及来源

组成人体的元素有数十种，为了便于研究，人们将其中占人体重量0.01%以上，每人每日需要量在100毫克以上的元素称为常量元素。常见的有钙、磷、镁、钾、钠、氯6种元素，它们的作用及需要量和来源见下表。

种类	作　用	来　源	孕妇每日需要量	缺乏症
钙	形成维持骨骼、牙齿的结构、生长，维持细胞的正常生理状态，参与血液凝固过程	牛奶、奶制品、虾皮、鱼、海带、豆类、硬果类、芝麻酱、甘蓝菜、油菜、花椰菜、发菜、银耳、木耳、杏仁、腐竹、花生仁	2 000毫克	骨软化症，骨质疏松佝偻病，龋齿，小儿生长迟缓

续表

种类	作 用	来 源	孕妇每日需要量	缺乏症
磷	构成骨骼和牙齿的原料，是细胞的构成成分，储存能量，活化代谢物质，组成酶的成分，调节酸碱平衡	瘦肉、蛋、鱼、蛤蜊、干酪、动物内脏（肝、肾）、海带、芝麻、花生、干豆类、粗粮、杏仁、玉米、牛奶、花菜、红枣、马铃薯、龙须菜、芹菜、胡萝卜、扁豆、白萝卜、樱桃	一般不缺乏，膳食保持钙/磷>0.5	耗竭综合征
镁	是多种酶的激活剂，参与神经肌肉活动，参与内分泌的调节，是心血管的保护因子，维持体内的碱平衡和神经肌肉的应激性	粗粮、苹果、坚果、绿叶蔬菜、肉类、海产品	350毫克	肌肉震颤，手足抽搐，共济失调，谵妄，昏迷，心律不齐、血压升高

续表

种类	作　用	来　源	孕妇每日需要量	缺乏症
钠	调节体内水分，维持酸碱平衡，维持正常血压，加强肌肉神经兴奋性	食盐、味精	5~15克	食欲不振、恶心、倦怠、头痛、眩晕、心率加快、血压下降、肌肉无力、痉挛、虚脱、呼吸衰竭
钾	维持心肌功能，参与新陈代谢，维持渗透压，降压作用，维持神经肌肉正常功能	所有食物中均存在，植物性食物含量较多，蔬菜、水果含量也丰富	2.5克	精神萎靡、烦躁不安、心律不齐、腹胀、循环衰竭死亡，钾过多也会引起死亡
氯	维持机体正常的渗透压，维持酸碱平衡，是胃酸的主要成分，有助于淀粉的消化	食盐、酱油、咸味调味品、腌制酱菜、肉类食品、植物性食品	3.4克	血氯降低

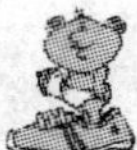

第 132 天　孕妇宜多吃的食物

1. 谷类。米、面包、面条、面线及各种其他谷类、高粱、玉米等，均为能量的来源，并含有维生素 B_1 及 B_2，高粱还含有维生素 A 及无机盐类。

2. 大豆及其制品。豆腐、豆浆、豆皮、甜豆、黄豆油、酱油、味精等富含蛋白质，还是维生素 B_1、B_2 的来源以及含有脂肪、无机盐、磷、铁等。

3. 肉蛋类。猪、牛、鸡肉含蛋白质、脂肪和无机盐，其内脏也含有多量的维生素 B_1、B_2 和铁质，每个孕妇每天可吃鸡蛋 1～2 个，不可太多。

4. 鱼类、海藻、海带、裙带菜、小鱼、虾含丰富的蛋白质、维生素和钙质，还有丰富的碘。

5. 牛乳及乳制品。含有丰富的蛋白质、钙和维生素 A 和维生素 D，如果你不喜欢喝牛奶，可将之掺入麦片粥、蛋汤中。

6. 芋头类。马铃薯、番薯、芋头等均为能量的主要来源，并含有维生素 B_1、B_2，别看马铃薯其貌不扬，但其营养却极为丰富，一个马铃薯所含蛋白质、钙质、铁质、维生素 B_1、B_2、B_3 和维生素 C 相当于一个苹果的维生素 C 的 7 倍，但在烹调时试着连皮一起做，如果烹调前把皮削掉，意味着你会失去大量的纤维、蛋白质、维生素和铁质。

7. 水果类。植物性食物可使大脑变得聪明伶俐，凡坚持食用水果的孕妇所生的孩子的先天素质都比较好，这是因为，水果中含有丰富的维生素，而且在洗净去皮生吃时，避免了维生素因加热而大部分损失的现象。维生素是维持细胞生长和发育的必不可少的元素，一般情况下，孕妇每日食用 100 克桔子、苹果、梨、猕猴桃就可以了。西瓜、西红柿、草莓等可视季节食用，但最多一天不可超过 500 克。

8. 蔬菜类。可分为 2 类，含维生素 C 多的有：甜瓜、花椰菜、青辣椒，含维生素 A 多的有：胡萝卜、南瓜、冬瓜、番薯、菠菜等，但应注意，蔬菜烹饪过久会破坏维生素。

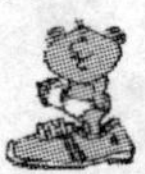

第133天　怀孕第19周

怀孕第19周即是胎龄第17周，是指从末次月经算起的第127～133天。

妊娠19周的胎儿顶臀径有13～15厘米，体重可达350～400克，身长可达20多厘米，胎儿的四肢活动力更强，开始分泌胃液，消化吸收喝入的羊水，吞咽羊水的动作更频繁。胎儿的脑组织及其发育在此时继续发展，循环于脑和脊髓的脑积液由脉络膜丛产生，脑积液必须能够自由地流经各区域，如果由于任何原因受阻，都将引起脑积水，诊断此病的最好办法就是超声检查，脑积水可在妊娠19周时被B超检测到，脑积水通常伴发脊柱裂、脊髓脊膜突出和脐突出。现在医学发展到脑积水可用一根针穿过孕妇腹壁、宫壁进入胎儿脑部病变区。抽取多余的液体，这是宫内治疗的一种方法，另一种方法是放置一根塑料管于患者的病变区，以引流多余的液体，当然这些治疗要有经验丰富的医生操作。另一方法是许多夫妇选择给有病态的胎儿行引产术，以保证出生婴儿的优质。

怀孕19周时子宫继续增大，在脐下一横指处可触摸到增大的子宫底部，腹部明显突出，皮下脂肪增厚，孕妇会感到身体笨重，这时须穿宽松的衣服。孕妇除了注意饮食营养外，还应注意妊娠期的危险信号。如有以下任何一种情况应立即去看医生：如阴道流血、脸部和手脚严重肿胀、胎动明显减少或消失、严重呕吐、剧烈的头痛、视力模糊、发热，意外受伤如摔倒或车祸，此时还应特别注意优生胎教，准爸爸应抽时间多陪陪妻子，并交流思想，帮助做些家务活等。

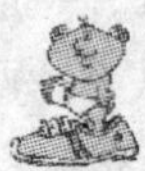

第134天　孕妇宜少吃的食物

1．盐。孕妇每天食盐不能超过20克，过多食盐会引起水肿、高血压。如果孕妇患有心脏病、肾脏病及妊高征等更应控制食盐的摄入量了。有些口味重、平时吃得比较咸的孕妇更应注意，孕妇应习惯于低盐饮食。

2. 糖精。糖精和糖是截然不同的两种物质，糖是从甘蔗和甜菜中提取的，糖精是从煤焦油里提炼出来的，其主要成分是糖精钠，无营养价值，对人体胃肠粘膜有很大的刺激作用，并影响某些消化酶的功能而出现消化不良，营养吸收障碍。由于糖精是经肾脏以小便排出，也会加重胃功能负担，孕妇应少吃或不吃糖精。

3. 油炸食品。油炸食品因为香、可口而得到许多人的喜爱。油炸食品热气重，易“上火”而不易消化。有些如油条在制作中加入明矾，含有铝元素，铝会通过胎盘，侵入胎儿大脑，造成大脑发育障碍而影响智力。例如孕妇每天早餐吃两根油条等于吃了3克明矾中的铝，这么多的铝积蓄在体内相当的惊人。

4. 酸性食物。一些孕妇由于妊娠反应而喜欢吃些酸性食物来缓解孕吐症状，甚至有些人还使用酸性药物止吐，其实，孕期吃多了酸性食物并不好。近年来的研究证明，酸性食物和酸性药物是胎儿致畸的元凶之一。所以在妊娠前2~3个月，不食或少食酸性食物和药物为好。

5. 热性香料。八角茴香、小茴香、花椒、桂皮、胡椒、五香粉、辣椒粉等调味品属热性香料，性热有刺激性。而孕妇肠道本身较干燥，孕期食用过多热性香料容易造成肠道枯燥、便秘及肠梗阻现象。

6. 腌制或熏烤的食品。这类食品含有大量的二甲基硝酸盐，进入人体内能被转化为致癌性很强的二甲基硝酸胺，并可通过胎盘进入胎儿体内，是一种危害性很大的食品，而且咸鱼、咸肉也含有过多的食盐，对孕妇也不利，孕期尽量少吃这类食物。

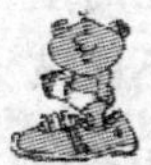

第135天　孕妇不宜食用的食物

怀孕期间，一般原则上来说，含有防腐剂的食物、有害的色素、化学调味料、不够新鲜的食物、速冻食品、特别是含高盐分的速食拉面及含高糖分的饮料都是孕妇不宜食用的食物。

1. 罐装食品在制作过程中含有防腐剂，在制作、运输、贮存过程中消毒或密封不严，容易被细菌污染，而在其经过高温杀菌或冷冻处理过程中，营养成分也遭到大量破坏，所以罐装食品孕妇不宜食用。

2．方便速食品，如方便面、炸薯片、包装快食汤及包装咸鱼、瓶装酱汁、添加糖分的面粉产品等，不仅营养价值低，有的还添加糖分，含大量的热量，有的含有过量的食盐，经常食用容易造成胎儿体重不足、孕妇营养过剩、糖尿病、肥胖、妊高征等。甚至有引起新生儿死亡的可能，所以孕妇应避免食用。

3．辣椒、芥末、咖喱等辛辣食品吃多了对孕妇胃肠会产生刺激作用，严重时还可能造成流产、早产等。是孕期应控制的食品。

4．冷饮。冷的东西吃多了会引起腹泻，腹泻时刺激直肠引起子宫充血，从而给孕妇带来不良后果。所以怀孕时冷饮、冷开水不宜喝；浓咖啡和浓茶对消化系统有不利影响，茶中的鞣酸会使食品中的钙质难以吸收，大量咖啡因和鞣酸对胎儿也有害，所以孕期不宜喝浓茶和浓咖啡；甜而有泡沫的汽水饮料，含无意义的能量，并且有添加剂，孕期不宜喝。

5．不新鲜蔬菜、水果或霉变、脱水食品不能食用。因为即使除掉霉变部分，有害的物质还是会渗透到更深部，且不会在烹饪中受到破坏。

第136天　孕妇宜少喝的饮料

1．茶。孕妇宜少饮茶，特别是浓茶、红茶。茶叶中含有2%～5%的咖啡因，它有兴奋作用，会刺激胎动增加，甚至危害胎儿的生长发育。茶叶中还含有多量的鞣酸，与孕妇食物中的铁结合成不能被机体吸收之复合物而引起孕妇缺铁性贫血，同时也会造成胎儿先天性缺铁性贫血。

2．咖啡。孕妇不宜长期饮咖啡，咖啡中含有咖啡碱，能破坏维生素，导致维生素 B_1 缺乏。表现为烦躁、易疲劳、食欲不振及便秘，严重者可发生多发性神经炎、心脏扩大，心跳减慢、肌肉萎缩及浮肿，长期饮用甚至会导致胎儿损伤、流产，影响新生儿肌肉健壮。

3．可乐。可乐型饮料中含有咖啡因，婴幼儿对咖啡非常敏感，怀孕和哺乳期妇女宜少饮这类饮料。如果孕妇过量饮用这类饮料，咖啡因可迅速通过胎盘而作用于胎儿，哺乳期妇女饮用含咖啡因饮料，咖啡因会随乳汁分泌被婴儿吸收而危害婴儿的健康。咖啡因可使细胞发生变异，因此能引起遗传性疾病，它还能破坏人细胞染色体。

4．糯米酒。糯米酒中主要成分是酒精，只不过它的酒精浓度比较低。饮糯米酒的坏处和饮酒一样，即使微量的酒精，也可以通过胎盘进入胎儿体内，破坏胎儿大脑细胞分裂而导致发育不全，中枢神经发育受阻会造成胎儿畸形和智力低下，所以，孕妇宜少喝糯米酒。

5．冷饮。妊娠期妇女的胃肠对冷热刺激非常敏感，多吃冷饮会使孕妇胃肠血管收缩，胃液分泌减少，消化功能降低，引起一系列胃肠症状，如食欲不振、消化不良、腹泻、胃肠痉挛性疼痛等。孕妇大量贪食冷饮还会引起鼻、咽、气管等呼吸道粘膜血管突然收缩，血流减少，使局部抵抗力下降，容易感染呼吸道疾病。孕妇过食冷饮还会造成胎儿躁动不安，胎动频繁，因此孕妇吃冷饮一定要节制。

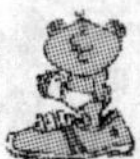

第137天　孕妇为什么不宜喝浓茶

中国是茶叶的故乡，有着悠久的茶文化历史。茶是中国人最喜爱的饮品之一，茶里含有多种对人体有益的物质，如鞣酸、叶酸、维生素、烟酸、蛋白质及矿物质等，因此，适宜地饮茶对人体有一定的益处。但孕期喝茶就另当别论了，有关专家指出，孕期的妇女最好不要喝茶，尤其是浓茶更要避免。

为什么孕妇不宜喝浓茶呢?

茶含有一种刺激性物质——咖啡因，它能使神经系统兴奋、心跳加快、血压升高、并能通过胎盘作用于胎儿，使胎儿受到同样的刺激。孕妇如果喝茶太多、太浓，特别是饮用浓的红茶，对胎儿会造成危害。茶叶中含有2%~5%的咖啡因，每500毫升浓红茶水大致含咖啡因 0.06 毫克，如果每日喝 5 杯浓茶，就相当于服用 0.3～0.35 毫克的咖啡因，它会刺激胎动增加，使新生儿体重减轻，甚至危害到胎儿的生长发育。过量喝浓茶，还有可能会增加孕妇流产的概率。

茶叶中还含有多量的鞣酸，它可以与孕妇食物中的铁元素结合成一种不能被机体吸收的复合物，孕妇如果过多地饮用浓茶，还有可能引起贫血，也将给胎儿造成先天性缺铁性贫血的隐患。

另外，产后哺乳期也不适宜喝茶。因为茶叶中所含的鞣酸可以与食物中的铁相结合，影响肠道对铁的吸收，从而引起贫血。茶水浓度越大，鞣酸含量越高，对铁的吸收影响也就越严重。还有，饮用茶水后，茶叶中的咖啡因成分会使产妇精神兴奋，不容易入睡，影响产妇的休息和体力的恢复。同时茶内的咖啡因可通过乳汁进入婴儿体内，容易使婴儿发生肠痉挛和忽然无故啼哭现象。

为了生一个健康、可爱的孩子和保护自己的健康，孕妇不宜喝茶，特别是不宜喝浓茶。如果实在对茶有特别偏好，建议在两餐之间，喝一点淡茶，切记不宜喝过量、过浓的茶，以免造成不良后果。

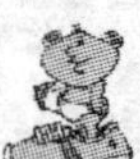

第 138 天　孕妇为什么不宜喝咖啡

咖啡味道香醇，又可提神醒脑，是一种极受欢迎的饮品。咖啡所含的咖啡因是一种无臭带苦味的晶状物，可溶于水和酒精之中，它能够直接影响人的中枢神经系统和心血管。一般来说，少量摄取咖啡因可以帮助集中精神，适当地舒缓疲劳，但是摄入过多，就会产生头晕、心跳过速等副作用，而对于怀孕妇女来说，咖啡更是弊大于利。

为什么孕妇不宜喝咖啡呢?

咖啡中的咖啡因是一种刺激性物质，它能使神经系统兴奋、心跳加快、血压升高，并能通过胎盘作用于胎儿，使胎儿受到同样的刺激。而对于患有妊娠期高血压综合征的孕妇来说，危险更大，它能导致冠心病，增加发生心肌梗死的可能性。除了上述可能造成的不良后果之外，过量地喝咖啡，还有可能会增加孕妇流产的概率。美国和瑞典的研究人员就这一问题进行了研究，结果发现孕妇如果每天喝 5 杯以上的咖啡，流产的概率比不喝咖啡时高出2倍以上，每天喝咖啡越多，发生流产的机会就越大。

而咖啡中的咖啡碱在人体内可破坏维生素 B_1，孕妇如果大量饮用咖啡，会造成维生素 B_1 的缺乏，从而使人食欲下降，消化能力减退，烦躁不安，神经、肌肉组织受到损伤，出现浮肿以及便秘等情况。咖啡碱还可以透过胰脏进入胎儿的组织中沉淀，伤害到胎儿的肝脏和大脑，并使胎儿日后发生糖尿病。

再者就是怀孕期间，孕妇一直过着相对静止的、比较安逸的生活，由于热能的积聚，脂肪的过多堆积、血胆固醇水平会骤升，咖啡更会起“推波助澜”的作用，这对孕期妇女的身体健康更为不利。所以，爱喝咖啡的孕妇，为了自己和胎儿的健康，最好与咖啡暂别，如果实在对咖啡有特别偏好，建议在两餐之间，喝一点淡茶或淡咖啡，但请切记，孕妇不宜喝过量、过浓的咖啡，以免对自身和胎儿造成不良后果。

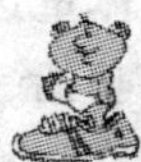

第139天　孕妇宜少吃的果品

有许多的孕妇会认为，多吃水果可增加营养，不会引起发胖，生出的孩子皮肤会又白又嫩，其实不尽然。水果中95%是水分，还含有葡萄糖、果糖、蔗糖和维生素，这些糖类很容易被胃肠道消化吸收。果糖和葡萄糖经代谢可转化为中性脂肪，促使孕妇体重增加，还易引起高脂血症，所以孕妇每天食用水果量不应太多，一般在300克左右。下面几种水果，由于其特殊的功效，怀孕妇女应少吃。

1. 山楂。山楂酸甜可口，并有开胃消食的作用，是孕妇喜欢的果品之一。特别是在怀孕早期出现恶心、呕吐，食欲不振等早孕反应时，多数孕妇喜欢吃些酸性甜果品以止吐。但是山楂对子宫有一定的兴奋作用，可促使子宫收缩，如果孕妇大量食用山楂及山楂制品，就可能造成流产。因此，孕妇应少吃山楂，如果有过流产史或有先兆流产的孕妇，应忌食山楂。

2. 桂圆。桂圆中含有葡萄糖、蔗糖、维生素等物质，具有补心安神、养血益脾的功能。普遍被认为营养丰富，作为补品被食用。但其性温大热，而孕妇往往怀孕后阴血偏虚，阴虚产生内热，再食桂圆会热上加热，造成孕妇大便干燥，口干舌燥而胎热，不但不能补胎，反而因热迫血妄行，出现阴道出血，腹痛等先兆流产的症状，所以妊娠期间应少吃或不吃桂圆。

3. 水果。一般认为多吃水果能增加营养生出的孩子皮肤会白嫩细腻，其实水果中除水分和维生素外，还含有葡萄糖、果糖、蔗糖，这些糖类很容易被胃肠道消化吸收转化成为脂肪，促使体重增加，还易引起高脂血症，所以孕妇每天水果的食量不应超过300克。

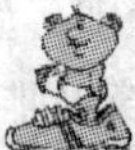

第140天　怀孕第20周

怀孕20周是指从末次月经算起的第134～140天，亦即是胎龄18周。

20周的胎儿，身长有25厘米，顶臀径有14～16厘米，体重达350克，有的重达500克，约一大串葡萄那么重。胎儿的心脏功能越来越强，因听诊器贴在下腹壁上，可听得见胎儿的胎心音，没有经验的初产妇此时期也应开始感到胎动。胎儿身体各部分的器官也逐渐成长，头部外现，包括耳、鼻、口、眼皮、眉毛、睫毛、头发等清晰可见，指甲发育完成，胎儿会吸吮拇指，外生殖器也发育完成。此时超声波检查可以确定胎儿的性别。它是通过观察胎儿的外生殖器来完成的，如果胎位不理想，胎儿不合作的话，B超医生也还是很难观察清楚的，所以超声波结果有时也会不准确。此时羊水量会比前一周增加约一倍，胎儿的皮肤开始分化为两层，位于表面的表皮层和位于较深层的真皮层，皮肤内的皮脂腺开始分泌胎脂。所以当一个孩子出生时，他的皮肤上有一层糊状的物质覆盖，这就是胎脂，它可以保护发育中的胎儿免受羊水的危害。

这时应祝贺怀孕妇女的妊娠期已过半，因为从妊娠开始到结束整个妊娠期是40周。这时孕妇应该去产科医院进行一次复诊了，记得要带上上一次的检查资料，以便医生参考对照。

怀孕20周孕妇的底宫约和肚脐平齐，医生应该测量你的子宫底高度——从耻骨联合正中上缘到宫底的高度来动态判断你胎儿的生长发育情况，这是一个非常客观有用的指标。怀孕以后的阴道分泌物会增多，应注意个人清洁卫生，如有阴痒、白带多、异味等症状应去医院就诊、治疗，不过要注意多数医生认为妊娠期不要进行阴道冲洗。

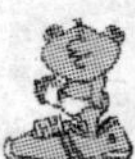

第141天　孕妇食用西红柿须知

许多妇女在怀孕初期喜吃酸味食物，这是由于酸味能够刺激胃液分泌，提高消化酶的活力，促进胃肠蠕动，增加食欲，有利于食物的消化吸收，并对孕妇早期的恶心、呕吐等胃肠不适症状有不同程度的改善。

西红柿又名番茄，为茄科植物。介于果实与蔬菜之间，可蔬可果。它含有丰富的维生素C、胡萝卜素、蛋白质、微量元素等。在众多酸味食品中，西红柿除物美价廉、酸甜可口、营养丰富之外，还有美容保健之功效。营养学家认为，每人每天进食适量西红柿，可满足人体一天对几种维生素及矿物质的需求。但孕妇在生吃西红柿时，必须要注意以下几个问题。

1. 生吃西红柿要注意卫生问题，洗干净后再吃。

2. 生吃西红柿不能太多，人体对蔬菜、水果有一定的耐受力，不管是什么美食，都要有节制地吃，吃多会引起胃肠不适及拉肚子。

3. 生吃西红柿不要加过多的糖。由于西红柿微酸，生吃时加上糖可让甜味更浓，吃起来口感更好，但糖太多会使血糖升高，过高血糖会直接透过胎盘影响胎儿健康。

4. 不要空腹吃西红柿。西红柿含丰富的果胶、柿红酸及多种可溶性收敛成分，如果空腹下肚，以上这些成分容易与胃酸起化学反应，生成难以溶解的硬块，引起胃肠胀满疼痛等。

5. 不吃冷冻过的西红柿。西红柿给低温冷冻后肉质是水泡状，显得软烂或表面破损，有黑斑、味不鲜，严重者则会酸败腐烂，所以冷冻后的西红柿生吃或煮熟来吃都不可以。

6. 不要吃长有赘生物的西红柿。个大、圆润、丰满，外观漂亮的西红柿是正常质优的，长有赘生物的是非正常生长的西红柿。

如果将西红柿当菜来吃，就没有这么多顾虑。可以炒、蒸、煮汤，如西红柿炒蛋、西红柿豆腐蛋花汤、西红柿蔬菜浓汤都是既美味又可口，简单易做的名菜。

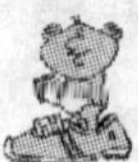

第142天　产前诊断知识

产前诊断又称宫内诊断或出生前诊断，它是预防先天异常患儿出生的一门专门技术。指在胎儿出生之前应用各种先进的科技手段，采用影像学、生物化学、细胞遗传学及分子生物学等技术，了解胎儿在宫内的生长发育状态，观察胎儿有无外形畸形，分析胎儿染色体核型有无异常，检测胎儿细胞的生化项目和基因等。对先天性疾病和遗传病作出诊断，以便决定是否选择性终止妊娠以达到优生优育，降低病残儿出生率的目的。

1. 产前检查的方法

(1) 利用B超、X射线检查、胎儿镜、磁共振等方法观察胎儿体表的畸形。

(2) 利用羊水、绒毛细胞、胎儿血细胞培养检测染色体病。

(3) 利用DNA分子杂交，限制性内切酶、聚合酶链反应（PCR），技术检测DNA基因。

(4) 利用羊水、羊水细胞、绒毛细胞或血液进行蛋白质、酶和代谢产物检，诊断胎儿神经管缺陷，先天性代谢疾病等。

2. 产前诊断的对象

并不是所有怀孕的妇女都要进行产前诊断，有以下10种情况者为产前诊断的对象。

(1) 35岁以上的高龄孕妇。由于染色体不分离机会增加，胎儿染色体畸变率增高，如21—三体综合征（先天愚型）发生率达1%。

(2) 生育过染色体异常儿的孕妇。再生育异常染色体儿的机会比正常孕妇高10倍。

(3) 夫妇一方有染色体平衡易位者，其后代发生染色体畸变率增大。

(4) 生育过无脑儿、脑积水、脊柱裂、腭裂，先天性心脏病儿的孕妇，后代发病率增大。

(5) 性连锁隐性遗传病基因携带者，其男胎有1/2发病，女胎有1/2携带者，应做胎儿性别预测。

(6) 夫妇一方有先天性代谢疾病，或生育过病儿的孕妇。

(7) 妊早期接受大量化学制剂、辐射及严重的病毒感染的孕妇。

(8) 有遗传性家族史或有近亲婚配史的孕妇。

(9) 有原因不明的流产、死产、畸胎及新生儿死亡史的孕妇。

(10) 本次妊娠羊水过多，疑有畸胎的孕妇。

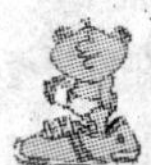

第143天　遗传病

遗传病是遗传性疾病的简称，是指由于生殖细胞或受精卵的遗传物质发生突变（或畸变）引起的疾病。一般可分为染色体疾病，单基因病和多基因病3大类。

1. 染色体疾病

由于某种内、外因素引起染色体数目或结构的改变——染色体畸变或染色体异常。由于畸变导致临床上某种病变称为染色体疾病或称染色体畸变综合征。常见的常染色体疾病有21—三体综合征、18—三体、13—三体综合征；常见的性染色体疾病有先天性睾丸发育不全、先天性卵巢发育不全、混合型性腺发育不全、多X综合征、多Y综合征、真两性畸形等。

2. 单基因病

是指一对同源染色体某个基因或某对等位基因发生突变所致的疾病。基因突变是指DNA碱基数目或排列顺序发生改变，可人工诱发与自然突变。单基因遗传病根据遗传方式可分为3种。

(1) 常染色体显性遗传：指常染色体上的某一对等位基因只要有一个病理基因存在就可以引起子代与亲代相同的遗传病，子女中有

1/2 发病的机会，且每代均有发病，常见有软骨发育不全，地中海贫血。

(2) 常染色体隐性遗传病：当常染色体上等位基因中两个基因都是致病基因时方可发病，一个为致病基因，一个为正常基因则不发病，为致病基因携带者。如果夫妻双方都是携带者，其子女 1/4 发病，2/4 可能为携带者，1/4 正常，常见疾病有：半乳糖血症，苯丙酮尿症。

(3) 伴性遗传病。基因突变发生在性染色体上，遗传病在遗传上总是和性别相关联，其特点：隐性遗传、女性传递、男性发病、女性为纯合子时方发病，常见疾病有：蚕豆病、血友病。

3．多基因病

是由多个致病基因共同累加的作用而致病，亦与环境因素有关，其发病率为 18%。常见疾病有：神经管缺损（无脑儿和脊柱裂）、唇裂、腭裂、先天性幽门狭窄、先天性心脏病。

许多的遗传病可以通过产前诊断发现，所以孕妇应到正规医院进行产检，听从医生意见是，以便及时发现遗传病和先天畸形，达到优生优育的目的。

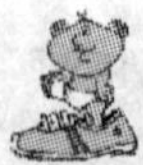

第 144 天　遗传咨询

遗传咨询是由从事医学遗传的专业人员或咨询医师，对咨询者就其提出的家庭中遗传性疾病的发病原因、遗传方式、诊断、预后、复发风险率、防治等问题予以解答，并就咨询者提出的婚育问题提出建议和具体指导供参考，它是预防遗传病的一个重要环节。

随着科学的发展，诊断手段不断提高，新的遗传病不断发现，平均每年增加百种左右。遗传病已成为人类常见病、多发病。不少遗传病病情严重，甚至导致终身残废，给患者带来痛苦，给家庭、国家造成沉重的精神负担和经济负担。遗传咨询能有效减少遗传病儿出生，降低遗传性疾病的发生率，提高人群遗传素质和人口质量从而获得优生效果。

遗传咨询正常分为婚前咨询、产前咨询和一般遗传咨询。

1．婚前咨询。通过询问病史、家系调查、家谱分析再结合全面的体格检查，医学婚前检查，对遗传缺陷绝大多数能确诊，并推算出影响下一代优生的风险度，提出对结婚生育的具体指导意见，如生殖器畸形暂缓结婚，待畸形矫正后结婚。对男女双方染色体病、多基因遗传病，如白化病、遗传性耳聋、精神分裂症等可以结婚，但不能生育；对伴性遗传病，如血友病只准生育女孩而限制男孩出生；对直系血亲和三代以内旁系血亲、严重智力低下、男女双方均有相同遗传病等应禁止生育，从而减少甚至可以避免遗传病儿的出生。

2．产前咨询。主要是解答夫妻一方或家属曾有遗传病儿或先天畸形儿，再生育下一代患病概率有多大？已生过患儿再生育是否是患儿？妊娠期间，尤其是前3个月接触过放射线、化学物质，服过药物会不会导致胎儿畸形？

3．一般遗传咨询。夫妻一方有遗传病家庭史，会否累及本人及子女？生育过畸形儿是否为遗传病能否影响下一代？夫妻一方已确诊为遗传病，其治疗方法及效果。夫妻多年不孕及习惯性流产，希望获得生育指导，夫妻一方接受放射线、化学物质、药物会否影响第二代等。

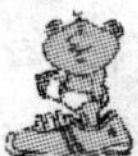

第145天　遗传病筛查及其方法

遗传病的筛查就是运用一系列的方法和手段，查出遗传病及胎儿畸形，从而做出合适的处理和治疗，它是预防遗传病发生的重要步骤。遗传筛查的手段有：

1．羊膜腔穿刺羊水检查。多在怀孕16～20周进行，此时羊水量相对较多，容易抽取，不易伤及胎儿。此方法可做染色体核型分析和先天性代谢缺陷病检测和胎儿性别测定。

2．绒毛活检。多在怀孕6～9周进行，此时绒毛与羊膜间的胚外体腔尚存在，取绒毛时不致伤害羊膜囊内的胚胎。此方法也可做绒毛染色体核型分析以判断胎儿染色体异常，也可判断胎儿性别，而早期发现伴性染色体病，还可发现遗传性代谢病，基因异常及宫内感染性疾病。

3. 羊膜腔胎儿造影。是一种显示羊水中胎儿轮廓的方法，能诊断出胎儿体表畸形及胎儿消化管畸形，有助于诊断胎儿小耳廓、单眼症、小头症、足内翻、胎儿水肿、联体胎儿等疾病，多在妊娠5个月后进行。

4. 胎儿镜检查。它用很细的光纤内镜穿过孕妇腹壁及子宫壁进入羊膜腔，直接观察胎儿，抽取脐带血，取胎儿组织活检及对胎儿进行宫腔内治疗。可观察胎儿面部裂、多指（趾）、并指（趾）、脐疝，脑脊膜膨出、外生殖器异常等疾病，及处理胎儿有无血友病、地中海贫血、免疫缺陷或酶缺陷、鉴别胎儿血型、发现胎儿鱼鳞病等。在B超帮助下进行胎儿宫内输血、脑积水或泌尿道梗阻引流等宫内手术。多于怀孕15~22周进行。

5. B超检查。在孕16周以后胎儿脏器才能显现，才能诊断胎儿体表及脏器的畸形，如无脑儿、脑积水、脊柱裂、脑疝、腹壁裂、胎儿肾积水、消化管畸形等。并可协助取绒毛、穿刺抽羊水和配合胎儿镜的检查操作，B超检查被广泛应用。

6. 经皮脐静脉穿刺取胎血检测。孕18~20周进行，可判断胎儿血型、诊断贫血、血友病等。

7. 胎儿心动图。能正确诊断胎儿心脏结构和功能，对先天性心脏病诊断很有帮助。

8. 核磁共振成像（MRI）。能从任何方向显示胎儿解剖病变，优于X线及CT检查。

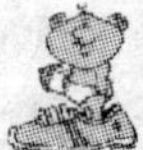

第146天　地中海贫血与婚育

地中海贫血简称地贫，是一种遗传性血液病。由于它最先见于地中海的居民而得名，在我国华南地区较常见，在广东发生率近10%。

地贫分α型和β型两大类，α型地贫是由于α基因缺失使血红蛋白的合成障碍造成贫血，β地贫是由于β基因缺陷突变而使血红蛋白合成障碍造成贫血。地贫为单一基因自体隐性遗传疾病，若夫妻同为同一型地贫的携带基因者，每次怀孕其子女有1/4机会为重型地贫患者，2/4为携带者，1/4为正常。所以在婚前均要进行地贫筛查，如果大家在婚前检查出有地贫，就应该避免与地贫病人结婚而造成家庭不幸。如果已婚夫妇查出双方同是一类轻型地贫携带者，则怀孕后要对胎儿进行产前诊断，防止重型地贫儿的出生。

重型α地贫多在胎儿期，刚出生时或先后死去。胎儿全身水肿，肚子大，而且胎盘特别大，称为“水肿胎儿综合征”；而重型β型地贫多见于小儿，出生时看不出异常，出生几个月后病孩才慢慢出现面色苍白，表情呆滞，发育不良，贫血不断明显，肝脾肿大，患儿病情很快加重，往往靠不断输血维持生命，一般在2~3岁死亡。

轻型地贫多见于成年人，患轻型地贫时多无症状或只有轻度贫血，但两个轻型地贫人结婚，他们的子女如前所说则有1/4为重型地贫，2/4为轻型地贫，1/4机会为正常人。

所以每对夫妇在婚前及育前，最低限度在妇女怀孕初期夫妻双方应接受检查，如果夫妻双方为同型地贫携带者，则怀孕时其胎儿需接受产前诊断。产前诊断方法主要有：

1. 早孕取绒毛做DNA基因分析。

2. 中孕（16~20周）取羊水做DNA基因分析。

3. 如果怀孕超过20周，可通过B超下腔静脉穿刺抽脐血，怀疑为α地贫的可直接进行血红蛋白分析诊断，怀疑为β地贫的则要进行家系的DNA基因分析。

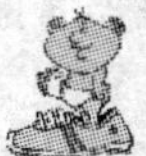

第147天　怀孕第21周

怀孕21周亦即胎龄第19周，是指从末次月经算起的第141~147天。

怀孕21周的胎儿，身体有25~29厘米长，约有一个大香蕉那么大，顶臂径为18厘米，胎儿的体重约350~400克。胎儿的快速生长有所减慢，但是子宫继续生长和发育，胎儿的器官和系统正发育成型，躯干和细胞的比例正逐渐与成熟儿一样，超声波可详细看到胎儿各部位的构造，包括生殖器官。胎儿的消化系统逐渐发育成熟，足以使胎儿有能力吞咽羊水。胎儿吞咽羊水后，可吸收其中的大部分水分而把未吸收的物质输送到大肠。在消化过程中未被消化的物质碎屑则形成胎粪，胎粪是一种墨绿色或浅黄色的物质，在分娩前、分娩期间和分娩后几天到几周从胎（婴）儿的直肠排泄出来，胎粪对分娩有重要意义。如胎粪在分娩前或分娩时排出到羊水里，被胎儿吞咽下去，胎粪就可能被胎儿吸入肺部引起肺炎，如分娩时看到胎粪样羊水则表示胎儿在宫内缺氧引起胎儿窘迫。

怀孕进入21周时孕妇进入一个最舒适，最安全的时期，较少发生阴道出血及流产现象。日常生活包括性生活都较以往轻松，此时你的体型发生明显的变化，子宫增大，腹部膨出，腰围变粗，下肢在一天工作结束后会发胀，应注意休息，坐下或躺下把脚放松下来，发胀就会减轻。此时饮食营养应注意钙质的补充，同时要记住孕期体育运动比赛如篮球、足球等对孕妇不适合，但是适当的锻炼会使孕妇感觉良好并有利于控制体重。但一定要降低活动量，根据自己的身体感受来安排和调控活动的时间。

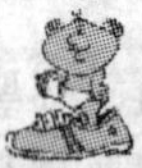

第148天　警惕孕期Torch感染(1)

Torch感染是指一组病毒为主的微生物感染，包括弓形虫、风疹病毒、巨细胞病毒、单纯疱疹病毒及其他微生物感染。孕期感染可经胎盘感染胎儿，造成流产、早产及症状相似的神经系统、内脏器官的损害，叫新生儿先天畸形综合征——Torch综合征。

先天性弓形虫病是指母体在妊娠期间感染弓形虫而发生的一种病。孕妇在孕期接触感染了弓形虫的家畜（猫、鸡、牛、羊）、野生动物和鸟类等，易发生此病。弓形虫经胎盘传染给胎儿，引起胎儿宫内感染，先天性感染常为多器官受累，并伴有神经系统损害，可致死亡，有活者常伴有后遗症。在我国10个省市人群普查弓形虫抗体阳性率为5.17%，孕妇在孕期感染弓形虫胎儿可出现脑积水、小头畸形、颅内钙化、神经系统缺陷、无脑儿、智力低下、脉络膜视网膜炎、血小板减少、肝脾肿大、黄疸、失明、多囊肾等症状。

先天性风疹病毒感染。我国育龄妇女对风疹易感率为45%，妊娠早期感染风疹后常致流产、死胎、先天畸形，分娩后的患儿各器官可发生暂时或永久性、进行性损害，主要损害为心、眼、神经等，可出现白内障、耳聋、先天性心脏病、青光眼、视网膜炎、紫癜、肝脾肿大等症状。孕妇妊娠早期被诊断有风疹感染，应考虑进行人工流产，妊娠晚期明确诊断可给予大剂量的免疫球蛋白。先天性风疹感染患儿排毒一年，应在出生后即开始隔离，风疹疫苗预防接种是目前预防和控制风疹流行和先天性风疹综合征发生的最有效措施。

先天性单纯疱疹病毒感染，是指母亲在孕期患原发性疱疹病毒感染。疱疹病毒在病毒血症期间通过胎型感染胎儿形成先天感染，如果孕妇产道感染疱疹病毒，亦可通过分娩引起新生儿感染。根据感染胎龄不同可有不同的临床表现，妊娠早期可发生先天畸形，妊娠晚期受感染则与新生儿受感染相似。

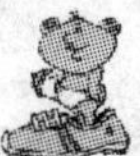

第149天　警惕孕期Torch感染(2)

妊娠晚期感染单纯疱疹病毒一般主要有如下表现：小头、小眼、心脏异常、肢体异常、颅内钙化、痉挛性瘫痪、脑发育不良、脑积水、肝脾肿大、肺炎、出生时或出生后不久出现疱疹等，此外流产、早产亦很常见。先天性感染主要通过病毒血症引起，而只有原发性感染才出现病毒血症。因此，进行产前诊断时仔细区分发现孕妇的原发性疱疹病毒感染非常重要，如为原发性感染可取羊水进一步检查，以便对孕妇做出优生建议，如产道感染疱疹病毒应考虑剖宫产。

先天性巨细胞病毒感染。先天性巨细胞涵体病多为孕期原发感染而致的一种疾病，母亲感染巨细胞病毒后，可通过血液、唾液、乳汁等传给胎儿及新生儿，婴儿的先天感染可表现为：黄疸、紫癜、流血性贫血、肝脾肿大、血小板减少等，常于出生后数周内死亡。幸存儿常出现永久性智力障碍、小头畸形、癫痫、痉挛性瘫痪及失明等。先天性感染对小儿的威胁最大，所以重点应是预防先天性感染。先天性巨细胞病毒感染主要指母亲原发感染时，母亲血中病毒通过胎盘而感染胎儿，且感染与胎龄有关，胎龄越早受损越严重，开展产前诊断，可对感染做出诊断及提出相关的咨询建议。

综上所述，防止病毒感染期受孕是降低先天缺陷儿出生的重要措施，准备怀孕的妇女应在孕前检查 Torch——优生四项检查。如发现活动性感染即病原体 IgM·DNA 阳性，则应予治疗，复查转阴性后再怀孕，并做好孕产期保健工作，才能保证胎儿健康。如果孕期发现孕妇 Torch 感染，应对胎儿进行产前诊断，孕早期可取绒毛查病原体 DNA，孕中期后可查羊水或查胎儿脐血病原体，如查出胎儿病原体阳性应考虑终止妊娠，避免先天缺陷儿出生。因此为了下一代的健康，准备怀孕和孕早期妇女应警惕 Torch 感染，孕前和孕早期进行 Torch 感染常规检查——优生四项检查是保障母婴健康和提高出生人口素质的重要措施。

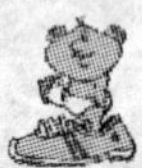

第 150 天　什么是胎位

胎儿先露部的指示点与母体骨盆轴的关系称为胎方位——即胎位。先露部指最先进入骨盆入口的胎儿部分。胎儿枕先露以枕骨为指示点，面先露以颧骨，臀先露以骶骨，肩先露以肩胛骨为指示点。指示点与母体骨盆左右前后横的关系不同而有不同的胎位。正常胎位仅指枕左前位，其他胎位均为异常胎位。虽然有的怀孕妇女在医院检查时得知胎头在下，但医生仍判断为胎位不正，就是因为头先露中有枕先露和面先露之分，面先露是胎位不正，枕先露中除枕左前为正常胎位外，其他枕先露如在分娩过程中胎头旋转受阻而出现持续性枕横位或枕后位等都是胎位不正。当然，臂先露和肩先露（俗称横位）是较严重的胎位异常。初产妇的臂先露，为防胎儿后出头困难造成难产及胎儿损伤，多数时候都采用了剖宫产终止妊娠，仅有时经产妇，在产道较松弛的情况下，采取臀牵引助产终止妊娠。而横位，如果是活胎的话，一定得剖宫产终止妊娠。在少数情况下，胎儿已死亡，则医生会采取毁胎术取出胎儿，以减少今后的再次妊娠的手术概率。

妊娠28周前，由于羊水较多，胎体较小，胎儿在子宫内的活动范围大，胎位容易改变。但妊娠32周以后，由于胎儿生长迅速，羊水相对减少，胎儿与子宫壁贴近，胎儿的位置和姿势相对恒定。所以怀孕7个月前，胎位暂时不正不必惊慌。由于胎位对分娩的影响极大，胎位异常是造成难产的重要因素之一，故在妊娠后期直至临产前，应尽早上医院检查以确定胎位并及时纠正异常胎位，以防难产发生和减少手术产的机会。

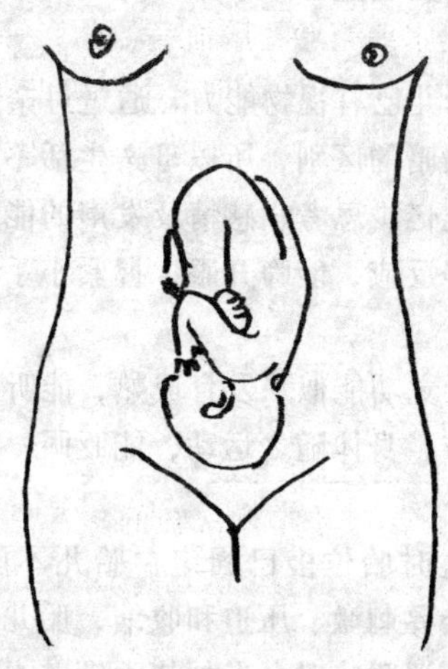

胎头俯屈，颜贴胸壁，脊柱前弯，四肢交叉屈曲于胸前。

正常胎位（枕左前位）示意图

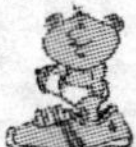

第151天　胎儿宫内的活动

医学专家通过研究发现，胎儿在宫内的活动情况如下：

怀孕第1个月：胎儿心脏已开始跳动，胎儿在宫内开始蠕动。

怀孕第2个月：胎儿动作轻微，在羊水中有类似游泳样活动。

怀孕第3个月：胎儿已会踢脚、握拳、转头、眯眼和蹙额等运动。

怀孕第 4 个月：胎儿耳朵能听到子宫外的声音，若听到巨大的声音，他似会有吃惊的动作。

怀孕第 5 个月：胎儿在宫内的运动愈来愈强烈，孕妇也逐渐感觉到胎动了，胎儿已能吸吮手指了，能听到母亲声音而产生安全感，而且还会吞咽羊水，并在羊水中小便。

怀孕第 6 个月：这时胎动已很强烈，胎儿会用脚去踢母亲的子宫壁，可以开、闭眼睛，嗅觉也开始发育，在羊水中能嗅到母亲的气味，并记忆在脑中，胎儿通过在羊水中的晃动可以刺激皮肤，引起大脑活动，供其发育。

怀孕第 7 个月：胎儿已有视物能力，通过母亲的生活，胎儿大脑能够获知昼夜周期及明暗的区别，所以母亲生活不规律会影响胎儿的生理时钟。胎儿还有记忆、思考、感情及发声的能力，对外界不喜欢的声音会有吸吮手指等反应，能睁开眼，握紧小手，随时都有呼吸运动。

怀孕第 8 个月：听觉功能似乎发育成熟，能听出父母的声音，对外界强烈声音会有反应，身体随之运动，能眨眼，吸吮拇指，且可伸长手脚和踢动。

怀孕第 9 个月：这时胎位多已固定，胎儿不能在宫内随意运动了，但如果子宫受到外界刺激、压迫和收缩，胎儿会猛踢子宫壁来抵抗。胎儿味觉已发达，遇甜味时会有加快吞咽羊水等动作，遇苦味则相反。胎儿还能对母亲的情绪做出相应的反应，会有快乐或者不快乐的表情。他能分辨母亲是在睡觉还是清醒。

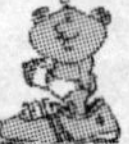

第 152 天　孕妇为什么要自己数胎动

胎动是指胎儿在子宫内冲击子宫壁的活动，它是胎儿生命体征之一，是胎儿情况良好的表现。换句话说，如果胎儿是活的，它在宫内就会动，如果胎动不正常则表示胎儿在宫内可能有异常情况了。如宫内缺氧胎动会减少，而且缺氧首先就是表现为胎动异常，它早于胎心音变化12～72小时。如果在胎儿心音消失，胎死宫内之前发现了胎动异常，及时就诊抢救处理，则能有效地挽救胎儿的生命。胎动除可用听诊器在孕妇腹壁听到及医生用B超观察到外，孕妇于妊娠18～20周开始是可以自己感觉到的，且不必花费金钱。所以为了您胎儿的生命安危，孕妇应自己每天数胎动。

胎动可分为以下4类。

1．转身或卷曲运动。是胎儿的全身运动，最易被感觉到，有时腹壁松弛的孕妇可清楚看到，持续到3秒钟以上，是胎儿健康的有力证明。

2．肢体运动。可表现为蹬踢手脚，持续1～3秒钟，是最常见的一种胎动。

3．微动。不到1秒钟的胎动，只有在安静状态下才能感觉到。

4．呼吸及打嗝的动作。规则的胸腹运动可持续数分钟到半小时之久。

每个胎儿都有自己胎动的特点，但每天胎动的规律基本相同。到胎儿成熟后的孕晚期，胎动会逐渐较前减少，胎动还受母体状态的影响。正常胎动为每小时≥3次，12小时≥30次，如果每小时<3次、每12小时<20～30次或胎动比原来<5%而不能恢复，则表示胎动异常。多见于①孕妇饥饿、生病、情绪变化或使用镇静药；②胎儿处于睡眠状态；③胎儿宫内缺氧——脐带受压，胎盘功能低下，胎盘早剥，胎儿宫内发育迟缓，胎儿贫血或溶血，妊高征等。

正确数胎动的方法是：孕妇处安静状态，心情平稳放松，左侧卧位，每天早、中、晚固定时间各数1个小时，3个时间胎动数相加×4即是12小时胎动。如胎动异常怀疑如上述饥饿，睡眠时，可吃些东西、手推腹部或用闹钟声音唤醒胎儿再数。仍有异常则应及时就诊，医生会通过B超观察胎儿宫内活动情况及胎儿监护仪探测胎动来准确判断胎动正常与否。

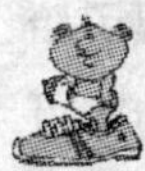

第 153 天　什么是高危妊娠

在妊娠期有某种并发症或致病因素可能危害孕妇、胎儿与新生儿或导致难产者，称为高危妊娠。具有高危妊娠因素的孕妇，称为高危孕妇。

高危妊娠几乎包括了所有的病理产科

1．年龄<18 岁及>35 岁，其分娩的危险因素增加，35 岁以上妇女分娩的新生儿遗传缺陷发生率明显升高。

2．曾有 2 次或 2 次以上的流产史。

3．既往有死产或新生儿死亡者。

4．前次分娩为早产儿或低体重儿<2 500 克。

5．前次分娩为巨大儿（体重≥4 000 克）。

6．有先兆子痫或子痫病史者。

7．既往已证实或疑为家族性疾病或畸形。

8．有手术产史，如产钳、剖宫产或曾因医学指征终止妊娠者。

9．有产伤史。

10．因生殖道畸形造成早产，如子宫纵隔、双角子宫，宫颈内口松弛。

11．多年不育治疗后妊娠者。

12．有子宫肌瘤或卵巢肿瘤者或曾有手术史。

13．各种妊娠并发症：如妊高征、前置胎盘、胎盘早剥、羊水过多、羊水过少、胎儿宫内发育迟缓、过期妊娠、母儿血型不合等。

14．各种妊娠合并症：如妊娠合并心脏病、糖尿病、高血压、肾脏病、肝炎、甲状腺功能亢进、血液病、病毒感染（风疹、巨细胞病毒感染）、贫血等。

15．可能有分娩异常者，如胎位异常、巨大胎儿、多胎妊娠、软产道异常、骨盆异常（孕妇身高<140 厘米）。

16．胎盘功能不全者。

17．妊娠期间接触大量放射线、化学性毒物或服用过对胎儿有影响的药物。

18. 幼年或少年时期患佝偻病、结核病等影响骨骼发育的疾病。

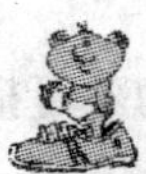

第154天 怀孕第22周

怀孕第22周是指末次月经第一天算起的第148～155天，亦即胎龄的第20周。

此时的胎儿顶臀径有19厘米，他的身体每天都在长大，头发、眉毛、睫毛已开始生长，舌头发育已形成，胎儿皮肤的构造逐渐增厚，皮下脂肪渐渐增加，全身被胎脂——即皮脂分泌物所包覆，羊水增加到大约500毫升，胎儿悠然浮动于其中，即所谓的浮沉运动，活动更自由，时常改变姿势，会做踢脚和握拳的小动作。

此时你的子宫宫底高出肚脐2厘米，子宫底的高度22～24厘米。这一阶段因为孕妇的腹部还不是很大，对孕妇不会造成太多不便，孕妇弯腰坐下时也不会感到不适，走路也不用花费太多力气，早期出现恶心呕吐的症状也已消失，孕妇会发现怀孕实在是一件非常有意义的事情。

怀孕22周的孕妇要注意些什么呢?

1. 营养。妊娠期间除蛋白质、脂肪、糖、维生素、微量元素等营养外，还需要大量的水分，液体有助于母亲输送营养物质。新细胞的生长增加血容量并调节体温，孕妇应喝大量的水，也可以喝牛奶、蔬菜汁、果汁等。这时还应注意铁质的补充，孕妇不良饮食习惯、胃肠手术或多胞胎妊娠都会导致缺铁性贫血。

2. 外出。孕妇自己驾车外出只要感觉正常，一般认为是安全的，但要系好安全带。至于骑自行车和摩托车则应避免，因为路上颠簸和摇晃会对胎儿有影响，骑车也有跌倒或被撞的危险，太拥挤的公共汽车也不理想，最好的方法是步行外出，但应注意尽量避开交通高峰期回家，避免长时间外出，最多不超过1～2小时，避开人群，以免感染流行病毒等。避免进冷气开放的百货公司，因下半身受冷会造成流产或早产，应避免出远门，应穿平底或低跟鞋。

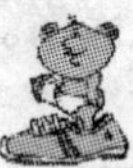

第155天 属于高危妊娠怎么办

属于高危妊娠的孕妇，虽然不用紧张，但应高度重视，切不可抱有侥幸心理或粗心大意而造成母婴的危害。

1. 应定期到医院做好产前检查，严格执行医生的治疗意见。

2. 增加营养。孕妇营养及健康对胎儿的生长发育极为重要，凡营养不良或显著贫血者所分娩的新生儿体重均较正常为轻，故应给予孕妇足够的营养，积极纠正贫血，对伴有胎盘功能减退，胎儿宫内发育迟缓者应给予高蛋白、高能量饮食，并补充足够维生素、铁、钙、静脉滴注葡萄糖及多种氨基酸。

3. 注意休息。多卧床休息可以改善子宫胎盘血循环，取左侧卧位较好，因可避免增大子宫对腹部椎前大血管的压迫，改善肾循环及子宫胎盘血供，有时改变体位还能减少脐带受压。

4. 提高胎儿对缺氧的耐受力，可遵医生意见静脉滴注10%葡萄糖500毫升加维生素C 2克，每日1次，5～7日为一疗程，停药3天可再重复。或间歇性吸氧，每日3次，每次30分钟，可能有助于增加胎儿对缺氧的耐受能力，改善胎盘功能。

5. 如孕妇年龄在37～40岁，曾分娩过先天愚型儿或有家族史者，或孕妇有先天代谢性疾病或染色体异常的家族史，孕妇曾分娩出神经管开放性畸形儿（无脑儿、脊椎裂），均应在遗传门诊咨询并做有关的遗传学产前诊断。

6. 如患有妊娠并发症（妊高征等）或妊娠合并症（心脏病等），应遵照医生指导，针对不同病因及各自特点进行特殊处理。

7. 应加强孕期检查，搞好孕期卫生，预防早产发生。

8. 若继续妊娠将严重威胁母体健康或影响胎儿生存时，应考虑适时终止妊娠。

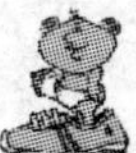

第156天　高龄初产妇面临的问题及应对措施

女性最佳生育年龄是25~29岁，生育不宜过早，但也应避免晚生育，高龄孕产妇是指年龄≥35岁，高龄初产由于年龄过大，妊娠、分娩中会出现许多问题。

1. 畸形儿发生率提高。高龄孕产妇由于脑垂体和卵巢的机能老化，附着于染色体上的纺锤系老化，染色体不分离而发生三体、单体等异常，如21—三体综合征（先天愚型）、5P单位综合征（猫叫综合征）、染色体的结构也容易异常，如易位、倒位、缺损及断裂等而造成流产、死胎、畸胎和新生儿畸形等，所以《中华人民共和国母婴保健法》明确指出，年龄超过35周岁的孕妇，应进行产前诊断，检查有无胎儿畸形，以便及时处理。

2. 妊娠高血压发生率提高。高龄孕产妇由于全身性的老化及机能低下，容易带给心脏及肾脏负担而并发妊高征。妊高征有血压升高，蛋白尿及水肿三大症状，是孕期严重的并发症，严重时可危及母儿的生命安全，所以，高龄孕妇应定期到正规医院进行产前检查，严密监测血压，蛋白尿等的状况，平时注意不可吃过咸食物，孕期适当进行产前运动，有头昏眼花或浮肿等症状及时到医院就诊。

3. 产程长。高龄产妇由于身体机能和产道弹性都不如年轻人，所以容易引起产程延长，而使剖宫产手术率增加，因此高龄产妇应积极参加孕期保健学习，学习相关知识，生产时镇定地控制自己的情绪，以便顺利生产。

4. 母乳的分泌受影响。高龄产妇由于脑垂体呈老化现象，使泌乳素分泌下降，从而会影响到乳汁的分泌。母乳是婴儿最理想的食物，如果母乳分泌不足是婴儿的损失，因此应在怀孕期间多作乳房按摩，此外还有充足的睡眠，不可过度劳累，多吃蛋白质、维生素、矿物质等食物，摄取均衡的营养素，以促进乳汁分泌。

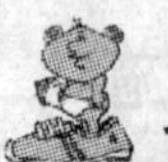

第157天 葡萄胎

葡萄胎亦称水泡状胎块，是指妊娠后胎盘绒毛滋养细胞异常增生，终末绒毛转变成水泡，水泡间相连成串，形如葡萄而得名。它是一种良性的滋养细胞疾病，真正的发病原因不明，多被认为是由于胚外组织发生变性，滋养层发育异常所致。有研究表明葡萄胎的发生与营养状况，社会经济及年龄有关，小于20岁、大于40岁完全性葡萄胎的发病率都较高，但部分性葡萄胎与孕妇年龄无关。

怀孕的妇女如果停经2~4个月后出现不规则阴道流血，有时可有水泡状组织自阴道排出，开始出血量少，以后逐渐增多，甚至反复大量出血，且子宫较正常妊娠月份为大，变软，有的病人妊娠呕吐较正常妊娠出现得早，持续时间长，且症状较重。有的可发生高血压、水肿、蛋白尿等妊高征的征象，有上述症状时应及时到医院请医生诊断。一般病人通过B超检查都能做出诊断，医生还会和流产、双胎妊娠、羊水过多等疾病做一鉴别。葡萄胎确诊后应住院及时行清宫术，清除宫胎内容物。有些病人需要吸刮2次，年龄超过40岁的病人，由于恶变率较年轻妇女高4~6倍，有些在吸出葡萄胎组织后再切除子宫。葡萄胎清完后一定要做好随访工作，按医生要求，定期做HCG测定、B超、X线胸片、妇科检查等，以便及早发现持续性或转换性病变。葡萄胎处理后不能马上怀孕，至少应避孕1~2年，最好用避孕套，不宜使用宫内节育器及含雌激素的避孕药物，因为含雌激素的避孕药能促进滋养细胞的生长。

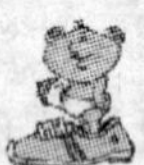

第158天 死胎

妊娠20周后，胎儿在子宫腔内死亡称为死胎，胎儿在分娩过程中死亡者称死产，亦是死胎的一种。引起死胎的原因有两类：一是外界不利因素使胎儿在宫内缺氧；二是染色体结构异常和遗传病。常见的病因有：前置胎盘、胎盘早剥、脐带脱垂、脐带打结、脐带扭转、脐带绕颈绕体、急性绒毛膜羊膜炎，以及妊高征、过期妊娠、糖尿病、慢性肾炎、心血管疾病及各种感染或子宫肌瘤、子宫畸形、子宫破裂等孕妇因素，有些因素如胎儿严重畸形、胎儿宫内发育迟缓、胎儿宫内感染、遗传性疾病、母儿血型不全等也会导致胎儿死亡。

胎儿死亡后，孕妇自觉胎动停止，体重下降，子宫不再继续增大，乳房胀感消失，胎儿死亡后80%会在2~3周内自然排出。若死亡3周仍未排出时，退行性变的胎盘组织释放凝血活酶进入母血循环，会引起母体凝血功能障碍，胎死宫内4周以上，发生弥漫性血管内凝血的机会明显增多，分娩时可引起严重的出血。胎死时间较长时，孕妇感口臭、食欲不振、低热、乏力等。

怀孕妇女自觉胎动停止，子宫停止增大时，应及时到医院进行检查。B超检查胎心音及胎动消失是死胎的可靠依据，死胎一经确诊，应立即入院予以引产术。目前医院多采用羊膜脐穿刺注射利凡诺尔引产术，成功率较高。引产前应做凝血功能检查，有时可备好新鲜的血液再引产，注意预防产后出血和感染，产后应听从医生安排进行检查，寻找死胎发生的原因，以使下一次怀孕时能够避免。

第159天　双胎妊娠

一次妊娠同时有两个胎儿时称双胎妊娠。其发生率在不同国家、地区、人种之间有一定差异，我国统计双胎与单胎之比为1:66~1:104。另外，双胎妊娠有家庭史、胎次多、年龄大者发生的概率高。近年来有医源性原因，医生应用促排卵药物克罗米芬及尿促性腺素诱发排卵使双胎与多胎妊娠高达20%~40%，另有学者报道在停止使用避孕药后1个月妊娠时，由于分泌的卵泡刺激素增加，双胎比例增高。双胎妊娠并不完全是件好事。因为双胎妊娠时，早孕反应重，子宫增大较快易造成孕妇腰酸背痛、呼吸困难、胃部饱满、纳少、行走不便、浮肿、下肢静脉曲张、痔疮发作等症状；双胎妈妈容易贫血，并发妊高征、羊水过多、胎儿畸形、前置胎盘、胎盘早剥、产后出血、早产、流产、胎儿发育迟缓、胎死宫内、胎位异常等；分娩时易出现产程延长、胎头交锁、胎头碰撞、脐带脱垂、产后出血及产褥感染等。所以双胎妊娠时的早产及围生儿死亡率都增高。双胎妊娠的妇女，应定期产前检查，加强营养，注意休息，怀孕期间有异常情况及时看医生，分娩时一定要选择正规较大型医院，便于孕妇或胎儿出现异常时能及时正确地抢救处理。双胎妊娠时应服从主诊医生的告诫，提前留院待产。

双胎妊娠，医学上分为双卵双胎和单卵双胎妊娠。双卵双胎是由两个卵子分别受精形成，约占双胎妊娠2/3，其两个胎儿血型、性别、容貌可以相同，也可以不同，有的就像一般的兄弟姐妹，俗称假双胎；单卵双胎则是由一个受精卵分裂而成，约占双胎妊娠的1/3，其胎儿血型、性别、容貌等完全相同，俗称为真双胞胎。

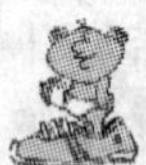

第160天　妊娠高血压综合征

妊娠高血压综合征，简称妊高征。是指妊娠20周以后出现高血压、水肿及蛋白尿3大症候群，严重时可出现抽搐与昏迷，它是妊娠期所特有的疾病。近年来，在国内已成为仅次于产后出血的孕产妇死亡的第二重要原因，其发病原因至今尚未阐明。下列情况被认为是好发因素：精神过度紧张，寒冷季节或气温变化过大，特别是气压升高；年轻的孕妇或高龄初孕妇，有慢性高血压、慢性肾炎、糖尿病等病史的孕妇；营养不良如贫血、低蛋白血症者；体型矮胖者；子宫张力过高如羊水过多、双胎妊娠等；家族中有高血压史，尤其是孕产妇之母有重度妊高征史者，近年来认为妊高征的发生可能与缺钙有关，补钙可使妊高征的发生率下降。

妊高征的基本病理生理变化为全身小动脉痉挛，从而引起脑、心、肝、肾、腿及胎盘等重要组织器官缺血缺氧，而出现妊高征心脏病、胎盘早剥、肺水肿、凝血功能障碍、脑出血、急性肾功能衰竭、Hellp综合征、产后出血及产后血液循环衰竭等并发症。胎盘供血不足可致胎儿窘迫，胎儿发育迟缓、死胎、死产或新生儿死亡。

怀孕妇女应定期进行产前检查，及时发现异常，给予治疗和纠正，从而减少本病的发生和发展。孕妇应配合医院做好宣教工作，了解妊高征的知识和对母儿的危害，注意孕期的营养与休息。孕妇应减小脂肪和过多盐的摄入，增加富含蛋白质、维生素、铁、钙和其他微量元素的食品。每日应补充钙剂2克，可选用含钙量较高，吸收率高的氨基的螯合钙（乐力），如果孕期有高血压、水肿、头昏、眼花、胸闷、恶心、呕吐等症状出现，应及时到医院就诊。

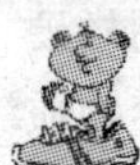

第161天　怀孕第23周

怀孕第23周，亦即胎龄第21周，指的是末次月经算起的第156~161天。

这一周宝宝的身体正在逐渐地发育丰满，顶臀径约20厘米，身长约30厘米，体重约600克，胎儿皮肤上凝结着胎脂，皮下脂肪逐渐增加，胎儿的头发变黑，从超声波可看到头发、手足关节发达，骨骼组织完备，胎儿的脸和身体与出生后婴儿的样子已经很相像了。

随着怀孕子宫腹部的缓慢增大，孕妇现在一定是圆形体态，体重增加约5.5~6.5千克，子宫底突出肚脐1~2拇指，测量子宫底高度约为23厘米，胎动逐渐明显和强烈，胎心音也在增强，此时医生在给孕妇用胎心多普勒测定时，孕妇自己能够听到如钟摆的嗒滴嗒声。随着胎儿的生长发育，胎盘、羊水量也相应地增加，周边的人会说孕妇看上去身体笨重。孕妇必须明白母亲和胎儿大小不同，生长速度也不同，而生长是持续的。医生准会在今后每次的检查中为孕妇测量体重和子宫底高度，以监测胎儿的生长情况。

怀孕23周的孕妇还应继续注意饮食和均衡的营养、生活起居、工作外出等方面也应加强注意。另外这时期应特别关注怀孕期的一些异常情况的出现，克服孕期的不适，如多喝水、多吃高纤维素的食物来预防便秘或痔疮形成，如果真的有问题，就应该请教医生使用粪便软化剂和痔疮药膏的治疗。每天抬高双腿和臀部休息1小时，睡觉时腿部提高，膝部微曲，不要坐得太久也可减轻痔疮，另外此时应服些钙片来预防和治疗脚抽筋。不要站太久，休息时把脚抬高预防和减轻浮肿和静脉曲张，由于阴道排泄物增加，应注意清洁卫生，如有问题及时向医生请教。

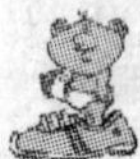 第162天 妊娠高血压综合征的预防

妊高征发生时孕妇全身小动脉痉挛，血容量减少，血液浓缩，孕妇全身脏器供血不足。重症妊高征孕妇胎盘床存在着急性动脉粥样硬化改变，致胎盘绒毛组织广泛梗塞或坏死。影响胎儿对氧、营养物质的摄取，胎儿生长发育受阻，导致胎儿发育迟缓、早产、胎死宫内及死亡。孕妇可发生妊高征心脏病、胎盘早剥、肺水肿、脑出血、凝血功能障碍、急性肾衰、产后出血及产后血液循环衰竭等并导致死亡，所以妊高征的预防十分重要。

妊高征的预防主要有如下两方面：

1. 饮食方面。孕妇应强调高蛋白、低热量、适量盐的饮食习惯。注意维生素、铁、钙和其他微量元素的摄取，并注意进食量，控制体重的发展。

2. 药物方面。

(1) 妊娠期补充钙元素。近年来认为从妊娠20周开始，每日补充钙剂20克，可降低妊高征的发生。孕期补钙是一项防止妊高征的有效措施，从妊娠20～28周开始，每日补充1～2克钙剂，不仅能保证母、胎的需要，而且妊高征的发病率也降低。同时摄入高蛋白，可提高机体钙的吸收能力，以补充体内钙的不足。怀孕妇女可选择含钙量较高、吸收率高的氨基酸螯合钙——乐力，还可选择目前市面上较多见的钙尔奇D、凯思立钙片、纳米钙片以及糖钙片等。

(2) 口服小剂量的阿司匹林片。阿司匹林能抑制血栓素的合成，使血栓素与前列环素比值下降。另外，小剂量阿司匹林可使血浆抗凝血酶Ⅲ的消耗减少，因此，对于体重指数≥0.24或孕中期平均动脉压≥12千帕（90毫米汞柱）的孕妇，从妊娠20周开始，每天50～150毫克的阿司匹林口服，持续服用至分娩，可预防妊娠高血压综合征的发生，这种方法简便，而且有效又安全。

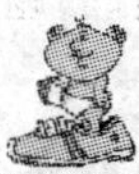

第163天　羊水过多

正常妊娠时羊水量随孕周的增加而增多，最后2~14周开始逐渐减少。妊娠足月时，羊水量约为800毫升。凡在妊娠任何时期，羊水量超过2 000毫升者，称羊水过多。羊水过多的确切原因不明，但多与胎儿畸形、双胎或多胎妊娠、母儿血型不合、孕妇糖尿病史有关。中医称本病为“孕满”、“胎水肿满”，主要因脾肾两虚，不能运化水湿，水停胎中，胎失濡养所致。

羊水过多分急性和慢性两种。急性羊水过多，是指由于羊水快速增多，在短时间内子宫极度增大，横膈上抬，不能平卧，出现呼吸困难，腹部胀痛，孕妇行走不便，下肢外阴浮肿等症状。而慢性羊水过多，是指羊水可在数周内缓慢增多，多数孕妇能适应，而不会感觉明显不适，但羊水过多孕妇易并发妊高征、胎位异常、早产、胎盘早剥、脐带脱垂等并发症，产后因子宫过大易引起子宫收缩乏力而导致产后出血、羊水过多的围产儿死亡率高达28%。

怀孕妇女如果是子宫较正常月份增大或子宫迅速增大，出现腹胀痛、行走不便、不能平卧、呼吸困难等症状时应及时到医院就诊，羊水过多时还应注意与双胎妊娠、巨大胎儿、胎儿水肿、葡萄胎等相鉴别。

羊水过多如合并胎儿畸形时多行引产术终止妊娠。如果胎儿正常，则要根据羊水过多的程度与胎龄而决定处理方法：症状严重孕妇无法忍受，胎龄<37周时应穿刺放羊水，但放羊水不可过多过快以免引起早产。3~4周后可重复穿刺放羊水以减轻宫腔压力。如妊娠已近37周，胎儿成熟时可行人工破膜终止妊娠，症状轻的羊水过多可继续妊娠，注意休息，低盐饮食，酌情用镇静药，严密观察羊水量的变化。

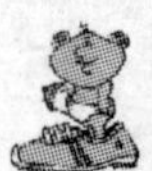

第164天　羊水过少

妊娠晚期羊水量少于300毫升者称羊水过少。羊水过少是胎儿危险极其重要的信号，过去认为羊水过少的发病率为0.1%。近年来由于B超的广泛应用，羊水过少的检出率为0.4%～4%，发病率有所增加。羊水过少严重影响围生儿的预后，若羊水过少发生在妊娠早期，胎膜可与胎体粘连，造成胎儿畸形，甚至肢体短缺。若羊水过少发生在妊娠中、晚期，子宫四周的压力直接作用于胎儿容易引起胎儿肌肉骨骼畸形，如斜颈、曲背、手足畸形或胎儿皮肤干燥呈羊皮纸状，羊水过少还容易发生胎儿窘迫和新生儿窒息，增加围生儿死亡率。另外羊水过少，孕妇于胎动时常感腹痛，子宫增大较正常月份为小，子宫敏感性高，轻微刺激即可引起宫缩，分娩时阵痛剧烈，宫缩多不协调，容易引起产程延长，由于胎儿活动受限，羊水过少的孕妇臀先露多见。

由于羊水生成及循环机制尚未完全阐明，有不少羊水过少的病例原因不明。临床上多见于胎儿畸形，如胎儿先天肾缺如、肾发育不全、输尿管或尿道狭窄、胎儿肺发育不全、短颈、巨颌畸形、胎儿宫内发育迟缓，过期妊娠发生羊水过少的发生率达20%～30%。过期妊娠时，胎盘功能减速，灌注量不足，胎儿脱水而导致羊水过少。也有学者认为，过期妊娠时，胎儿成熟过度，其肾小管对抗利尿激素的敏感性增高，胎儿尿量减少导致羊水过少。羊水减少多数是在产前检查时由B超检查发现，如妊娠已足月，应尽快破膜引产，如发现羊水少粘稠有胎粪污染，同时出现胎儿窘迫的话，则应听从医生意见采取剖宫产结束分娩以挽救胎儿生命。近年来，许多医院采取羊膜腔输液防止中晚期的羊水过少取得良好效果，它是将生理盐水灌注到羊膜腔内，是一种安全、经济、有效的方法，但多次羊膜腔输液有发生绒毛膜羊膜炎等并发症的可能。

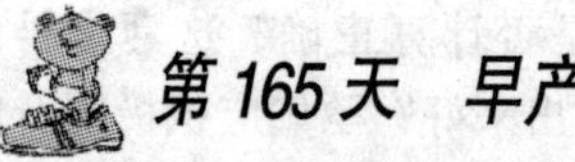

第165天 早产

妊娠满28周而不满37周（196～258天）间分娩者称早产。此时娩出的新生儿称早产儿，出生体重为1 000～2 499克，各器官发育尚不够成熟，早产占分娩总数的5%～15%。早产儿中约有15%于新生儿期死亡，除去致死性畸形，75%以上围生儿死亡与早产有关，所以预防早产是降低围生儿死亡率的重要措施之一。

早产与下列因素有关：

1. 年龄和妊娠次数。孕妇年龄在35岁以上，或15岁以下，妊娠次数在5次以上都很可能发生早产。

2. 生产史。一次治疗性人工流产不致影响早产的发生率，但以往有自然流产、习惯性流产、死产、早产或新生儿死亡之病史的人，早产的发生率较高。

3. 产道异常。子宫口或子宫颈功能不全，是常见的早产原因。

4. 产前合并症。妊娠高血压综合征、双胎和多胎妊娠、羊水过多、妊娠合并糖尿病、胎膜早破等都是早产主要的原因。妊娠早期出血，更应该特别注意和治疗，以防早产发生。

5. 泌尿系统感染。怀孕期间泌尿道感染，发生早产的机会高达六分之一。

6. 胎盘异常。胎盘位置异常如前置胎盘跟早产的发生有着密切的关系。

7. 医源性因素。孕妇患妊高征等产科疾病以及合并内、外科疾病，因病情需要必须提前终止妊娠。另外计算预产期错误也造成人为早产。

8. 孕妇的行为。吸毒的母亲大多分娩早产婴儿，这也许还和她们的经济状况和缺乏良好的产前检查有关。

孕期定期产前检查，注意孕期卫生，重视引起早产的各种因素，切实加强对高危妊娠的管理，积极治疗妊娠合并症，预防胎膜早破，预防亚临床感染，宫口松弛者应于妊娠14～16周做宫颈内口环扎术，以上可有效预防早产。

发生早产时先必须搞清楚妊娠日期是否计算正确，这真是早产吗？对胎儿来说是继续留在宫内还是分娩出来好？孕妇应积极配合医生的诊治。

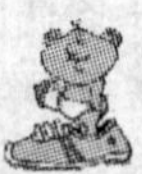

第 166 天　过期妊娠

凡平时月经周期正常，妊娠达到或超过 42 周尚未临产则称过期妊娠，其发生率占妊娠总数的 5% ~ 12%。过期妊娠的围生儿病率和死亡率增高，并随妊娠期的延长而增加。妊娠 43 周时围生儿死亡率为妊娠足月分娩者的 3 倍。且初产妇过期妊娠胎儿较经产妇胎儿危险性增加，民间许多的传说，“怀孕 12 个月生太子”等等是个误导，其实过期妊娠是严重影响围生儿发育和生存的病理妊娠。

过期妊娠时有一种是胎盘功能正常，另一种是胎盘功能减退，全部胎盘出现老化、钙化现象，使物质交换与转运能力下降。有资料表明，过期妊娠有 40% 出现血流灌注不足而导致缺血、供氧不足、使胎儿在临产后不能适应子宫收缩附加的缺氧而易发生意外。

妊娠 38 周以后，羊水量开始减少，妊娠足月时的羊水量为 1 000 毫升，随着妊娠的推延，羊水量越来越少，过期妊娠时，羊水量明显减少，可减少至 300 毫升以下。

过期妊娠时，如胎盘功能正常，胎儿继续生长，体重增加形成巨大儿。胎儿颅骨钙化明显不易变形，导致阴道顺产困难而造成难产。如胎盘功能不足可使胎儿过度成熟形成“小老头人”。有的胎盘缺氧发展为胎儿缺氧、肛门括约肌松弛、胎粪排出、羊水及胎儿皮肤粪染、羊膜和脐带绿染，围生儿死亡率很高，有的宫内发育迟缓，小样儿与过期妊娠并存，这样，胎儿的危险性更大。

过期妊娠时又会因胎儿窘迫，头盆不称，产程延长，使手术产率明显增加。

由于过期妊娠对母儿影响较大，所以孕妇及家人一定要认识过期妊娠的危害性，定期产检，适时结束妊娠，不要等到过期妊娠时再处理，这样才能有效降低过期妊娠对母儿造成的危害。

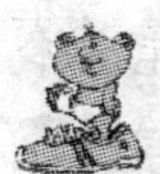

第167天 巨大胎儿

胎儿体重达到或超过4 000克者称为巨大胎儿。国内资料显示，巨大胎儿占出生儿总数的5.62%～6.4%，并发现20世纪90年代的比70年代巨大胎儿增加1倍，超过4 500克的胎儿占0.79%～1.04%。

父母身材高大，孕妇患有轻型或隐性糖尿病及部分过期妊娠都容易患上巨大胎儿。某些经产妇胎儿体重随分娩次数增加而增加。某些遗传方面因素，如某一家族巨大胎儿较多见，另外一方面就是孕妇饮食摄入过多且活动太少易怀上巨大胎。

有相当一部分人误解认为，怀孕期可多吃多喝少动。为了怀上一个又大又聪明的孩子拼命地吃，结果发展到胎儿巨大。胎儿是否越大越好呢？其实不然，巨大胎儿经阴道分娩对母婴均有较大的伤害。临产后，由于胎头大而硬不易变形，不能顺应产道而分娩，在胎儿方面可造成臂丛神经损伤、锁骨骨折、颅内出血、肩难产，甚至死亡。特别是肩难产（头已娩出而胎儿的肩以下部分被卡在耻骨联合上方，用常规助产方法不能娩出胎儿），在这种紧急状况下，如处理不当或稍有差池则会引起严重后果甚至死亡。

而怀上巨大胎儿的母亲尽管产力、产道及胎位正常，但胎儿巨大则有严重的外阴、阴道、宫颈裂伤，甚至子宫破裂、尾骨骨折、尿瘘及粪瘘等并发症。

所以怀孕妇女一定要了解巨大胎儿对母婴的危害，孕期合理饮食和运动，控制好整个孕期体重的增长标准。同时孕妇应检查有无糖尿病，若有糖尿病应积极治疗，并于妊娠36周后，根据胎儿的成熟度、胎盘功能及糖尿病控制情况，择药终止妊娠。

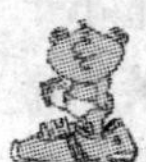

第168天 怀孕第24周

怀孕第24周是指从末次月经算起的第162～168天，即胎龄的第

22周，此时怀孕已足6个月了。

怀孕6个月的胎儿，身长约33厘米，顶臀径有21厘米；宝宝体重约700克，大约似3～4个苹果的重量。胎儿大脑皮质渐渐趋向完成，肺脏的肺泡细胞开始制造帮助肺泡扩张的物质，不过此时的呼吸系统仍属不成熟阶段。

怀孕24周的孕妇肚子已很大，腹部明显凸出，子宫底高度约24厘米，乳房也变大，有肿胀感及有时会有少量稀薄初乳分泌渗出来。

怀孕24周的准妈妈应注意些什么呢？

1．此时又到了去进行定期产检的时间了，医生会给你测血压、测体重、宫高、腹围、听胎心音等，检查浮肿、测小便常规，有必要再做一次B超检查胎儿的生长发育情况及胎儿畸形的监测，及早发现严重或明显的胎儿畸形以便及早进一步处理。医生还应该注意你有否贫血，妊高征及前置胎盘等异常情况存在，还应补充铁和钙片，注意体重增加过快或糖尿病的存在。

2．继续注意均衡营养和适度运动。

3．继续重视胎教，重视孕期心理对胎儿身心发育的影响，现代父母不可忽视胎教。为了下一代千万要调整好自己的心理，安安稳稳地生活，不可焦虑，夫妻恩爱将是给胎儿最好的礼物。

4．孕妇应该为自己生产和婴儿用品做准备了。丈夫应利用空闲时间陪妻子一起上街采购，享受准备的过程和憧憬美好的未来也是胎教的一种。

5．准爸妈还可以开始为小宝宝取名字做准备了，可以翻阅相关书籍，请教长者等，注意应同时准备一个男孩名，一个女孩名备用。

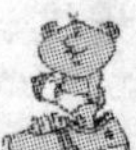

第169天　胎儿宫内发育迟缓

胎儿宫内发育迟缓（IUGR）是指孕37周后，胎儿出生体重小于2 500克，或低于同孕龄平均体重的两个标准差，或低于同孕龄正常体重的第10百分位数。我国的发病率平均为6.39%，是围生期主要并发症之一。IUGR围生儿死亡率为正常儿的4～6倍，不仅影响胎儿的发育，也影响儿童期及青春期的体能及智能的发育。

引起 IUGR 的病因多而复杂，有些尚不明确。因素一方面有孕妇遗传因素：如胎儿的 21、18、13—三体综合征、Turner 综合征(45XO)、三倍体畸形等；孕妇偏食、妊娠剧吐、摄入蛋白质及维生素不足、出生体重与母体血糖水平呈正相关。某些病理妊娠情况如妊高征、多胎妊娠、前置胎盘、胎盘早剥、过期妊娠、妊娠期肝内胆汁淤积症等；妊娠合并心脏病。慢性高血压、肾炎、贫血等使胎盘血流量减少、灌注下降导致 IUGR。其他如孕妇的年龄、地区、体重、身高、吸烟、吸毒、酗酒等，缺乏微量元素锌、宫内感染如 TORCH 综合征等也会导致 IUGR；另一方面是胎儿本身发育缺陷，胎儿代谢功能紊乱，各种生长因子缺乏，胎儿宫内感染，接触放射线等胎儿因素也会引起 IUGR。还有胎盘异常，脐带过长，过细、脐带扭转、打结等胎盘、脐带因素也会引起 IUGR。

IUGR 分内因性均称型、外因性不均称型和外因性均称型 3 种。内因性均称型是指体重、身长、头径均相称，但小于正常值，外观无营养不良、但多伴有先天畸形和智力障碍；外因不均称型属于继发性生长发育不良，身长头径与孕龄相符，但体重偏低，外表呈营养不良状；外因性均称型身长头径体重均小，外表有营养不良状，新生儿有明显的生长与智力障碍。

因此孕妇应加强产前检查，测宫高、腹围、体重、用妊娠图进行孕期监护，孕期注意营养，减少疾病，避免接触有害毒物，禁烟酒，在医生指导下用药，积极防治妊娠合并症及并发症，在孕 16 周行 B 超测胎儿各种经线为胎儿发育的基线、对可疑 IUGR，做到早诊断、早干预，可以减少后遗症的发生。

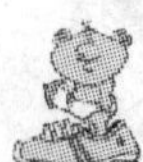

第 170 天　胎儿窘迫

胎儿在宫内有缺氧征象危及胎儿健康和生命者称胎儿窘迫。它是一种综合症状，是当前剖宫产的主要适应证之一，可发生在临产过程中，也可发生在妊娠后期，发生在临产过程中可以是发生在妊娠后期的延续和加重。

导致胎儿窘迫的原因有3大类：

1. 母体因素。母体血液含氧量不足，轻度缺氧时母体多无明显症状，但对胎儿则会有影响。如母亲患有妊高征时，微小动脉供血不足，重度贫血，一氧化碳中毒时红细胞携氧量不足；前置胎盘、胎盘早剥时急性失血；各种原因引起急性感染发热与休克；急产或不协调性子宫收缩乏力；催产素使用不当引起过强宫缩；产期延长，特别是第二产程延长；子宫过度膨胀如羊水过多和多胎妊娠，胎膜早破等影响子宫胎盘血运受阻。

2. 胎盘、脐带因素。胎盘和脐带是母体与胎儿间氧及营养物质的输送传递通道，其功能障碍必然影响胎儿获得所需氧及营养物质，常见有脐带血运受阻，胎盘功能低下如过期妊娠胎盘发育过大或过小，胎盘形状异常如膜状胎盘、轮廓胎盘和胎盘感染、胎盘早剥、严重的前置胎盘。

3. 胎儿因素。胎儿心血管系统功能障碍，如严重的心血管疾病和颅内出血等，胎儿畸形母儿血型不合，胎儿宫内感染等。

4. 难产处理不当。产程过长，胎儿出血，大脑产伤，止痛与麻醉前使用不当。

胎儿窘迫最初表现为胎动频繁，继而转弱及次数减少进而消失。胎心音改变是胎儿窘迫最明显的临床征象。胎心音>160次/分，尤其是>180次/分，为胎儿缺氧的最初表现。随后胎心音减弱，胎心音<120次/分，尤其是<100次/分，为胎儿危险征。胎动消失后，胎心音在24小时内也会消失，胎儿缺氧，肠蠕动亢进，肛门括约肌松弛，使胎粪排入羊水中造成羊水胎粪污染也有助于胎儿窘迫的诊断。胎儿窘迫应积极寻找原因及时处理，如宫内窘迫达严重阶段必须尽快结束分娩。

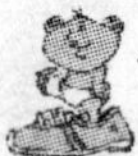

第171天　前置胎盘

胎盘在正常情况下附着于子宫体的后壁、前壁或侧壁，怀孕28

周后若胎盘附着于子宫下段甚至胎盘下缘达到或覆盖宫颈内口，其位置低于胎先露部，称前置胎盘。

前置胎盘是妊娠晚期出血的主要原因之一。是妊娠期严重的并发症，处理不当能危及母儿生命。前置胎盘时由于子宫胎膜发育不良，胎盘绒毛可植入子宫肌层，使胎盘剥离不全而发生大出血。分娩后由于子宫下段肌组织菲薄，收缩力差，附着此处的胎盘剥离后血窦一时不易缩紧闭合，故常发生产后出血，同时前置胎盘也是羊水栓塞的诱因之一。前置胎盘的胎盘剥离面接近宫颈外口，细菌易从阴道进入胎盘剥离面，加上产妇贫血，体质虚弱，容易发生感染。由于前置胎盘出血多发生于妊娠晚期，被迫早产，同时由于产前出血乃至手术，产妇休克而致发生胎儿窘迫，胎儿严重缺氧可死于宫内，也因早产儿生活力差而使早产及围产儿死亡率升高。

前置胎盘的发生率在 20 世纪 60～80 年代为 0.22%～0.27%，1992 年报道为 0.24%～1.57%，其发生率呈上升趋势。可能与产褥感染、多产、人工流产、引产、刮宫、剖宫产等引起子宫内膜炎或子宫内膜受损有关。内膜受损使子宫蜕膜生长不全，当受精卵着床后，血液供给不足，为摄取足够的营养，胎盘伸展到子宫下段形成前置胎盘，有些双胎由于胎盘面积过大，或负胎盘等使胎盘伸展到子宫下段，受精卵滋养层发育迅速未能在宫腔着床继续下移至子宫下方着床也会形成前置胎盘。所以搞好计划生育，推广避孕，防止多产，避免多次刮宫、引产或宫内感染，减少子宫内膜损伤非常重要。

前置胎盘主要症状是在妊娠晚期或临产时发生无诱因、无痛性反复阴道出血，所以应加强对孕妇的管理及宣教，对妊娠期出血，无论量多少均须立即就医，做到及时诊断，正确处理。医生应根据阴道流血量、有无休克、妊娠周数、产次、胎位、胎儿是否有活，是否临产等做出定期治疗法还是终止妊娠的决定。

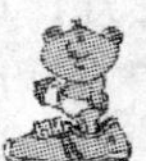

第 172 天　胎盘早剥

妊娠 20 周后或分娩期，正常位置的胎盘在胎儿娩出前，部分或全部从子宫壁剥离称为胎盘早剥。胎盘早剥是妊娠晚期严重的并发症，往往起病急，进度快，如果处理不及时，可危及母儿生命。有胎盘早剥的围生儿死亡率15倍于无胎盘早剥者。

胎盘早剥分为显性、隐性及混合性剥离3种。胎盘早剥的主要病理变化是底蜕膜出血，形成血肿，使胎盘自附着处剥离。若剥离面积小，出血停止，血液很快凝固，临床多无症状。若剥离面积大，继续出血形成胎盘后血肿，使胎盘剥离部分不断扩大，当血液冲开胎盘边缘，沿胎膜与子宫壁之间经宫颈管向外流出即为显性剥离或外出血。若胎盘边缘仍附着于子宫壁上，或胎膜与子宫壁未分离，或胎头固定于骨盆入口，均能使胎盘后血液不能外流，而积聚于胎盘与子宫壁间，即为隐性剥离或内出血。由于血液不能外流，胎盘后血液越积越多，宫底随之升高，当出血达到一定程度，血液仍可冲开胎盘边缘与胎膜而外流，形成混合性出血。严重的胎盘早剥可发生凝血功能障碍，从剥离处的胎盘绒毛和蜕膜中释放大量组织凝血活酶进入母体血循环，激活凝血系统导致弥散性血管内凝血（DIU），极易对产妇生命造成威胁。

胎盘早剥的发生可能与血管的病变、机械性因素和子宫体积骤然缩小及子宫静脉压的突然升高有关。因此应加强产前检查，积极防治妊高征、慢性肾炎、高血压等病，并加强孕妇管理，妊娠晚期避免长时间仰卧位与外伤，孕妇有腹痛或阴道出血或外伤史应及时就诊，以判断有否胎盘早剥存在，医生在许多操作过程中也应注意预防胎盘早剥出现。

第173天　胎膜早破

在临产前胎膜破裂称为胎膜早破，其发生率约占分娩总数的0.7%~17%。胎膜早破使早产率升高，其发生早产者为足月产的2.5~3倍。围生儿死亡率也增加，宫内感染及产褥感染率也升高，脐带脱垂发生的机会也增加，胎膜早破对妊娠和分娩极为不利，但破膜一般不影响产程的进展。

引起胎膜早破的原因很多，如创伤、宫颈内口松弛，妊娠后期性交产生机械性刺激或引起胎膜炎，下生殖道感染如由细菌、病毒、弓形虫或沙眼衣原体等感染。支原体感染者发生胎膜早破的机会是正常者的8倍，多胎妊娠或羊水过多引起羊膜腔内压力升高，头盆不称，胎位异常等造成胎儿先露部与骨盆入口未能很好衔接，胎膜发育不良致菲薄脆弱等。也有人认为孕妇缺乏微量元素锌、铜可引起胎膜早破，铜缺乏干扰胺原纤维和弹性蛋白的成熟过程而致胎膜早破。

发生胎膜早破时，孕妇突然感有较多液体自阴道流出，继而少量间断性排出，腹压增加如咳嗽、打喷嚏或负重时，羊水即流出，医生可行肛诊检查将胎先露部上推见到流液量增多，则可确定诊断。另外还可测阴道液体的酸碱度和涂片检查找羊齿植物叶状结晶来明确诊断。有些孕妇尿失禁或阴道炎溢液易误认为胎膜早破。

重视和注意孕期卫生、积极预防和治疗下生殖道感染，妊娠后期禁止性交，避免负重及腹部撞击，宫颈内口松弛者应卧床休息，并于妊娠14～16周施行宫颈环扎术能有效地预防胎膜早破的发生。

胎膜早破时应住院，绝对卧床以免脐带脱垂，保持外阴清洁，积极配合医生的诊断，依靠医生的意见或采取期待疗法或终止妊娠。

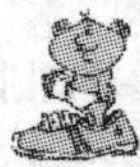

第174天　羊水栓塞

羊水栓塞是指在分娩过程中羊水进入母体，血循环引起的肺栓塞导致出血、休克和发生弥散性血管内凝血等一系列病理改变，是严重的分娩并发症。它的发生率大约在2 000～3 000 名产妇中就有一例，但产妇的死亡率高达70%～80%。羊水栓塞也可发生于早孕大月份钳刮术时，但病情缓和，极少造成产妇死亡。

高龄产妇、多产妇、过强宫缩、急产是羊水栓塞的好发因素，胎膜早破、前置胎盘、胎盘早剥、子宫破裂、剖宫产术、大月份钳刮术、羊膜腔穿刺术是发生羊水栓塞的诱因，羊水主要是经宫颈粘膜静脉，胎盘附着处的静脉窦进入母体血循环。羊水中的有形成分如胎脂、胎粪、角化上皮细胞等经肺动脉进入肺循环阻塞小血管引起肺动脉高压，而出现烦躁不安、寒战、恶心呕吐、气急等先兆症状，继而出现呛咳、呼吸困难、紫绀、肺底湿啰音、心率加快、面色苍白、四肢厥冷、血压下降等急性右心衰竭和呼吸循环功能衰竭，严重者发病急骤，甚至没有先兆症状，仅惊叫一声或打一哈欠，血压迅速下降或消失，产妇多于数分钟内迅速死亡。

羊水中还有某些成分可激活外源性凝血系统，使血管内产生广泛的微血栓，消耗大量的凝血因子。羊水中也有在激活纤溶系统的物质引起纤溶亢进，使患者发生难以控制的全身广泛性出血，大量阴道流血，切口渗血，全身皮肤粘膜出血，甚至出现消化道大出血。

如在分娩或钳刮时出现上述羊水栓塞的临床表现，应立即给予紧急处理。吸氧、激素抗过敏、抗休克、解痉、纠酸、抗心衰利尿等，以及肝素的应用。在产妇呼吸循环功能得到明显改善并纠正凝血功能障碍后，经考虑剖宫产去除病因，如宫口已开全则阴道助产结束分娩。对一些无法控制的产后出血，即使在休克状态下亦应在抢救休克的同时行子宫全切术。

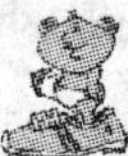

第175天　怀孕第25周

怀孕第25周是指末次月经第一天算起的第169～175天，亦即胎龄的第23周。

怀孕第25周的婴儿，身长约有35厘米长，顶臀径约为22厘米，体重约900克。但这只不过是一个平均值，每个胎儿和每次妊娠的胎儿之间都存在着个体差异。此次胎儿头部比身体大可看出男女体重，身长之差异，通常男孩比女孩为大，眼、耳、口等机能全部发育完成，眼睛逐渐可看到光，耳朵可以听到声音，母亲对明暗的感觉胎儿可经由脑部得知，若是母亲生活不规律，会影响胎儿的生理时钟。

在妊娠第25周时，孕妇的子宫又增大了许多，从耻骨联合上缘到子宫底的长度约为25厘米，宫底高度仍在脐上5厘米处，在这个阶段，孕妇的子宫像一个足球般大小，由于子宫持续变大，腰部负担增加，容易腰酸背痛，腹部出现妊娠纹，增大的子宫压迫下肢血液循环，易造成便秘、痔疮、静脉曲张，另外还可能有腿部浮肿，小腿抽筋等症状。

这时期的怀孕妇女，生活应保持规律，以免影响胎儿的生理时钟，孕妇应保持愉快的心情，妊娠期要和丈夫多加思想交流，让丈夫知道他是你的精神支柱，同时应注意饮食营养和加强补钙，以防抽筋；注意行动时保持平衡防摔倒；下半身血液循环不良应取左侧卧位休息、睡眠为佳，血压较低者容易头晕或晕倒；孕妇还易发生体位性低血压，就是在蹲下站起身时（如上厕所），突然头晕眼花，甚至晕厥，所以应慢慢扶着扶手起身。

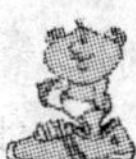

第176天　子宫破裂

子宫破裂是指子宫体部或子宫下段于妊娠晚期或分娩期发生的破裂，它是产科极严重的并发症，威胁母子生命。随着城乡妇幼卫生三级保健网的建立和逐步完善，子宫破裂的发病率已明显降低，其发病率是判断一个地区产科质量的标准之一。

子宫破裂的原因有：

1. 疤痕子宫。①既往有剖宫产史；②子宫肌瘤行保守性子宫肌瘤剔除术后；③曾患宫外孕为子宫角部妊娠行子宫角部切除术后；④反复多次人工流产术子宫肌层受损等，临产后子宫壁原有疤痕因子宫收缩牵拉及宫腔内压力升高而发大断裂。

2. 胎儿先露部下降受阻。①头盆不称；②骨盆狭窄；③胎位异常；④胎儿脑积水；⑤多产妇子宫肌层薄弱；⑥子宫肌瘤尤以子宫颈部肌瘤；⑦盆腔肿物如卵巢囊肿嵌入盆腔；⑧滋养细胞病史；⑨宫腔感染史；⑩既往曾有胎盘植入史；⑪子宫先天发育不良等，均可引起子宫破裂。

3. 手术创伤。①臀位行外倒转术时适应证掌握不好或动作粗暴；②宫口未开全时行产钳术时动作粗暴等；③忽略性横位强行内倒转术操作不慎；④植入性胎盘强行剥离均可造成子宫破裂。

4. 子宫收缩剂使用不当。①未正确掌握宫缩催引产的适应证；

②点滴催产素过量或过快；③子宫对催产素过于敏感等可引起强烈子宫收缩而引起子宫破裂。

绝大多数子宫破裂是可以预防的：①搞好计划生育，减少多产和人流次数；②加强孕产妇的系统管理，定期正规产检及早发现问题及处理；③严格掌握催产素的使用指征和方法；④对疤痕子宫严密观察，放宽剖宫产指征；⑤较大的阴道手术避免损伤，如中高位产钳，内倒转等；⑥严密观察产程，及时发现和处理难产，因子宫破裂严重危及孕产妇及胎儿生命，故积极预防十分重要。

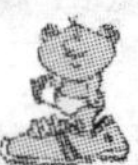

第177天 胎儿先天畸形

胎儿先天畸形并不少见，发生的原因甚多，主要与遗传、环境、食物、药物、病毒感染、母儿血型不全等有关。由于临床诊断准确率差，发现时间迟，随着B型超声显像技术的发展，许多胎儿先天畸形得以在宫内早期诊断及处理，从而降低围生儿死亡率。

胎儿畸形的准确诊断，关键在于对胎儿进行仔细的超声扫描及某些畸形特征的了解。另外孕妇与临床医生要有诊断胎儿畸形的意识，定期进行B超检查与采取其他诊断方法，如染色体核型分析、脐血管穿刺获取血标本行实验室检查，来获取准确的产前诊断。结合孕周、畸形种类、严重程度及医生的指导意见。综合判断对有先天畸形胎儿采取治疗措施或行引产术。

我国胎儿先天畸形发生的顺序为无脑儿、脑积水、脊柱裂、脑脊膜膨出、腭裂、先天性心脏病、21—三体综合征、腹裂、脑膨出，下面简单介绍几种常见先天畸形。

1. 无脑儿。是先天畸形胎儿中最常见的一种，女胎比男胎多4倍，由于胎头缺少头盖骨、脑髓暴露，脑部发育极原始，胎儿不可能存活。特殊外观为无颅盖骨、双眼突出、颈短，若伴羊水过多常早产，不伴羊水过多常为过期产，因无脑儿无存活可能，一经确诊应引产。

2. 脊柱裂。胎儿脊柱在孕8~9周开始骨化，骨化过程中若椎体两半不融合则形成脊柱裂，脊柱裂包括许多缺损，有脊椎管缺损，脊髓脊膜膨出，脊髓裂等，一般 B 超检查可以发现，严重者应终止妊娠。

3．脑积水。胎儿脑室内外有大量脑脊液潴积于颅腔内，致颅腔体积增大，颅缝明显变宽，囟门显著增大，脑积水常伴脊柱裂、足内翻等畸形，可导致梗阻性难产、子宫破裂、生殖道瘘等，对母亲有严重的危害，处理时以母体免受伤害为原则。

4．连体儿。极少见，系单卵双胎在孕早期发育过程中未能分离或分离不完全所致，故性别相同。一旦发现应尽早终止妊娠，也是以不损伤母体为原则，若足月妊娠应行剖宫产术。

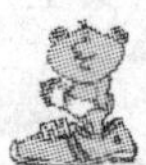

第 178 天　妊娠合并急性阑尾炎

阑尾是附于盲肠内后侧（相当于右下腹）的一个蚯蚓状盲管，一般长 5~7 厘米，直径 0.5~0.7 厘米。远端为一盲端，近端则与盲肠腔的内后侧相通。过去人们认为，阑尾是人体的残余器官，无生理上的重要性，但现在人们认为阑尾是对机体免疫具有一定关系的器官。

急性阑尾炎是妊娠期较常见的外科疾病。妊娠期急性阑尾炎的发病率，国外资料为 0.1%~2.9%，国内资料为 0.1%~2.95%，妊娠各期均可发生急性阑尾炎，但以妊娠前 6 个月内居多。妊娠并不诱发阑尾炎，但如妊娠期由于增大的子宫能使阑尾位置发生改变，增大诊断难度，加之妊娠期阑尾炎容易发生穿孔及腹膜炎，其发病率为非妊娠期的 1.5~3.5 倍，因此，早期诊断和及时处理对妊娠合并阑尾炎的预后有重要影响。

急性阑尾炎会出现发热、恶心、呕吐、下腹痛、右下腹压痛、反跳痛及肌紧张等表现，妊娠中、晚期因增大的子宫引起阑尾移位，压痛点升高，甚至可达右胁下肝区。妊娠期盆腔器官充血，阑尾也充血，炎症发展很快，容易发生坏死、穿孔。由于大网膜被增大的子宫推移，难以包裹炎症，一旦穿孔不易使炎症局限，造成弥漫性腹膜炎，若炎症波及子宫浆膜，可诱发子宫收缩，引起流产、早产或子宫强直性收缩，其毒素可导致胎儿缺氧，甚至死亡，威胁母儿安全。

妊娠合并急性阑尾炎的治疗原则是：一经确诊，在给予大剂量广谱抗生素的同时，为防止炎症扩散应尽快行手术治疗。对高度可疑患急性阑尾炎的孕妇，也应手术剖腹探查，其目的是避免病情迅速发展，一旦延误治疗并发阑尾穿孔和弥漫性腹膜炎，对母婴均会产生严重后果。

急性阑尾炎的病因是多方面的，妊娠并不诱发阑尾炎，但当孕妇受寒温不适，饮食不节，精神刺激，腹泻，便秘等情况的影响而发生胃肠功能紊乱时，则容易发生阑尾炎。因此怀孕的妇女特别要注意自己的寒冷、饮食、禁暴饮暴食和吃不易消化的食物，多食蔬菜、水果等以防便秘，注意食品卫生以防腹泻，同时要保持平和心态，以安全渡过妊娠期。

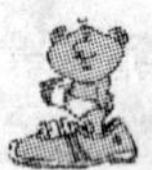

第 179 天　妊娠合并急性胆囊炎、胆结石

妊娠期急性胆囊炎和胆石症的发病率仅次于急性阑尾炎，国外报道妊娠期急性胆囊炎发病率为 0.18%，70%合并胆石症。尽管妊娠期急性胆囊炎和胆石症不多，但妊娠是胆囊炎和胆石症的重要诱因，妊娠期在孕激素的作用下，胆囊及胆道平滑肌松弛致使胆囊排空缓慢及胆汁淤积；雌激素降低胆囊粘膜对钠的调节，使胆囊粘膜吸收水分能力下降而影响胆囊的浓缩功能，加之胆汁中胆固醇成分增多，胆汁酸盐及磷脂分泌减少，有利于形成胆结石，临床上妊娠合并急性胆囊炎并不多见，是因为极少发生感染的缘故。

妊娠期急性胆囊炎的临床表现与非妊娠期基本相同，它可发生在妊娠期任何阶段，但以妊娠晚期更多见。常在进食油腻食物后发病，突然右上腹和（或）中上腹出现阵发性绞痛，常放射至右肩或背部，并常出现恶心、呕吐等消化道症状，病情严重时有畏寒、发热及右上腹绞痛，感染严重伴胆管炎时约有 10%患者出现黄疸，医生检查会发现右上腹胆囊区压痛、肌紧张、触痛，B 超检查可见胆囊体积增大，胆囊壁增厚，多数胆囊内有积液和胆石光团影，验血检查会出现白细胞升高。

妊娠合并急性胆囊炎和胆石病，主张非手术疗法，发作期应禁食，缓解期应给予低脂肪、低胆固醇饮食；应选择对胎儿无害的广谱抗生素，如氨苄西林以及头孢唑林钠，头孢噻肟钠等抗感染，纠正水电介质紊乱和酸碱失衡，发作时给予解痉镇痛药，多数经非手术治疗有效，经非手术治疗效果不佳且病情恶化者，或并发胆囊积脓、胆囊穿孔及弥漫性腹膜炎时，则应尽快行手术治疗。妊娠中，早期行腹腔镜切除胆囊，对母儿较安全，对妊娠无不良影响。妊娠晚期手术时应行术式简单的造瘘引流，术后注意有无宫缩，及时给予黄体酮保胎治疗。

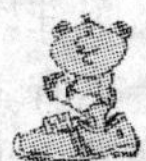

第180天　妊娠合并性病——梅毒

性传播疾病——简称性病，近年来在我国的发病率不断增加，孕妇一旦感染性病，若不及早确诊和积极治疗，通过垂直传播导致胎儿感染，将会严重影响下一代的健康。

梅毒是严重危害人类健康的性病，它是由苍白密螺旋体引起的慢性全身性疾病，早期主要表现为皮肤粘膜损害，晚期能侵犯心血管，神经系统等重要脏器，造成劳动力丧失甚至死亡。梅毒最主要的传播途径是通过性交经粘膜擦伤处传播，此外输血、接吻、衣物传染途径少见，梅毒孕妇能通过胎盘将病原体传给胎儿引起早产、死产或娩出先天梅毒儿，若孕妇软产道有梅毒病灶，分娩时也可发生产道感染，未经治疗的一、二期梅毒孕妇几乎100%传给胎儿，早期潜伏梅毒(感染不足2年，临床上无梅毒损害表现，梅毒血清学试验阳性)，孕妇感染胎儿的可能性达80%以上，且有20%早产，未经治疗的晚期梅毒孕妇感染胎儿的可能性约为30%，晚期潜伏梅毒（感染超过2年，临床无梅毒损害表现，梅毒血清学试验阳性)。孕妇虽然性接触已无传染性，感染胎儿的可能性仍有10%，通常先天性梅毒儿占死胎的30%左右。若胎儿幸存，娩出先天梅毒儿，也称胎传梅毒儿，病情较重，早期表现有皮肤大疱、皮疹、鼻炎及鼻塞、肝脾肿大、淋巴结肿大等；晚期先天梅毒多出现在2岁以后，表现为楔状齿、鞍鼻、间质性角膜炎、骨膜炎、神经性耳聋等，其病死率及致残率均明显增高。

所以，梅毒患者应避孕，尽早治疗。婚前及产前检查应夫妻双方行梅毒血清学筛查。

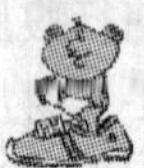

第181天 妊娠合并性病——淋病

淋病也是我国法定的性病之一，近年来在我国的发病率居性传播疾病的首位，任何年龄均可发病，以20~30岁居多。淋病是由革兰染色阴性的淋病奈氏菌（简称淋菌）引起的以泌尿生殖系统化脓性感染为主要表现的性传播疾病，因为淋菌对抗柱状上皮和移行上皮有亲和力，所以极易侵犯并隐匿在女性泌尿生殖道而引起感染。淋菌绝大多数通过性交经粘膜传播，多为男性先感染淋菌再传播给女性。间接传播的途径主要是通过接触染菌的衣物、毛巾、床单、浴盆等物品及消毒不彻底的检查器械等，但所占比例很小。

孕妇感染淋菌并不少见，约占0.5%~7%。妊娠期任何阶段的淋菌感染，对妊娠预后均有影响。妊娠早期淋菌性宫颈管炎，可导致感染性流产与人工流产后感染；妊娠晚期因淋菌性宫颈管炎使胎膜脆性增加，极易发生胎膜早破，胎膜早破使孕妇发生羊膜腔感染综合征，分娩时出现滞产。对胎儿的威胁则是早产和胎儿宫内感染，有资料报道早产发病率为17%。胎儿感染易发生胎儿窘迫，胎儿宫内发育减缓，甚至导致死胎、死产，产后常发生产褥感染。如胎儿幸存经阴道娩出，可以发生新生儿淋菌性结膜炎、肺炎、甚至出现淋菌败血症，使围生儿死亡率明显增加。淋菌感染的潜伏期为1~14日，故新生儿淋菌结膜炎多在生后1~2周内发病，可见双眼眼睑肿胀、结膜发红、睫毛粘在一起，睁眼时流出脓性分泌物，局部加压有脓液溢出。若未能及时治疗，结膜炎继续发展，引起淋菌眼眶蜂窝织炎，也可浸润角膜形成角膜溃疡、云翳、甚至发生角膜穿孔或发展成虹膜睫状体炎，全眼球炎，导致失明。

所以患淋病的妇女应避孕，待淋病治好后再怀孕。孕期也应注意卫生，在淋病高发地区，孕妇应于产前常规筛查淋菌，最好在妊娠早中晚各做一次宫颈分泌物的淋菌培养，以便及早确诊及彻底治疗，淋病孕妇娩出的新生儿应预防用药。

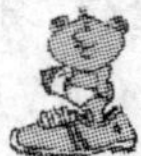

第182天　怀孕第26周

怀孕第26周是指从末次月经算起的第176～182天，亦即胎龄的第24周。

怀孕26周的胎儿顶臀径已达23厘米，体重约1 000克。在这一周，宝宝正迅速的成长，胎儿心跳更加明显，正常胎儿心率为120～160次/分。胎动也更加强烈，胎儿的脑部发育完全，开始有记忆、思考、感情等能力。胎儿能睁开眼睛，握紧小手，小鼻孔已形成，过了26周妊娠，早产存活率就高了。

妊娠16周的孕妇，宫底高度已达26厘米，宫底已高出脐上6厘米。在这个阶段，孕妇的宫高每周可长1厘米，如果营养丰富，搭配合理，你的体重将大约增加7～10千克，随着子宫、胎盘和胎儿的生长，孕妇的身体也变得越来越笨重，会出现一些不适，如腰痛、骨盆压迫感、腿部痉挛、头痛等。不过不要沮丧，就快要到妊娠第2阶段的终点了，孕期的2/3已经快过去还剩下1/3的时间，你就可以分娩放下包袱了。

此时由于胎儿脑部发育完全，是进行胎教的最好时机，孕妇可听些轻柔舒畅的音乐来进行音乐胎教。优美的音乐能够给胎儿留下比较深刻的印象，音乐能陶冶人的性情，激发人的想象力。孕妇和准爸爸还可以通过抚摸胎儿来进行运动胎教，做丈夫的可以用手轻抚妻子的腹部同宝宝细语，这能使父亲更早地与未见的小宝宝建立联系，加深全家人的感情。父母还可通过动作和语言与腹中胎儿对话，胎儿能够通过听觉和触觉感受到来自父母的爱的呼唤，这对促进胎儿的身心发育非常有利。如早上起来说声“早上好宝宝”，吃早餐时问“闻到了吗？这是牛奶啊！”散步时说“瞧，青青的草、红红的花，多美啊！”

这样循环往复，不断强化，效果比较好！

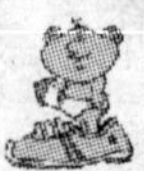

第183天　妊娠合并性病——尖锐湿疣

尖锐湿疣是近年常见的性传播疾病，仅次于淋病，居第2位，也是我国法定的性病之一。尖锐湿疣的病原体为人乳头瘤病毒（HPV），共有68个亚型，其中低危的6亚型和11亚型是最常见的病原体。尖锐湿疣主要的传播途径为性交传播，但也有少数为非性接触传播，如公用坐厕、浴盆、毛巾、床单、衣物等的被污染接触传播以及消毒不彻底的检查器械传播。

尖锐湿疣的发病与机体免疫状态关系密切，孕妇机体免疫功能受抑制，加之阴道分泌物增多和外阴部温暖湿润，容易患尖锐湿疣。好发部位以外阴部的阴唇后联合、小阴唇内侧最常见，占93%；其次是宫颈，占32%；阴道仅占18%。其他肛门周围、阴阜、尿道口等部位也可发病，其呈多发性鳞状上皮乳头状增生、质硬、突出于表皮，表面粗糙，有肉质蒂柄，多聚生成群也可融合在一起形成丛状、乳头状生长，或呈鸡冠状、菜花状、桑椹状，妊娠期间的生殖道尖锐湿疣数目多、病灶大、多区域、多形态。

孕妇患尖锐湿疣，有垂直传播的危险。胎儿宫内感染极罕见，有报道个别胎儿出现畸胎或死胎，绝大多数是通过软产道感染，在幼儿期有发生喉乳头病的可能。孕妇如妊娠36周以前患尖锐湿疣，若病灶少且小，仅在外阴部，可行外用上药治疗；若病灶大且有蒂，可行冷冻、电灼、激光治疗，或手术切除大的主体，待愈合后采取药物局部治疗。配偶或性伴侣也患病应同时治疗。若孕妇患病发生在妊娠足月或近足月，病灶局限在外阴部，仍可行冷冻或手术切除病灶；若发现病灶广泛存在于外阴部、阴道和宫颈时，经阴道分娩极易发生软产道裂伤，甚至大出血。巨大病灶堵塞软产道时，或择期剖宫产结束分娩，妊娠结束后，部分尖锐湿疣有可能自然消失。

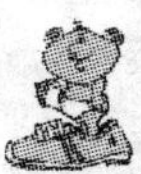

第184天　妊娠合并性病——沙眼衣原体感染

泌尿生殖道沙眼衣原体感染被公认为性传播疾病，是国家卫生部要求严格控制的性传播疾病之一。沙眼衣原体不仅是沙眼的病原体，也是引起女性生殖道感染最常见的病原体。

孕妇患生殖道衣原体感染有两种形式，新近活动性感染和原有衣原体潜伏感染，因妊娠而诱发活化。孕妇宫颈感染衣原体的危险因素有：开始性生活年龄小、多个性伴侣、低文化程度不用阻隔式避孕、患沙眼及重度宫颈糜烂等。若发现怀孕妇女有上述某项危险因素时，应及时检测宫颈衣原体。孕妇患衣原体活动性感染有发生胎膜早破的危险，若发生在妊娠早期，容易发生流产。衣原体生殖道感染的孕妇并不少见，国内资料报道，应用衣原体单克隆免疫荧光直接涂片检测宫颈衣原体阳性率为96.92%，孕妇患宫颈炎、子宫附件炎经治疗效果不佳时应想到可能是衣原体感染所致。

孕妇生殖道衣原体感染可以垂直传播，有宫内感染（少见）、产道感染（多见）和产褥期感染（少见），新生儿主要通过衣原体感染的软产道而被感染。剖宫产娩出的新生儿尽管也存在被感染的危险，但罕见。衣原体感染新生儿，最常侵犯眼结膜，并可扩展到鼻咽部，多发生在生后4~16日，也可发生在生后数周。新生儿衣原体感染为全身性疾病，衣原体结膜炎时表现为眼结膜充血及乳头增生、粘液脓性分泌物，病程可长达1~3个月。预后良好，仅少数遗留疤痕和角膜翳形成。衣原体感染眼结膜经鼻咽管到达鼻咽部，随后进入下呼吸道引起衣原体肺炎，表现为气促、鼻塞、咳嗽、听诊有小水泡音、X线胸片有大片阴影、新生儿血清IgM（+），表明宫内感染。咽部分泌物可检出衣原体。

一旦孕妇宫颈检出衣原体，应及时用药，用药也是预防新生儿衣原体感染的手段，对有感染危险的新生儿，至少住院一周以便确诊，及时用药治疗。

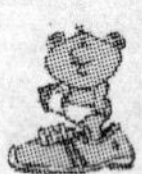

第185天　妊娠合并性病——生殖器疱疹

生殖器疱疹是由单纯疱疹病毒引起的性传播疾病，Ⅰ、Ⅱ型均可致人类感染。Ⅰ型称口型或上半身型，占10%。主要引起上半身皮肤、粘膜或器官疱疹，如唇疱疹、疱疹性脑炎等，但极少感染胎儿。Ⅱ型称为生殖器型，占90%。主要引起生殖器（阴唇、阴蒂、宫颈等）、肛门及腰以下皮肤疱疹，直接由性接触传播占绝大多数，以青年女性居多，孕妇患单纯性疱疹病毒Ⅱ型感染，可以垂直传播给胎儿。

孕妇于妊娠20周前患生殖器疱疹，可口感染胎儿，流产率高达30%。于妊娠20周后患本病感染胎儿，低体重儿居多，也可发生早产。目前认为单纯疱疹病毒宫内感染，严重病例罕见，极少发生先天发育异常儿，经产道感染80%以上。经产道感染的新生儿，由于细胞免疫功能未成熟，病毒常表现为全身扩散，新生儿病死率高达70%以上，多于生后4～7日发病，表现为发热、出血倾向、吮乳能力差、黄疸、水疱疹、痉挛、肝肿大等。多在10～14日因全身状态恶化而死亡，多数幸存者遗留中枢神经系统后遗症。

生殖器疱疹治疗的原则是抑制单纯疱疹病毒增殖和控制局部感染，分娩时原则上应对软产道有疱疹病变的产妇行剖宫产，即使病变已治愈，初次感染发病不足1个月者，仍应以剖宫产结束分娩为宜，复发型是否需行剖宫产尚有争议，但发病一周以上复发型可经阴道分娩。

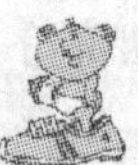

186天　妊娠合并性病——巨细胞病毒感染

巨细胞病毒感染是由巨细胞病毒引起的一种全身感染性疾病，近年来已被列为性传播疾病。巨细胞病毒感染的特征性病变为感染细胞增大，细胞核和细胞质内分别出现嗜酸性和嗜碱性包涵体，巨细胞病毒具有潜伏活动的生物学特征，多为潜伏感染，可因妊娠而被激活。

成年男女的主要传播途径为性接触（通过性交），孕妇患巨细胞病毒感染可以垂直传播给胎儿，母婴垂直传播也是巨细胞病毒的重要传播途径。包括：

1．宫内感染——通过胎盘感染，尤以妊娠最初3个月胎儿感染率最高，妊娠后期通常不引起胎儿感染。

2．产道感染——隐性感染的孕妇，在妊娠后期巨细胞病毒可被激活，从宫颈管排出巨细胞病毒，胎儿在分娩过程中经软产道时，接触或吞咽含病毒的宫颈分泌物和血液而感染。

3．出生后感染——产妇唾液、乳汁、尿液中均含有巨细胞病毒，通过密切接触、哺乳等方式而感染。

孕妇在妊娠期间的巨细胞病毒感染多为隐性感染，无明显症状和体征，能长时间呈带病毒状态，可经唾液、尿液、乳汁、宫颈分泌物排出巨细胞病毒。少数出现低热、疲乏无力、头痛、咽痛、肌肉关节酸痛、白带增多、颈部淋巴结肿大、多发性神经炎等。若为原发性巨细胞病毒感染，引起胎儿先天异常的发病率高且病情严重。文献报道胎儿先天感染的发病率为0.4%～2.4%，严重者可发生流产、死胎、死产、新生儿死亡。若存活，巨细胞病毒感染的新生儿绝大多数无明显症状和体征，仅有约10%新生儿出现低体重、黄疸、紫癜、肝脾肿大、智力障碍、视网膜脉络膜炎、脑内钙化、小头症等，多数患儿出生后数小时至数周内死亡，死亡率高达50%～80%。幸存者常有智力低下，听力丧失和迟发性中枢神经系统栓塞为主的远期后遗症，而无症状者中有5%～15%在出生后二年开始出现发育异常。

所以如妊早期确诊孕妇患巨细胞病毒感染应立即人工流产；妊晚期感染，无需特殊处理足月时可阴道分娩；乳汁中检出病毒的产妇应停止哺乳，由于新生儿尿液中可能存在巨细胞病毒，故应使用一次性尿布，或用过的尿布做消毒处理。

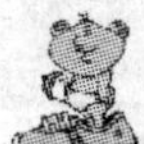

第187天　孕妇心理卫生与胎（婴）儿身心健康

怀孕始于一个精卵细胞结合，或受精卵经细胞分化增殖，胎儿各器官系统发育成熟，或一个成熟的胎儿至娩出要经过280天左右。在这个较长的妊娠过程中，孕妇不仅在生理上会发生很大的变化，而且在心理上也会发生一系列变化，如情绪不稳、易于烦躁、稍不如意就会伤心落泪等。目前我国孕妇怀孕后心理变化还有其特点，其一是一对夫妇只生一胎，要求优生的心理迫切，而且受传统观念影响，生男孩欲望的人比例大，势必造成心理紧张；其二是孕妇年龄偏大，孕期保健知识了解少，遇一小问题也会惊恐不安，对分娩顾虑大，怕难产，也会造成心情紧张不安，这些心理因素对胎（婴）儿都会产生不同程度的影响。国外心理学家曾对数百名孕妇作试验研究，结果发现，当母亲情绪不安时，胎儿的胎动次数较平常多3倍，最高时达10倍。如果胎儿长期不安，体力消耗过多，出生时往往体重比一般婴儿轻454~907克。实践证明，孕妇在情绪焦虑不安的状态下所生孩子大多表现与众不同的情绪和行为特点，易受惊吓、爱哭闹、不爱睡觉，孕妇精神过度紧张，分娩过程中易出现宫缩不协调，产程过长，造成难产。更有甚者，有的产妇听说生的是女孩，子宫收缩无力导致产后出血是心理因素的最好说明。有的产妇本来情况很好，只因心情不悦，立刻泌乳减少而断了孩子的奶水，可见孕妇心理变化影响胎（婴）儿身心健康确实是不可忽视的因素。

如何作好孕期心理卫生保健呢？孕妇在孕期要排除一切干扰，保持心境平和，喜怒哀乐不可过分，要修养身心，培养愉快、稳定的情绪，须知生活中事情是复杂的，不能都尽如人意，不要为鸡毛蒜皮的小事大动肝火。孕妇要学会心理调适，遇到身体不适或心情不悦时，可以及时去诊疗，切忌心情烦躁及焦虑，要学会疏导分流，多为未来的宝宝着想，心情不好时，也可以找知心朋友谈天，一吐为快，总之孕妇要有乐观情绪。

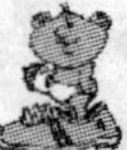

第188天　给准妈妈一个健康的心理卫生环境

孕妇要经历十月怀胎这一较长的妊娠过程，不仅生理上发生很大的变化，而且心理上也会发生一系列变化，此期的心理活动比较活跃积极。任何消极的因素，都能影响孕妇的健康及胎儿的发育。如可能出现紧张、厌恶、烦躁、忧虑、抑郁、担心、伤心落泪、不稳定情绪等心理表现。国内外心理学家已证实，心理因素影响着胎儿的身心健康，可造成胎动异常、宫内缺氧、宫内发育迟缓、出生后低体重儿、易惊吓、爱哭闹等不良后果，因此一定要做好准妈妈的心理卫生保健。

首先，丈夫和家庭中的其他成员要把准妈妈作为重点对象保护，一个人心理状态越不好，就越想得到亲人的同情和安慰，因此丈夫和家人更应该加倍关怀和爱护准妈妈，给予她们鼓励和支持，生活上无微不至的照顾，了解心理问题的所在，想法解除思想顾虑，排除干扰，避免不良刺激。另外，作为准妈妈本人也要与丈夫和家庭配合，学会心理自我调适，喜怒哀乐不可过分。须知生活是五彩缤纷的，也是复杂多变的，不能都尽人意，遇到问题学会分流，学会解脱，学会善解人意、宽容和谅解，自备一个良好的心理，迎接新生命的到来。

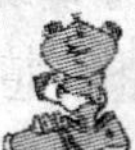

第189天　怀孕第27周

怀孕第27周是指从末次月经算起的第183～189天，胎龄则为第25周。

怀孕27周的胎儿，身长已有36厘米，顶臀径长约24厘米，体重约为1 100克。胎儿的眼睑已经会动，胎儿可以睁开或闭上眼睛，可清楚看见眉毛和睫毛，全身长满细软的胎毛，皮肤变薄，呈红色，有纹路和皱纹产生，皮下脂肪极少，随时都有呼吸运动，从超声波可清楚看到心脏有二个心房，二个心室。胎动更剧烈，但胎位不固定。

怀孕27周时，孕妇的子宫底高度约27厘米，约高出脐7厘米，随着子宫底的升高，压迫到心脏和呼吸器官，有心悸或呼吸困难现象出现，腹部的增大也会压迫母亲的胃部，所以，孕妇即使胃口很好，也很难一次吃得很多，又由于腹部相当凸出，身体重心不平衡，很容易跌倒，所以此时的孕妇应穿低跟平稳的鞋，外出时应避免在人多、车多的交通高峰阶段，最好选择人车较少且又有座位可坐的时间搭车，除了注意营养要均衡外，且不可过胖。由于胃部受压此时不必限定一日三餐，可采用少量多餐的方式，长时间久站容易引起水肿，应常把双腿抬高休息，不良的坐姿或站姿会使孕妇感到疲倦，所以应尽量避免弯腰等压迫到腹部的姿势，最好能坐在椅子上或蹲着拿东西。假如你摔了跤，应立即上医院诊治，如果有出血、严重的腹痛或阴道流出液体等症状应引起重视，摔跤后仍能感受胎动，可以放下心来，这表示胎儿还是正常的。记住这一周，你又到了该上医院例行产检的时候了。从这一周起，你应每2周进行一次产检，而不是以前的相隔一个月。同时许多医院规定这一周开始要正规地计算每天胎动的次数以便第一时间判断胎儿子宫内情况。还有听从医院安排，积极参加产前学习班。

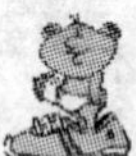

第190天　怎样判断自己的胎儿是否发育正常

在妇女妊娠期间，由于胎儿的生长发育，孕妇的身体发生一系列变化，体重会不断增加，宫体高度和腹围也不断增加，故测量体重、子宫高度及腹围可大概了解胎儿的生长发育情况。

胎儿的生长发育是有规律的，一般在妊娠早期生长发育最为迅速，妊娠中期增大相对稳定，妊娠晚期则增长缓慢，到了出生前一周左右基本停止生长。

首先我们可以通过孕妇体重的增长情况来判断胎儿体重的增加是否正常。怀孕期间，孕妇体重增长的平均值为10千克，其中胎儿约为3 200克、胎盘约600克、羊水约730～800克，一共约4 500克，其他如子宫、乳房、血液、水分等约增加5 500克，共计10千克。怀孕前半期约增加4千克，后半期增加约8千克，但每周体重增加不应超过0.5千克。如体重增加过慢，应考虑胎儿子宫内发育迟缓或母体营养不良；如体重增加过快，应考虑浮肿、羊水过多、巨大胎儿及孕妇过胖。

其次可通过测量子宫底的高度及腹围来判断胎儿身长生长的情况。子宫底的高度是指以子宫底至耻骨联合上缘之间的距离，腹围是指脐水平的绕腹一周的径线，宫底高度反映子宫长径，腹围反应子宫横径及及前后径，合并起来能较准确反映子宫大小，从而间接反映胎儿生长情况。一般妊娠 12 周末宫底耻骨联合上 2～3 横指，16 周在脐耻之间，20 周末脐下一横指，24 周末脐上一横指，28 周末脐上三横指，32 周末脐际之间，36 周末剑突下二横指，40 周末脐剑之间。胎高过高或明显落后表示异常，应求诊于医生。腹围因受羊水量及孕妇本身肥瘦影响较大而仅供参考和动态观察。

同时还可通过胎动来判断，正常胎儿一小时不少于 3～5 次，早、中、晚各自测 1 小时胎动，将这 3 个数相加 ×4 即为 12 小时胎动，正常约 30 次以上。如胎动过少或过频，也表示胎儿异常，应及时去医院求诊。

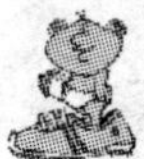

第 191 天　胎儿监护

胎儿监护是指胎儿及其成熟度的监护，包括确定是否为高危儿、胎儿宫内情况的监护、胎盘功能检查、胎儿成熟度检查、胎儿先天畸形的宫内诊断和胎儿遗传性疾病的宫内诊断。

高危儿包括孕龄 <37 周或 ≥42 周，出生体重 <2 500克，小于孕龄儿或大于孕龄儿，出生后 1 分钟内 Apgar 评分 0～3 分，产时感染，高危妊娠产妇的新生儿、手术产儿、新生儿的兄姐有严重的新生儿病史或新生儿期死亡等。

胎儿宫内情况的监护。孕早期可行妇科检查、B 超检查等；孕中期可测子宫底高度、腹围、胎动计数、胎心监测，B 超测胎头双顶径胎位及胎盘位置和成熟度、羊膜镜检查、胎儿心电图检查和胎儿电子监测，即通常所称的胎监，胎监目前已在临床上广泛应用，可监测胎心率及预测胎儿宫内储备能力，其优点是不受宫缩影响，能连续记录动态变化，能反映胎心率，胎动和宫缩之间三者的关系。

胎盘功能检查。包括胎盘功能和胎儿胎盘单位功能的检查，如胎动计数，测定孕妇尿中及血中雌三醇值和血清中妊娠特异性 β 糖蛋白值，还有缩宫素激素试验（OCT），阴道脱落细胞检查和 B 超胎儿生物物理评分监测，以上方法能间接判断胎儿在宫内的状态，早期发现隐性胎儿窘迫，有助于及时采取相应措施，使胎儿能在良好情况下生长发育，直到具有在宫外生活能力时娩出。

胎儿成熟度检查。正确推算孕周，测量宫高腹围，B超测胎儿双顶径和胎盘成熟度，检测羊水中卵磷脂/鞘磷脂比值及羊水中肌酐值胆红素类物质值，淀粉酶值和脂肪细胞出现率。

胎儿先天畸形及遗传性疾病的宫内诊断。在胎儿出生之前应用各种先进科技手段，如B超、X线、胎儿镜、磁共振、X生物化学、细胞遗传学及分子生物学技术，了解胎儿在宫内的发育状况，有无外形畸形，有无染色体异常，是否存在先天性和遗传性疾病，以便进行选择性流产。

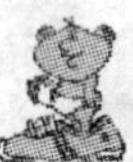

第192天　什么是母儿血型不合

什么是母儿血型不合，顾名思义就是孕妇和胎儿之间的血型不合。胎儿以父方遗传下来的显性抗原通过妊娠分娩侵入母体，刺激母体产生免疫抗体，这一抗体又可因再次妊娠时受到相同抗原的刺激而加强，当其通过胎盘进入胎儿血液循环后，可使胎儿红细胞凝集破坏引起胎儿或新生儿的免疫性溶血及贫血——即新生儿溶血症。本病对孕妇无影响，但病儿可因严重贫血死亡，也可于分娩后因溶血所产生大量胆红素渗入脑细胞，引起中枢神经细胞的中毒性病变，称核黄疸。核黄疸病死率高，即使幸存也会影响病儿的智力和运动功能的发育。

母儿血型不合主要有ABO型和Rh型两大类。ABO型较多见，但病情轻，危害性较少；Rh型较少见，但病情重，常致胎儿子宫内死亡或新生儿核黄疸。ABO型中，如果母亲为O型血，父亲A型或B型或AB型血，胎儿血型则为A或B型或O型，胎儿A、B型的抗原可致敏母体产生抗体，此抗体进入胎儿血液引起溶血。而Rh血型中有6个抗原，分别以Cc、Dd、Ee表示，其中以O抗原较强，引起Rh血型不合的发病率较高，占80%以上。当母亲为Rh阴性时，如父亲为 Rh 阳性，胎儿可为 Rh 阳性，母亲则被 Rh 致敏产生抗体，此抗体进入胎儿血液则发生溶血现象。母亲为 Rh 阳性时，虽然不会发生抗 D 抗体，但偶尔仍有机会发生母儿血型不合，只是抗体的型别不同而已（如抗 E，抗 C……），凡 Rh 阴性率高的民族，则 Rh 型母儿血型不合的发生率高。

所以产前检查时，一定要测定孕妇及其丈夫的 ABO 血型和 Rh 血型，如要丈夫为 A 型，B 型或 AB 型，孕妇为 O 型，要注意 ABO 型母儿血型不合。如果丈夫为 Rh 阴性，孕妇为 Rh 阴性则要注意 Rh 型母儿血型不合。凡过去分娩有死胎、死产或新生儿溶血病史的孕妇，要警惕母儿血型不合症，如果前次有死胎史，经尸检证实死于新生儿溶血病者，则此次再现死胎的可能性很大，故详细的病史对诊断也很重要。

现代有许多的方法可以治疗新生儿的溶血如药物、光照疗法、换血疗法等均取得满意效果。

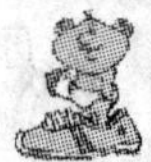

第 193 天　怀孕晚期的饮食基本原则

怀孕晚期是指怀孕后 3 个月，即 27～40 周。此期胎儿发育迅速，牙齿、骨骼也正加速钙化，准妈妈除了遵循孕中期的饮食原则外，还要摄取足够的钙质，此时除从饮食中补钙外医生多会建议准妈妈补充钙片。还有此时已接近分娩和哺乳阶段，需要良好的营养，注意优质蛋白的摄入。还要注意不要吃过多的甜食，以免体重过分增加。由于此时子宫的增大，母亲胃肠受压，应注意少吃不易消化的食物和可能引起便秘的食物。此期宜选择体积少，营养价值高的食物如动物性食品，对一些纯热量的食物如白糖、蜂蜜等甜食少吃或不吃，适量控制食盐，避免辛辣、浓咖啡和酒类等刺激性食品。

孕晚期的膳食组成：

粮谷类、大米、面、杂粮：350～400 克

肉、禽、鱼、蛋及豆制品：250 克

牛奶或豆浆：440 毫升

动物内脏：50克，约每周1～2次

水果蔬菜：500克，绿叶蔬菜占2/3

植物油：25～30克

孕晚期饮食每日可增加至5餐以上。例如：

早餐：牛奶1杯，鸡蛋1～2个，面包涂果酱

9点钟：水果1～2个

中餐：米饭100～150克，酱爆肉丝，香菇蒸鸡，炒青菜，汤1碗

15点钟：牛奶1杯，水果若干

晚餐：米饭100～150克，清蒸鱼，麻婆豆腐，八宝菜，汤1碗，水果1个

夜餐：果汁1杯或粥1碗

提示：孕晚期应注意补钙，食物应宜消化。

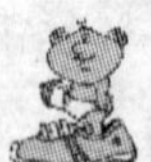

第194天　优生与胎教

胎教就是使孕妇保持心情舒畅，情绪稳定，多听健康音乐，多欣赏美好的东西，看轻松愉快的小说故事，避免抑郁、紧张，消除一切精神上的负重感，从而达到优生的目的。中国古代《列女传》中记载："妇女如果怀孕则眼不见邪淫之色，耳不听淫秽之声，夜晚朗读诗经，学习正义之事，如此一来，才能生出行为端正，才智过人的小孩。"其意思就是说希望妇女在怀孕期间避免各种不良的感官刺激，保持心情舒畅、平和，才能生出聪明、漂亮的孩子。目前虽然无法以科学来证实胎教的具体影响，但医药界已认知，未出生的胎儿在孕期16周即有完好的触觉和味觉，18周的胎儿对光已经会产生反应，20周则已出现听觉，此时的胎儿并有做梦、记忆和思考的能力，也就是说，胎儿除了生理上的成长发育外，其心灵和灵性在出生前已经开始酝酿和培养了。例如孕妇悲哀、恐吓、愤怒、不安等情绪方面的刺激，会引起体内循环，消化系统的功能改变，营养物质不易被吸收，母亲和胎儿的健康都受到损害，有时还会导致早产或流产。又如过于紧张，惊吓会引起体内肾上腺皮质激素分泌过高，从而通过血液及内

分泌物质的交流引起胎儿神经系统改变，有的会造成畸形或某些缺陷，有实验显示，当孕妇情绪波动时，胎儿会表现出窘迫不安，胎动增加等现象，归纳起来，胎教对胎儿的影响有以下3点：

1. 安抚胎儿情绪，让胎儿将来有较高的EQ。

2. 刺激胎儿的感觉神经和运动神经有利于胎儿将来聪明活泼。

3. 直接透过血液、内分泌物质来达到体内心灵的沟通，所以孕妇一定要重视胎教，时刻想着肚子的孩子和自己一脉相承，努力使自己生活有规律，心情开朗，情绪稳定，多听多看多想美好的东西，以便自己孕育一个健康、聪明、活泼、美丽的小宝宝。

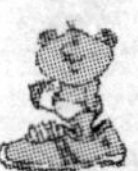

第195天　丈夫与胎教

怀孕妈妈和胎教的关系，大家都容易理解，而丈夫与胎教的关系，许多人就不甚明白了。可能会有许多粗心的准爸爸说，怀孕和胎教，那是女人的事，和我们男人有什么关系？其实不然，孕育优秀的下一代，是社会赋予每一对夫妻的共同社会责任，丈夫的许多言行和孩子的成长发育有着密切的关系，准爸爸绝对不可轻视自己的作用。

首先丈夫应督促妻子一起制定怀孕计划，并进行婚前检查，怀孕计划可避免在孕前或受孕初期胎儿暴露在一些不知情的危害中（如药物，X射线等），婚前检查可以了解男女双方的健康状况，同时可以筛查出男女双方遗传性疾病，为下一代的健康成长奠定良好的基础。

其次，为了提升下一代的优良品质，作为丈夫应在孕前戒烟以免妻子怀孕时吸入二手烟而对胎儿造成危害，丈夫应努力创造一个轻松、愉快的生活气氛和光线明亮、通风良好的生活环境给怀孕妈妈。在日常生活中多体贴、关心妻子，注意怀孕妈妈的饮食和营养，可利用业余的时间陪太太采购些既营养丰富、均衡，又有利于胎儿智力发育的食品，可陪伴太太一起采购婴儿的生活用品，一起和太太亲自动手布置一些美好的画面，采购优美的音乐唱片及一些有益的图书让准妈妈欣赏，和太太一起布置新生儿的居室也将是一件大大有益胎教的活动。闲暇时陪准妈妈到郊外走走，一可呼吸新鲜空气，二可获得一个好心情，晚上准爸爸也可以在怀孕太太的肚子旁边，以温和轻柔的语气和胎儿说话，可以将自己的工作、兴趣、才能以简单易懂的方式说给胎儿听，让宝宝能熟悉您的声音，感受到父亲的关怀与爱心。丈夫在太太怀孕期间应温柔体贴地对待太太，有责任和太太一起过孕期正常的性生活，体贴孕期妇女的压力和情绪变化，让其抒发和转化成稳定愉快的情绪。另外要记住督促太太定期上医院产前检查，最好有时间时一起陪太太前往，这样，您的太太会幸福，您的孩子会健康聪明。

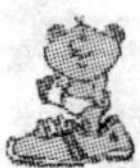

第196天　怀孕第28周

怀孕第28周是指从末次月经算起的第190～196天，亦即胎龄的第26周。

第28周的胎儿，身长可达40厘米，臀顶径有25厘米，你的宝宝体重可达1 200～1 300克。从这周开始，胎儿的脑表面出现一些沟状的结构以及一些回陷样的结构，称为脑的沟回，脑组织也开始逐步发育形成，头上的毛发也更长了，皮下脂肪日益增多，肌肉也日益发达，使得胎儿的身体变得十分饱满。胎儿在子宫内灵活地活动身体，位置改变或头朝向下，渐渐转变成正常的胎位。此时如果早产，胎儿的成活率会很高。

怀孕28周起，孕妇已进入了晚期妊娠阶段，孕妇的子宫底已高出脐上约8厘米，如果从耻骨联合上缘测量宫高则为28厘米，这一周孕妇的体重会增加7.7～10.8千克。

从这一周起，医生会要求你定期每2周去一次产检，医生也会每次都给你验血、验尿、测糖耐量试验等，医生还会发一张胎动计数表让你在家每天定时去数胎动并记录下来，别小看这件事，因为胎儿如果在宫内缺氧，但表现为胎动异常的时间要早过胎心音变化时间的12～72小时。换句话说，如果你及时发现胎动异常并及时就医诊治，你将为宝宝争取到了12～72小时的抢救时机，这是多么重要啊，这是你为人母的责任所在，一定要记得自数胎动。如果不知怎么数，请教你的主诊医生，给你详细地讲解清楚为止。这一周还应该确定胎位了，如果胎头向下，则是正常胎位，如果胎位异常，赶快做膝胸卧位等动作将胎位纠正过来。

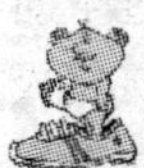

第197天　音乐胎教

如何孕育一个健康优秀的下一代，除了注意母体的健康以外，维持一个快乐平和的心情是很重要的。胎儿的心理、生理成长，除了依赖与母体相连的脐带供氧气和营养之外，胎儿自身也具有敏感的知觉与心智，能感受子宫外的情境。另外，孕妇体内由于心情改变而引发的内分泌变化能强化母亲与胎儿之间的亲密感觉，其中音乐则充当媒介的重要角色。

胎儿的听觉是通过母亲的腹壁、子宫及宫内的羊水而接受外界的信息，胎儿成长至4周左右，耳泡逐渐开始形成，胎儿的内耳约5周时发育完全，约6个月时胎儿的听觉神经系统便可以感受到母亲的呼吸和心跳。怀孕7个月以后，胎儿对外界的声音刺激渐有反应、孕妇听优美的音乐，可以直接使胎儿感受到音乐的律动、节奏，让准妈妈精神、心情放松，心跳规律、安稳，血流速度、血管收缩功能正常，以提供充分的养分、水分，让胎儿健康地成长。

怀孕期间应该听什么样音乐呢？而哪些音乐又该避免呢？一般来说：

1. 音乐节奏不能太快，音量不宜太大，太快会使胎儿紧张，太大音量会令胎儿不舒服，例如摇滚乐就不适合胎教。

2. 音乐的音域不宜过高。过高的音域会造成神经之间的刺激串连，使胎儿无法负荷，造成脑神经的损伤。

3. 音乐不要有突然的巨响以免造成胎儿受惊吓。

4. 胎教音乐不宜过长，5～10分钟较合适，而且要反复聆听，才能造成适当的刺激。在胎儿出生后熟悉的音乐会使新生儿有待在母体内的安全感，对胎儿情绪的安抚相当有帮助。

5. 音乐应有明朗的情绪、和谐的和声。下面推荐几首古典音乐供参考：

舒曼：梦幻曲	柴可夫斯基：圆舞曲
李斯特：爱之梦	施特劳斯：木管小夜曲
勃拉姆斯：摇篮曲	肖邦：降E大调夜曲
韦尼奥夫斯基：浪漫曲	莫扎特：单簧管五重奏
波普：小夜曲	巴哈：羊儿可以安心吃草
巴哈：小步舞曲	费尔德：第四号夜曲
肖邦：流畅的行板	朱利安·洛伊韦伯：爸爸的歌

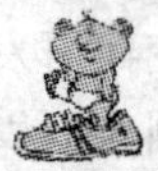

第198天　运动胎教

“生命在于运动”，运动可以促进胎儿生长发育得更好。现代医学研究表明，孕妇子宫内胎儿活动的差异能预示出生后活动能力的强弱。在胎儿时期活动能力强的婴儿，出生后6个月要比胎儿时期活动能力弱的婴儿动作能力发展得更快些，凡是在母体内受过运动训练的胎儿，出生后翻身、爬行、坐立、行走及跳跃等动作都明显早于一般的孩子。所以现主张对胎儿进行适当的运动训练，以激发胎儿的运动积极性，促进胎儿身心发育。

早在怀孕第7周，胎儿就在母体内有吞吐羊水、眯眼、吮指头、握拳手、伸展四肢、转身、翻筋斗等丰富的活动，只是运动幅度小，借助B超才能观察到。当胎儿生长到16～20周时，活动能力大增，孕妇才开始感觉到胎动，此时孕妇应实行运动胎教了——抚摸胎儿。

抚摸胎儿是生命的亲昵，孩子个个都喜欢抚摸、拥抱等体肤接触，胎儿也是这样。胎儿不但需要语言上的和煦春风、优美乐曲，还需要肢体的接触和柔性的生命亲昵，按摩时孕妇仰卧在床上，全身放松，在腹部松弛的情况下来回抚摸胎儿，可用一个手指轻轻按一下再抬起。开始时你可能不会明显地感觉到胎儿的回应，慢慢你就很快会有体会了。开始有的胎儿能立即作出反应，有的则要过一阵，甚至几天才有反应。如果此时胎儿不高兴会用力挣脱或蹬腿反对，此时你就应马上停止，过几天等胎儿对母亲的手法习惯了，母亲手一按摸，胎儿就会主动迎上去。到 6~7 个月时，母亲已能分辨出胎头和脊背时，就可以轻轻推着胎儿在子宫内“散步”了，这时如果胎儿“发脾气”、“撒娇”，身体来回扭动或用力顿足时，母亲可用爱抚的动作来安慰胎儿，过一会儿胎儿就会以轻轻的蠕动来感谢母亲的关怀。丈夫也应参与，用手轻抚妻子腹部和宝宝交流，加深父子的感情。一般配上轻快的乐曲同胎儿“交流”和“玩耍”效果会更好。但给胎儿运动训练应定时，理想的时间是在傍晚至晚上 10 点钟，每次 5~10 分钟为宜，如有早期宫缩则不宜使用这种方法。

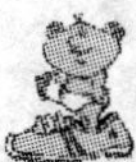

第 199 天　语言胎教

语言胎教是指对腹中的胎儿说话，让胎儿听一些歌曲、音乐，教一些字母、生字、计算方法，以及说一些和生活用具或动植物花鸟有关连的话。如果父母亲能常常温柔地对腹中胎儿说话，让他感受到您的爱和关怀，这样将有助于胎儿的生长发育。怀孕期间准爸妈温柔的说话声，可以刺激胎儿的听觉发育，也可以增进胎儿的舒适感。胎儿在母体内便开始记忆母亲，甚至是父亲的声音。在怀孕 16 周，胎儿就有触觉、味觉和嗅觉；18 周时，胎儿有视觉、听觉；26 周时，胎儿就有潜意识、意识与人格；在 30 周时，胎儿就有学习、记忆与做梦的能力；到 36 周，胎儿的大脑皮质也就发育完全。由此可见，胎儿是有敏锐的感受力和学习力的，准爸妈如能时常以温柔的声音和腹中胎儿说话，将可以让胎儿有舒适、安定、被爱的感觉。

不仅外界人、事、物可在胎儿脑中留下潜在印象，母亲的行为与心理对胎儿更有深远的影响。母亲的思考也能刺激胎儿的头脑，有实验显示，当母亲很懒惰、不愿意思考或学习其他事物时，腹中的胎儿不但会变得怠慢，思考能力也会降低，所以怀孕妈妈应该讲讲故事、唱唱歌。可以将日常生活中所看到、听到、感觉到的事物说给宝宝听，让宝宝能参与您的生活，感受您的感受。甚至可以教宝宝一些单字，一些自然界的事物，让腹中胎儿藉由母亲的朗读，熟悉母亲的声音，记住这些事物。至于该不该为了加强孩子未来语文、数学、科学等方面的专才而刻意去学一些准妈妈不感兴趣的知识呢？专家认为勉强阅读自己平时不爱读或难懂的书籍，易造成紧张情绪，反而产生相反效果。准妈妈可于平常多翻阅报章杂志，获取一些常识，保持浓厚的求知欲和学习欲。准妈妈如果肯花心思，将来孩子在各方面的发展准会比其他孩子快，想要一个聪明宝宝，得先有个勤劳、积极的母亲啊！

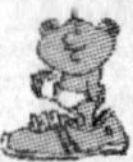

第200天　饮食胎教

人类从食物中获得能量。大多数食物都由5种基本营养素组成，分别是蛋白质、碳水化合物、脂肪、维生素和矿物质。孕妇比一般妇女需要摄取更多营养，除了满足胎儿成长的需要外，还要为胎儿维持一个理想的生长环境，并为今后哺乳做好准备。虽然怀孕期间须摄取均衡的营养，但怀孕前的营养状态也同样重要。一般人体在营养供给充足的情况下，常常会将剩余的营养储存在体内，以备不时之需。怀孕前的营养储备尤为重要，因为在怀孕初期如果发生任何干扰饮食的情形，胎儿就不能满足身体发育的需要，从而损害母体健康和胎儿发育。

饮食胎教应注意什么呢？首先应养成良好的饮食习惯，注意营养均衡，切忌偏食，多选择天然食物，而尽量减少加工食品。三餐应定时、定量、定点，最理想的吃饭时间是早餐为上午7~8点，午餐12点，晚餐下午6~7点。三餐分量应足够，注意营养均衡和热量的摄取，同时应专心定点坐在餐桌旁吃饭，从容不迫，心情舒畅地进食。不能一边吃饭一边做别的事情，且不被干扰而影响或打断用餐。

其次应摄取均衡的营养，多吃五谷、青菜、新鲜水果等天然食物。烹调时也应保留原汁原味，少加调味料。并且应注意胎儿器官系统发育各阶段的所需营养补充，例如胎儿生长4周时，四肢开始发育，脑、脊髓、口、消化道开始形成，这时就需要钙、铁、铜、维生素A等，孕妇就应食用奶、鱼、蛋、肝等内脏、蛋黄、鱼肝油、红绿蔬果等；孕5周时脑神经出现，骨架形成，应多吃脂肪、奶、鱼、蛋、红绿色蔬菜以补充脂肪、蛋白质、钙和维生素D；孕7周视神经形成，性器官分化，这时所需维生素B_1、B_2、A，其食物来源主要为胚芽米、麦芽、米糠、肝、豆、酵母、内脏、牛奶、蛋黄、乳酪、胡萝卜和黄绿蔬菜；孕12周肺开始形成、甲状腺分泌，需维生素A、应多吃肝、奶、蛋黄、乳酪、黄绿蔬菜；孕16周，中央囟门长出，毛发出现，需补充奶、鱼、蛋、海产、豆、骨质食物及红绿蔬菜以补充钙、氟、硫和蛋白质；孕24周眼睛完成，需蛋白质和维生素A，应多吃肝、蛋、奶、鱼、乳酪、黄绿蔬菜；孕28周神经系统调节身体功能，需要钙、钾、钠、氯、维生素D、烟酸等，食物来源于鱼、肉、奶、蛋、绿叶蔬菜、糙米；孕36周皮脂腺活动旺盛，需要蛋白质、脂肪和糖，应多吃鱼、肉、奶、蛋、马铃薯、米饭、麦片、脂肪、玉米等；孕40周时预防产时出血，将需补充铁质，应多吃肝、内脏、蛋黄、牛奶、豆类和绿叶蔬菜。

总之饮食胎教的原则是培养良好的饮食习惯，摄取均衡的营养，千万记住您的一举一动对宝宝的影响重大！

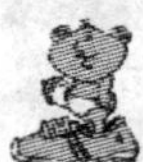

第201天　心情胎教

医学证实，胎儿在母亲腹中就能看见、听见各种事物，并且可以用肌肤来感觉。根据一项实验显示，当母猴处于沮丧、失望的情绪状况下，母猴的血压和心跳会很低、微弱，在此种状况下，胎猴的血压和脉搏也会突然下降许多。相对人类的情形也会相差无几，当母亲生气、急躁或悲伤的时候，会促使内分泌系统分泌肾上腺素和去甲肾上腺素等不良物质，会通过胎盘传递给胎儿，使胎儿的精神状态和母亲一样，严重时会造成胎儿生长发育停滞。您可以发现，如果孕妇处于生气、愤怒情绪时，腹中胎儿的胎动会剧烈，如听一些较吵杂、摇滚的声音、音乐时，胎儿的反应也会激烈些。如果准妈妈能保持平稳、乐观、温和的好心情，就能促进脑内啡肽的分泌，婴儿就会以这种原动力促进自己良好的身心发育。目前，虽然医学上无法证实胎儿的智商（IQ），是可以由胎教获得提升，但是可以确知的是：胎教可以提升胎儿的情商（EQ）。一个时常保持稳定、平和、愉快心情的孕妇，一定可以让胎儿感染到母亲的好心情，将来胎儿也必定具有较高的EQ。

如何经常保持好的心情呢？孕妇可以唱唱歌、听听优美的音乐，多接触些赏心悦目的东西以维持身心的健康与愉快，多观赏美的事物，多接触文艺活动，多到郊外走走，准爸爸必须温柔体贴地对待太太，帮怀孕的太太按摩，维持适度的性生活，甚至可以和太太跳个舞，丈夫利用业余时间陪太太上街采购新生儿用品。有的专家还建议孕妇多幻想美好的事物，多做白日梦这些都可以让孕妇心理放松，心情愉悦、平静。当孕妇有压力、生气、愤怒等负面情况时，丈夫必须更加体贴，让太太适当地抒发负面情绪，转化为稳定愉快的心情。要想培养一个具有平稳、祥和情绪和高EQ的宝宝，替宝宝未来的性格发育奠定良好基础，准妈妈就一定要做一个积极乐观、心情愉快的孕妇！

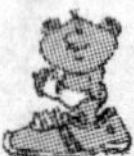

第202天　环境胎教

近年来，患不孕症的夫妇逐年增多，其中排卵障碍者占10%～15%，其原因除先天性生殖系统疾病外，由于工作压力大、紧张忙碌、严重营养不良、体重过度减轻、运动过度剧烈、吸烟喝酒、暴露在化学物质、辐射或污染环境中等原因越来越多。长期暴露在高污染环境中，会造成女性卵子分裂异常，男性精子数目过少和功能不良，这些异常的精子和卵子很容易造成不正常的胚胎和胎儿。另外，怀孕期由于肺泡换气功能增强及体内脂肪组织增加，容易造成脂溶性有机溶剂从肺部吸入，并堆积在脂肪组织中，不易被清除排出，所以怀孕妇女较容易造成有机溶剂中毒，导致肝脏功能损害及神经系统异常。环境因素是造成胎儿畸形的重要原因之一，例如：工作环境中的电脑、空调、高温环境作业。实验证明母亲体温超过40摄氏度以上可能会造成无脑儿等先天性中枢神经系统畸形。还有生活环境中的许多日常用品，如指甲油、发胶、染色剂、清洗剂、漂白剂、去渍剂、油性签字笔、油漆、松香油、杀虫剂等都含有有毒的物质，如果平常不注意使用并通风，往往会在不知不觉中吸入过量的有毒物质对胎儿造成损害。另外，随着生活的便利，含有化学药剂、重金属、辐射线等物品堂而皇之地进入每个家庭中，如微波炉、煤气、旧铅管中的饮用水、各种清洁剂等，处处都潜藏着危机，一不小心就可能危害到身体，甚至危害下一代。

因此，孕妇不论是居家或工作环境中都应远离有害物质，应在光线明亮，通风良好的环境中生活和工作。

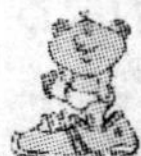

第203天　怀孕第29周

怀孕29周是指从末次月经算起的第197～203天，现在是胎龄27周，怀孕已第8个月了。

怀孕29周的胎儿，身长可达40～42厘米，其顶臀径约有26厘米，宝宝的体重约1 400克。此时的胎儿渐长大，已无法在羊水中自由转动，能眨眼、吸吮拇指，且可伸长手脚和踢动，若是男孩，此时睾丸已进入阴囊内，但还不完全；女胎则大阴唇的发育尚未充分，这以后可更清楚地分辨男女胎了。

妊娠29周已正式进入怀孕末期，此时宫底大约在脐上8～10厘米，从耻骨联合上量到宫底高度约29厘米，孕妇的体重到本周增加了8.55～11.25千克，此时期由于子宫的逐渐胀大，影响到胸部的呼吸肌肉而使孕妇感到呼吸急促。另外，此时胎儿体重不断增加，加上孕妇的背痛及胃肠不适，可能会导致孕妇失眠，有时会有心惊、恶心、腹胀等现象。

这个时期很容易发生因怀孕所造成的各种疾病和症状，而影响到生长，尤其是因早产、胎盘异常所造成的出血及妊娠高血压综合征等，因此这以后的健康管理工作非常重要，现在又到了每2周定期产检的日子了，此时若有不适症状，必须对医生据实汇报，以便医生做出正确判断和诊治，预防早产和妊高征是此时的重点，若出现下腹痛、出血或下肢浮肿、血压升高、头痛、眼花等不适，应立即到医院求治，为了防止早产和胎膜早破，从现在起，性生活应该慎重，原则上建议禁止性生活，且要有充分的休息和睡眠。

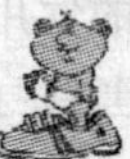

第204天　为宝宝准备一个舒适的环境（1）

经过10个月的孕育，小宝宝来到了人间。他的生存环境和方式发生了很大的变化，虽然他已是一个独立的个体，但其组织器官十分娇嫩，功能也不健全，机体抵抗力非常差，容易受外界环境的改变而影响生长发育，甚至患病，因此为了小宝宝健康地成长，父母们要准备一个温暖舒适的环境。

1．房间。新生儿一天中大多数时间是在睡眠中度过的，所以对房间的要求较高。第一，房间最好选择通风好、光照好、不潮湿、窗户朝南的房间；第二，要为母子2人准备一间专门的房间，在房间中适当位置放上婴儿床；第三，婴儿床要放在母亲身边易看到的地方；第四，窗外的阳光不能直接照射在宝宝的脸部，可用窗纱遮挡阳光；第五，每天室内都要通风，即使冬天也应如此，每天早晚各1次，每次30分钟。有些人认为母子身体虚弱，不能让风吹着，这是不科学的，因为小宝宝在室内尿、便，再加上人体新陈代谢，室内空气会非常污蚀，反而易使宝宝和妈妈患病，但需注意，通风时不要直接吹着宝宝和妈妈；第六，房间内不要吸烟；第七，打扫房间时要用湿抹布，如果需要扫床，要用一块蘸湿的小毛巾，裹在笤帚上，避免尘土飞扬；第八，房间内可摆放几盆绿色植物，如龟背竹、绿萝、巴西木等，一是可以净化空气，二是可以调节室内气氛，使母子二人心情愉快。有些香气浓郁的观花花卉不宜放入室内，以免导致婴儿过敏；第九，房间要安静，安静的环境可使母亲尽快恢复体力，也可保护宝宝的听力，还可使其安心睡觉，当然也大可不必过于小心，比如说话时悄声说，走路时踮着脚尖，都是没有必要的，因为环境过于寂静反而易使婴儿变得神经质，稍有响动就会吓得哆嗦。日常走路、说话、关门，一如既往就可以，对于摇滚乐，强大的关门声则应避免。

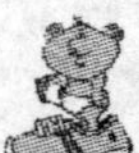

第205天　为宝宝准备一个舒适的环境（2）

2. 室温。新生儿对室温的要求比较高，室温太高或保暖过度，可使宝宝有发热、脱水或生痱子等现象，室温过低，会使小宝宝的生长发育受到影响，甚至会发生新生儿硬肿症，因为宝宝要维持正常的体温，就需要耗用体内较多的热量，因此室温过高、过低都对小宝宝的健康有影响，那么室温多少才合适呢？

正常新生儿室温冬天时保持在18~20摄氏度较合适，夏天时在23~25摄氏度较为合适，在家中需要准备一支温度计，以便清楚地知道室内的温度。

室内温度知道了，可怎么才能知道宝宝穿得是多了还是少了呢？这就需要妈妈细心观察了，妈妈要经常看宝宝的面色或者摸摸宝宝的小手小脚，面色红润，嘴唇不干，小手小脚不是冰凉的，温度就是合适的，如果宝宝头上出现细密的汗液，面部潮红，口鼻发干，就说明温度过高了，如宝宝不爱动，手脚冰凉，口唇指尖发青，体温低于正常，就说明室温过低。

冬天室外温度较低，室内需要采取多种措施取暖，暖气是最佳的取暖方式，如果暖气的温度不够高，可以使用电暖气，但这两种措施都易造成空气干燥，有条件者可在室内放一个加湿器，如果暂时没有，可以在暖气上放一块湿毛巾，或一天用拖把拖几次地，或在地面上喷一些水，来增加空气湿度，热水袋也可给宝宝使用，但要注意安全，热水袋的温度在50~60摄氏度较合适，在灌进热水拧紧塞子后，先把热水袋倒过来，看是否密封，然后擦干外边的水，裹上毛巾，放在棉被外或棉褥下，不要直接放在婴儿的皮肤上，因为这样极易造成婴儿烫伤。电热毯不易给宝宝使用，因为长时间使用电热毯易造成宝宝脱水，冬天一般给宝宝穿内衣，薄棉衣裤，再盖上被子，可根据宝宝的情况，盖厚被或薄被。

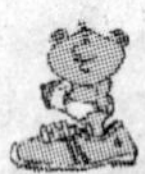

第206天　为宝宝准备一个舒适的环境（3）

夏天外界气温较高，宝宝易生痱子，因此，为了给宝宝创造一个舒适的环境，可以使用空调，使用空调时，不要将温度调得过低，一般室内与室外温度差不超过4～5摄氏度，不要让冷风直吹妈妈和宝宝的身体，用电风扇降温也不错，但也不能直吹，可使用间接风，除此之外，还要给宝宝穿薄薄的纯棉背心，盖纯棉被单，有利于吸汗散热，并勤给宝宝翻身、洗澡、避免生痱子。

3. 保持健康。新生儿抵抗力较弱，容易生病，因此，亲朋好友不要川流不息地进屋探望，要尽可能在屋内少停留、少喧哗，对新生儿的贴脸、亲吻等行为都是不利的，因为某些对大人来讲不致病的细菌、病毒，小小婴儿却不一定抵挡得住。正在患病的人，即使症状很轻，也不要接触小宝宝以免传染，小宝宝不满一个月时，不要带他去到人多嘈杂的地方，家人从外面回来，抱小宝宝前要洗手。

有小动物的人家，不要让宠物进入母子室内，因为动物不仅携带有细菌，而且易对宝宝造成伤害。

不要让稍大一点的孩子靠近宝宝，因为孩子好奇心强，他好心的举动，如给宝宝喂吃的或抱起宝宝等，弄不好也会对宝宝造成伤害。

家中不宜铺设地毯，因为地毯飞起的纤维易造成婴儿过敏，而且地毯中藏有大量的螨虫及其他细菌。

4. 防止事故。悬挂的装饰物不要直接放在小宝宝的头顶上方，避免突然落下碰伤宝宝。检查周围家具，看看上面的东西有没有可能倒下来砸着婴儿床。婴儿床上保持整洁，不要放其他东西，以免造成婴儿窒息，避免蚊虫叮咬。

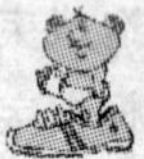

第207天　给宝宝选一个舒适的窝（1）

1. 床。婴儿期的宝宝，全部的活动都围绕着床进行，吃、喝、拉、撒、睡、玩都在床上进行，所以选一套好的儿童床至关重要。

儿童床的材料有木质及铁质两种，木质最好以天然木质制成，无论是什么材料，儿童床首先应该稳固、安全、方便照料，床应高于成年人的床，便于大人弯腰换尿布等活动。为防止小孩从床上摔下来，四周应围以栅栏，栅栏的高度应不低于婴儿站在三四层被子上时肩部的高度，以防爬出来摔下，太高也不好，父母伸手照料时不方便，栅栏之间的距离以刚好伸进大人拳头为宜，太大会夹住婴儿的头，太小则可能夹住不慎伸入的婴儿脚，这是最一般的要求，在冬天使用时，床的四周要围上布质的围栏，有利于保暖，围栏要结实，防止倒下压在宝宝脸上。

另外，现在很多婴儿床设计成拆装式的，等小孩一长大，便可拆成几块木框，便于收藏，有机会另做它用或赠与添了小宝宝的朋友，也不失为一种有利的选择。

双层的婴儿床很漂亮，床边有个小木梯，非常可爱，可是这种床对于婴儿期的宝宝不太适用。

另外有一点需要注意，儿童床的表面涂层应使用无铅油漆，才能保证儿童健康，这一点成人无法用眼睛判断出来，因此购买婴儿床时最好选择知名厂家的产品。

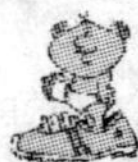

第208天　给宝宝选一个舒适的窝（2）

2．枕头。宝宝从出生到3个月可不用枕头，因为3个月以内的婴儿脊柱是直的，平躺时，背和后脑勺在同一平面上，此外婴儿头大，侧卧时也很自然，所以这个时候不必使用枕头。但有些孩子呕吐，也可以将头部稍垫高一些，婴儿枕不宜过大，要求枕头内部填充物为天然物质，如荞麦皮或用后晒干的茶叶，枕头高度为3~4厘米，不可太硬。

3．床垫。儿童床的床垫也要以天然纤维制成，如棉、麻等，床垫不宜太软，太软的床对孩子骨骼的生长不利，而且易造成婴儿的窒息。

4．防水尿布。床垫上方垫一块防水尿布，可避免小宝宝尿湿床垫，这种尿布一面是绒布面，一面是塑料，铺时将绒布面向上，这样即使宝宝不老实，蹬开了褥单，也不会让皮肤直接接触塑料表面。

5. 褥单。为纯棉质地，做得大一些，铺上时要将四角掖在床垫下。

6. 盖被。婴儿的盖被虽然有羽毛及羊毛等材料作为填充物的，但小儿新陈代谢旺盛，因此还是选择吸汗力强的棉质为好。

7. 睡袋。睡袋保暖性能较好，即使宝宝睡觉不老实，也不会被踢开，毛巾被夏天时使用，既能吸汗，又可防止宝宝受凉。

特别提示，床上用品不宜选用麻质面料，因为婴儿皮肤较娇嫩，麻对皮肤的刺激性大，有刺痒感，另外床上的面料要具有阻燃性能，有利于宝宝安全。在西方国家，对面料的酸碱度、色亮度都有明确的规定，我国目前尚没有如此规定，因此物品买回来后，要先将其用清水过洗，洗去漂色，如果直接使用，接触宝宝皮肤会引起过敏，而且小宝宝易吸吮手边的东西，这样对健康不利。

除床垫外，其他床具应备两种或更多，为的是宝宝呕吐或尿湿后，有干净的更换，平时没弄脏时也应定期更换床具。

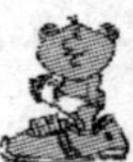

第209天　宝宝吃奶用具的准备

妊娠期间利用休息日准爸爸和准妈妈一起上街采购宝宝出生后的用品，即可成为一次有益的胎教，又能为日后宝宝使用做好准备。

新生儿出生后一般应给予母乳喂养，但日后还是要添加辅食。还有些婴儿不能喂哺母乳，所以产前就应准备好这方面的用品。

1. 奶瓶。一般应准备大奶瓶和小奶瓶各2~3支，大奶瓶为喂奶时使用，小奶瓶为喂水时使用，用完后都应做好消毒工作。奶瓶一般分塑料和玻璃两种，购买时应挑选可经多次反复煮沸消毒，容易清洗，瓶底无接合线，瓶身刻度清晰易读，不藏污垢者为佳。

2. 奶嘴。可分为奶瓶奶嘴和安抚奶嘴两种，在选购时应注意奶嘴外形接近乳头者为佳，如此能促进宝宝上下颚、脸部肌肉的发育及舌头吐纳的发育，奶嘴底座的空气孔则需确保流量稳定并避免凹陷，父母可通过观察宝宝喝奶时间是否过长，发育是否正常来判断奶嘴孔流量是否适当，奶嘴一旦老化、变型或破损时，应立即淘汰换新，所以准爸妈在选购时可多买几个奶嘴以备用。

3. 奶瓶消毒锅。供奶瓶、奶嘴等用品的消毒，可分为传统式及蒸汽式。传统式是采取煮沸消毒，只需购买一个不锈钢锅即可，等宝宝长大不用还可供烹饪之用，而蒸汽式价格较贵，但使用非常方便。

4. 奶粉。母乳是婴儿最好的食品，但母乳喂养到4~6个月应添加辅食。另外，不能喂养母乳的人也应购买奶粉，宝宝吃的应购买婴儿配方奶粉，目前市场上品种多样，并各有配方的特点，在购买时可多做比较选择，或听从专业人士的指导选择合适的婴儿配方奶粉。

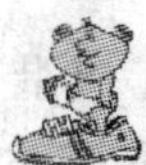

第210天　怀孕第30周

怀孕30周是指从末次月经算起的第204~210天，现在的胎龄是28周。

此时孕妇的宝宝身长约43~44厘米，顶臀径为27厘米，体重约1 500克，此时期胎儿的听觉功能几乎完全发育成熟，对外界强烈的声音会有反应，使身体随之回应。手指、脚趾甲大多已经长齐，皮肤纹路减少，皮肤变红，全身胎毛减少。

现在虽然距分娩还有10周，孕妇们也许会觉得体内已经没有空间供胎儿继续生长了。然而实际上你的子宫、胎儿、胎盘还将继续长大。怀孕30周时，子宫底大约在脐上10厘米，宫底距耻骨联合上缘的距离约30厘米，这时孕妇的体重平均增加10~15千克，所增加的体重一半是由于子宫、胎儿、胎盘以及羊水量的增加、增长的，部位主要位于腹部及盆腔的前方，看起来十分明显，随着妊娠的进行，你会逐渐感受到腹部以及盆腔的更加不适，腰酸的情形仍继续，容易倦怠，傍晚易下肢水肿，早上起床手指会发麻、钙质摄取不足者易抽筋。

医生此时的建议：

1. 注意监测胎动；

2. 注意预防早产和贫血；

3. 注意体重的异常增加；

4. 小心患妊娠高血压综合征；

5. 行动时要特别小心注意防意外；

6. 注意胎位的变化；

7. 继续每2周1次定期产检。

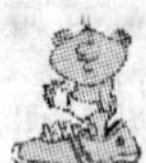

第211天 宝宝穿的用品准备

新生儿皮肤相当娇嫩，因此在选择衣服方面应透气、吸汗、棉质的衣物较为合适。

1. 衣服。新生儿一般应准备4~6条棉内衣，3~4件兔装，冬装最好有2~3件小棉袄，外出服可选择风褛、披风，裤子要准备7~8条棉内裤，冬装可备3~4条小棉裤，在选购衣服时应以宽松、棉质、透气为主，且衣服开口在前方，可方便穿脱和换尿布。由于新生儿体温较高，容易出汗，加上季节的变化，除了为小宝宝准备纯棉易吸汗的衣服外，市面上还有吸汗背垫出售，方便家长们随时将背垫纱布抽出，不必常常更换衣服。

2. 袜子。一般刚出生的新生儿以毛巾袜为主。由于宝宝的脚容易出汗，父母在为其选购袜子时，应注意选择容易吸汗的纯棉质料，具有伸缩性、较宽松的袜子以免造成宝宝脚部的束缚。

3. 手套。一般不是太冷的天气或地方，宝宝不用特别带手套，其小手多数时间会躲在宽大的衣袖中，但在我国的北方，冬天的婴儿就需要护手套了。目前市面上有许多连手套及脚套的衣服出售，穿着起来也很方便，单纯的手套以毛巾或棉质质地为佳，套在手上不用具体细分五个指头即可。

4. 帽子。新生儿带上一顶小帽子。小巧玲珑又可爱，既美观又保暖，特别是在冬天或外出时，应选用和小头大小合适的棉衣帽，软质地为佳，新生儿帽子忌用硬边。

5. 纸尿片。不渗透、吸收力强、剪裁合身、舒适、透气性佳、松紧带不可太松或太紧是好尿片需具备的条件。目前市面上还有许多新的各种不同功能的尿片，如尿湿报警尿片或显示尿湿的尿片，男女宝宝专用的尿片等等，其实不管功能多么棒的尿片，父母都必须给宝宝勤换尿片，才能避免产生尿布疹。

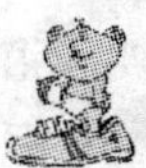

第212天　宝宝行的用品准备

婴儿手推车、学步车、汽车安全座椅都是宝宝不可或缺的行的工具。

1. 婴儿手推车。可分为坐椅式及平躺式两种。6个月内的宝宝，由于脊椎发育未成熟，故选择可躺式的推车较适宜，手推车内须有安全装置，如舒适的扶手，柔软的安全带，并备有防震的弹簧装置及附有SP的安全认可标志。父母在购买手推车时需详细了解它的使用方法，注意是否附有说明书及保证卡。

2. 学步车。可产前采购，也可等到宝宝开始练习走路时再来采购，其选购的原则仍需以符合安全及宝宝的体型为主。

3. 背带、摇篮。婴儿外出时可使用背带及摇篮，背带可分为前背式、后背式等多种类型，可根据本身的需求选择，但务求结实牢靠，背带的带子应宽边、柔软、有松紧装置、接头处妥帖安全。

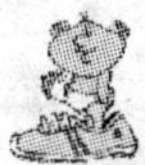

第213天　宝宝娱乐清洁用品的准备

娱乐用品：从宝宝一出生开始便要注重其心智的发展，而各类的婴儿娱乐用品即可提供此一功能因。而有必要在产前就视自己的经济能力购买一些如：音乐铃、床头吊饰玩具、抓握玩具、固齿玩具等娱乐方面的用品以促进婴儿脑部、听觉、触觉、视觉及骨骼的成长发育，选择的原则以安全、实用为主。

清洁用品：因为小宝宝的皮肤非常细嫩，如没有仔细挑选温和、不含香料的清洁保养用品，很容易就伤害到宝宝的皮肤，一些必备的清洁用具，如浴盆、浴巾也是不容忽视的。

1. 清洁用品。包括洗发精、沐浴露、香皂等。因为宝宝的皮肤pH值呈中性，如果使用一般大人用的含皂性、偏碱性的清洁用品，则会破坏皮肤天然的保护膜，因此，在选择婴儿清洁用品时以中性、不刺激、非皂性的清洁用品为主，市面上还有一些无泪配方洗发、沐浴的婴儿用品，其特点是婴儿用后不刺激眼睛产生眼泪，所以叫无泪配方，给宝宝洗澡使用起来更方便，不失为一个好的选择。另外，有些家长喜欢在宝宝洗完澡后全身沐上爽身粉，其实大可不必，而应在擦干身上水后，将爽身粉倒在母亲手上，在皮肤皱褶处轻轻抹上即可，使用不当或一次用太多或未擦干水分等容易引起新生儿呼吸道感染，遇湿变成粘糊状反而容易造成尿布疹等皮肤感染。

2. 保养用品。市面上有售婴儿润肤油、乳液、护臀露等，选购时应以天然、温和、不刺激皮肤为原则，购买前要看清产品标签、生产日期、保存日期、使用方法等等，如发现宝宝有过敏现象，应马上停止使用，并请皮肤专科医生诊治，同时选择信誉好、有口碑的品牌用品较为有保障。

3. 清洁用具。浴盆多选用塑料盆，市面上有婴儿洗澡专用浴盆，具有托起婴儿的装置，洗澡小毛巾应选用柔软棉质毛巾，婴儿清洁用具应和大人分开，自己专用，所以小毛巾可一次多买几条备用，浴盆洗完澡后，晾起不做它用。

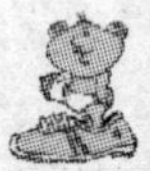

第214天　住院期间物品的准备

怀孕妇女在妊娠期分娩前，应利用空闲时间准备好住院期间的物品，闲时备来急时用，这样你在住院分娩期间就会感到得心应手。

那如何准备及准备些什么物品呢?

孕妇可以准备一个备用旅行袋或旅行箱来专门存放住院期间需要的物品，到临时要入院或紧急情况入院时，提起就走即成。

至于箱内容物，首先应准备孕妇住院时期的住院费，有的不是用现金，有的人是医保卡，有的人是公医手续等等；其次不要忘记，应放入孕妇住院分娩所需的一切证件，如个人身份证及丈夫身份证复印件，生育的证明，产前检查的各项资料及结果，甚至包括婚检时的结果，生育保偿卡等。

而如下物品孕妇应提前准备放入箱中：

1. 牙刷、牙膏、漱口液。当孕妇住院期间感到恶心，或者呕吐时，清洁一下口腔会感觉好得多。

2. 保暖裤或厚袜。在孕妇刚生完宝宝时，有些妈妈会觉得寒冷而发抖，此时就需要穿上保暖裤袜。

3. 卫生巾及卫生护垫。分娩后，阴道会有恶露流出，所以需要备有足够的卫生巾及卫生护垫，产后头2天还会需要较厚的卫生巾。

4. 哺乳胸罩。您需要2~3个脱卸式的哺乳胸罩以方便哺乳。

5. 内裤。最好多备几条棉质内裤。

6. 柔软的拖鞋是产后必备。

7. 一盒纸巾。可能有污物要擦除，放一盒纸巾在身边，可以随时清洁脸、颈和手等。

8. 数条小方巾，在给宝宝哺乳时，你可以用小方巾垫在乳房下方，以防止乳汁弄污衣服。

9. 梳子、发卡或发带。孕妇可用发卡、发带束住头发以免遮住脸，不过妊娠妇女最好在分娩前剪短发以方便清洗。

10. 准备面霜等护肤霜于清洁完脸部和手部用，防唇裂膏预防嘴唇干裂。

11. 新生儿用品有：婴儿衣物、裤袜、一次性尿布、婴儿清洁护肤用品、婴儿出院时用的软毯或披风等。

12. 干粮，适时可准备一些巧克力、饼干之类的小食品和一些解渴的饮料等，以保证产妇在分娩时有充沛的精力和体力。

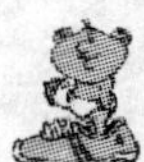

第215天　认识分娩过程

怀孕满28周及以后，胎儿及附属物从临产发动至从母体全部娩出的过程称为分娩，分娩是产力、产道、胎儿及精神心理因素相互适应的过程。

分娩发动前，许多孕妇会有不规则腹痛，阴道见红，阴道流水等症状出现，真正临产开始的标志为有规律且逐渐增强的腹痛（子宫收缩）持续30秒以上，间隔5~6分钟，同时伴有子宫口扩张和胎头下降。分娩全过程就是从临产开始到胎儿胎盘娩出，其中临产至宫口开全为第一产程。初产妇由于宫颈较紧，宫口扩张较慢约需11~12小时，经产妇宫颈较松，宫口扩张较快，约需6~8小时，此时孕妇不应紧张，不能产生焦虑、急躁情绪，应少量多次进食些高热量易消化之食物，并注意摄入足够的水分，以保证精力和体力充沛，此时也应合理安排活动与休息，如果未破水，产妇可在室内活动、行走以加速产程进展，如果已破水则应卧床休息，宫口近开全或经产妇宫口开大4厘米后则应卧床休息，宫缩疼痛时应深呼吸，双手轻揉下腹部，不应喊叫以免产后肠胀气和产时乏力。怀孕妈妈应明白分娩是一个生理过程，应与助产人员密切配合，以便顺利分娩。此期定时排尿和大便也很重要，排空大小便有利于宫缩及胎头下降，同时也可避免分娩时污染产床。第二产程为宫口开全到胎儿娩出，又称胎儿娩出期，初产妇约需1~2小时，经产妇有时仅数分钟即可完成，但有时也有长达1小时者。此时，产妇多已被安置在消过毒的接生产床上，助产人员已做好各项准备接生，产妇此时应听从安排和指导，很好地运用腹压将孩子尽快顺利娩出，宫缩时听指挥深呼吸屏气像解大便样向下用力，间歇期应全身放松安静休息以准备下一次用力。第三产程又称胎盘娩出期，指从胎儿娩出到胎盘娩出，约需5~15分钟，不应超过30分钟，此时妈妈经过阵痛后轻松下来，注意力也转移到新生儿身上，应适时休息以迎接哺乳期的到来，千万不能因生男生女不理想或孩子意外情况影响心情而发生大出血。

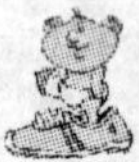

第216天　顺产接生的简介

这里就产力、产道及胎儿3方面都正常，胎儿能顺利从阴道顺产，助产人员接生的过程做一简单介绍。目的是让怀孕妇女对此有一了解，做到心中有数，以便日后能有效配合助产人员顺利分娩，而保证母婴平安。

当初产妇宫口开全，经产妇宫口扩张4~5厘米，宫缩规律有力时，接生人员必须做好接生准备工作，让产妇仰卧于产床上，两腿屈曲分开，露出阴道，臀下放一便盆，依次用肥皂水、温开水、碘伏消毒液擦洗外阴、大腿及肛门周围，铺消毒巾于臀下，接生人员按无菌操作刷手消毒，打开产包，铺好消毒巾准备接生，此时产妇则不能乱动、乱摸以免破坏无菌。

随着产程的进展，助产人员为防会阴破裂，会保护会阴，或根据产妇会阴松紧及胎儿大小情况而行会阴切开术，产妇要和助产者充分配合。

当胎头下降到一定高度，助产人员一手保护会阴，一手协助胎头旋转下降，当胎头枕骨在耻骨弓下露出时，在仰伸时产妇可张口哈气，在宫缩间歇时，产妇稍向下迸气，使胎头缓慢娩出，随之胎肩及胎体和下肢相继娩出。

胎儿娩出后，接生人员则忙于处理新生儿，清除新生儿口、鼻腔粘液和羊水，以免发生吸入性肺炎，清理干净后可拍打新生儿足底让其啼哭，通畅呼吸道和扩张肺部，接着会断脐和结扎脐带，离断后的新生儿交给台下医务人员称重，量身高，评分和穿衣、包扎等，随之医务人员会让新生儿和母亲早接触，早吸吮乳头，以促进宫缩和乳汁的分泌，而宝宝在头30分钟内吸吮反射最强，能有效地吸吮成功。

随着胎盘娩出，产妇感到轻松，宫底下降到脐平，宫缩暂停，几分钟后又宫缩以协助胎盘娩出。随后接生人员会例行检查会阴、阴道、小阴唇内侧、尿道口周围及宫颈有否裂伤，如有应立即缝合，会阴切开处同时缝合。

产后2小时仍应在产房观察宫缩、宫颈高度、阴道流血量、会阴有无血肿、膀胱充盈否，并测量血压、脉搏，产后2小时如一切正常才可送回病房休养。

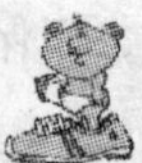

第217天 怀孕第31周

怀孕第31周是指从末次月经算起的第211～217天，此时胎已29周。

怀孕31周的胎儿，身长约44～45厘米，顶臀径约28厘米，体重为1 600～1 800克。胎儿的骨骼大致发育完成，开始变得坚硬，唯有头骨仍保持软而柔韧，以便分娩时适应产道变形而推挤出，此时胎儿的位置大致固定，若胎儿非头下脚上的胎位，此时应抓紧时间行膝胸卧位进行矫正。

怀孕31周子宫底距耻骨联合上缘约31厘米，距离肚脐上11厘米左右。这时孕妇外阴皮肤颜色变深，乳房、下腹部、大腿及臀部出现妊娠纹，皮肤有时会变得敏感，有时腰部四周皮肤会发痒，皮下组织会增厚。

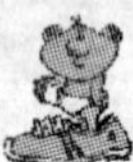

第218天 为什么要会阴切开

会阴是指阴道与肛门之间的软组织，它是经阴道分娩时，胎儿要离开母体之前必须通过的最后一道关口。

会阴切开就是经由阴道生产时，在会阴部分预期裂开之前，用剪刀剪开会阴的一部分，以便小孩顺利娩出。会阴切开术一般分为两种，即正中切开与侧斜切开。正中切开是切开会阴中心腱，出血少，易对合，缝合后伤口愈合好及疤痕少，适用于会阴体较长者，不适用于会阴体短，产钳术或臀位牵引术，以免切口下延造成会阴Ⅲ度裂伤。会阴侧切术可以充分扩大阴道而不受会阴体长度的限制，适用于产钳及臀位牵引术，多以左侧会阴切开为多，亦可右侧会阴切开。

为什么要会阴切开呢？

会阴切开的目的在于防止会阴造成的分娩阻滞，以及自然分娩或手术产所引起的严重的会阴损伤。第一，通常初产妇经阴道分娩时，大多数都会有或大或小的会阴裂伤，不裂伤的仅占少数，会阴自然裂伤者，伤口不整齐、缝合时比较费时、伤口长好后也比较不漂亮，所以主张先会阴切开。第二，会阴较紧，阻碍胎头娩出，致使第二产程过长或胎儿宫内窒息。第三，初产妇胎头吸引术及足月臀位助产都宜做会阴切开术。经产妇一般不需要，可根据阴道、会阴松紧情况处理。第四，会阴体过长、过紧、胎儿较大，为避免会阴破裂过甚者。第五，早产时为预防胎儿颅内出血须作会阴切开。

会阴切开胎儿娩出及胎盘娩出后应把切开的会阴伤口缝合起来，会阴侧切缝合后应注意保持外阴清洁，术后五天内，每天用碘伏棉球擦洗外阴，大便后亦应擦洗，并保持伤口干燥若有外阴伤口肿痛，可用酒精纱布温敷或硫酸镁热敷。

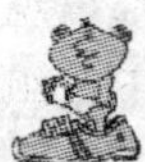

第219天　什么是难产

难产即医学上所称的异常分娩，决定分娩是否顺利的主要因素是产力、产道和胎儿，任何一个或一个以上因素异常而使分娩进展受到阻碍即为难产。

1．产力异常

产力是指将胎儿从子宫内逼出的力量。产力包括子宫肌肉、腹肌或肛提肌的收缩力，其中以子宫收缩力为主，正常的子宫收缩有一定的规律性和极性，并有相应的强度和频率，如果失去了规律性、极性或强度频率有改变时就为子宫收缩力异常，就有可能造成难产。

(1) 精神过度紧张，对分娩有顾虑，会使大脑皮层过度疲劳而影响子宫收缩。

(2) 子宫壁过度伸展如双胎、羊水过多、巨大胎等使子宫肌纤维失去正常收缩力，多次妊娠分娩或曾患急慢性子宫感染，使子宫肌层发生纤维变性，会失去正常收缩能力，子宫壁间肌瘤，子宫肌肉发育不良或畸形子宫等，都能影响子宫的收缩功能。

(3) 当头盆不称，胎位异常时，先露部不能有效压迫子宫下段及宫颈不能引起反射性宫缩。

(4) 妊娠晚期或临产后使用大量镇静剂，使子宫收缩抑制或无力，临产后宫缩剂使用不当也会引起子宫收缩不协调。

(5) 内分泌失调，产程中进食不好，或过早使用腹压，或排尿不好影响胎先露下降，均可使子宫收缩乏力。

2. 产道异常

产道是胎儿分娩的必经通道，包括骨产道（骨盆）及软产道（子宫下段，宫颈、阴道）。骨盆狭窄及各种骨盆畸形是造成难产的主要原因，会阴的疤痕、坚韧、水肿及阴道纵隔、横膈、肿瘤、疤痕或宫颈水肿、疤痕、坚韧、息肉、肿瘤及子宫畸形都可能造成难产。

3. 胎儿异常

包括各种胎位异常及无脑儿联体胎，有时巨大胎也会造成难产。

顺产和难产在一定条件下可以转变，顺产处理从而变难产，反之，难产处理及时得当变顺产。

到本周为止，孕妇的体重应增加 9.5～12 千克。

怀孕 31 周时又距离孕妇上次产检时间有两周了，该是又一次上医院常规产检了。同时，别忘了参加产前孕妇学校的培训课程。这一次医生除了给孕妇常规检查体重、血压、宫高、腹围、胎心音、胎动情况及验尿常规外，还会建议孕妇又做一次 B 超检查。一是可以客观观察胎儿成长发育的情况；二是应该确定胎盘的正确位置了。如果怀孕 28 周以后胎盘位置仍位于子宫下段，且距离子宫颈口 6.2 厘米之内，或甚至胎盘下沉达到或覆盖宫颈内口，其位置低于胎儿先露部则可诊断为前置胎盘。它是妊娠晚期出血的主要原因之一，是妊娠期严重的并发症，处理不当会危及母儿的生命。特别是近年来产前多次刮宫史、子宫内膜炎等病史增加使得前置胎盘的发生率较前明显增加，所以孕期应高度重视胎盘位置的问题。

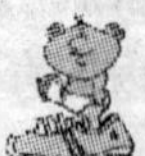

第 220 天　头位难产的发病原因是什么

有许多人误认为只要胎儿头向下就是正常胎位，就不会造成难产，其实分娩时正常的胎位是枕前位，约占 90%，其余都是异常胎位，约占 10%。其中胎头位置异常居多，占 6%～7%。有胎头在骨盆腔内旋转受阻的持续性枕横位和持续性枕后位，有因胎头俯屈不良呈不同程度的仰伸位的面先露，还有胎头高直位，前不均倾位等。其次臀先露占3%～4%，肩先露约占0.75%，此外还有复合先露，就是一手或一前臂沿胎头娩出。胎位异常是造成难产的常见因素之一。

头位难产的发病原因有如下：

1. 头盆不称：一般指头盆大小不称，或称狭义的头盆不称，头先露的骨盆狭窄，胎儿巨大是较明显的头盆不称，头位评分法可以提示头盆关系，根据头与骨盆的评分可以估计头盆是否相称，或是轻微不称，或是严重不称，严重头盆不称本身即可导致难产，而轻微头盆不称往往合并其他异常，如胎头位置异常。

2. 胎头位置异常，凡是胎头位置异常，经过试产仍不能转为正常位置者几乎均将成为难产，自然分娩的机会极少，最常见的是持续性枕横位及枕后位。

3. 骨盆畸形或胎儿畸形、佝偻病、脊柱及髋关节结核、小儿麻痹后遗症均可引起骨盆畸形，脑积水，联体双胎畸形均可导致难产。

4. 骨盆倾斜度过大，骨盆倾斜度过大影响胎头入盆的方向，造成假骑跨。如果胎头已入盆，则因产力作用方向后移，分娩时可引起会阴严重撕裂。

5. 软产道异常，常见的软产道异常有宫颈纤维化、阴道纵隔与横膈、位于盆腔内的卵巢肿瘤或子宫肌瘤，阻碍胎头下降。

以上因素造成胎头与骨盆不适应或机械性梗阻，使胎儿通过骨盆的阻力增加造成梗阻性难产。

6. 产力异常，多继发于梗阻性难产，也可因产妇体质衰弱、精神紧张、过量镇静及麻醉剂引起，产力减弱后更难以克服上述诸因素所造成之阻力，仅仅由于原发的产力异常而造成的头位难产极少见。

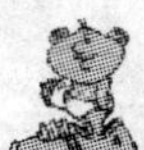

第221天 臀位如何矫正

臀位即医学上的臀先露，也就是胎儿的头朝上。臀在妈妈子宫内的最下方是最常见的异常胎位，占妊娠足月分娩总数的3%～4%，多见于经产妇，常见的原因有：

1. 胎儿在宫腔内活动范围过大，如羊水过多、早产、经产妇、腹壁松弛者。

2. 胎儿在宫内活动受限，如子宫畸形、胎儿畸形、双胎、羊水过少等，容易发生臀先露，胎盘附着在宫底宫角部易发生臀先露。

3. 胎头衔接受阻，如狭窄骨盆，前置胎盘肿瘤阻塞骨盆腔及巨大胎儿等。

臀位对产妇会造成许多不利影响，胎臀形状不规则，不能紧贴子宫下段及宫颈内口，容易发生胎膜早破或继发性宫缩乏力，使产后出血及产褥感染的机会增多，若宫口未开全而强行牵拉，容易造成宫颈撕裂甚至延及子宫下段撕裂。

臀位对胎儿及新生儿也有许多不利的影响，胎臀高低不平，对前羊膜囊压力不均匀，常致胎膜早破，发生脐带脱垂是头先露的 10 倍，脐带脱垂易受压可致胎儿窘迫甚至死亡，胎膜早破使早产儿及低体重儿增多。由于胎头比胎臀大，分娩时后出头无明显变形，往往娩出困难，常发生新生儿窒息，臂丛神经损伤及颅内出血，臀位颅内出血的发病率是头先露的 10 倍，臀先露导致围生儿之发病率与死亡率均增高。

孕 28 周前一般不需矫正臀位，若 28 周后仍为臀位，则应矫正为头位，具体方法有：

1. 自己回转促进法。

(1) Wigand 侧卧法，即孕妇向左或右侧卧位，使胎儿背向上，面腹向下。

(2) 膝胸卧位，孕妇排空膀胱，松解裤带，双膝跪在床上，身体前俯，胸部尽量贴在床面，大腿与床面垂直，每次持续 10 ~ 15 分钟后行 Wigand 侧卧位，每日两次，持续 1 ~ 2 周。

2. 外倒转术

在自己回转法失败后，于孕 32 ~ 34 周可行外倒转术，此方法要由专业产科医生完成。

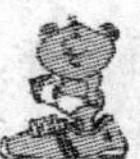

第222天 胎儿越大越好吗

大多数的夫妇都希望能生了“大胖小子”，实际上，并不是胎儿体重越大越好，如果胎儿体重过大，对孕妇和胎儿本身都是不利的，甚至是致命的。

医学上把出生体重超过4 000克的婴儿称为巨大胎儿，巨大胎儿占总出生率的5%，其中大于4 500克 的婴儿占总出生率的0.4%～0.9%。巨大胎儿的出现一方面与遗传有关，身材高大的父母，其婴儿相对较重，另一方面与母亲的饮食习惯有关，如母亲食量大，摄入蛋白质多，则胎儿体重增长快，这些都是正常现象。但是还有一些由于母亲或胎儿本身疾病而导致婴儿出生体重增加如母亲患糖尿病就属于病理情况。

出生时体重超重的新生儿死亡率较高，同时潜在的危险因素有：

1．新生儿窒息。由于胎儿过大，生产时通过产道困难，受压迫时间过长，胎儿会出现缺氧窒息，导致颅内出血和缺血性脑病而危及生命，即使存活的新生儿中也常会遗留中枢神经系统功能障碍等后遗症。

2．新生儿产伤。机械性损伤如胎头在骨盆内受压发生颅血肿，肩娩出困难时会发生锁骨骨折、肱骨易折及臀丛神经损伤。巨大儿腹部膨大，受压时可发生肝脾肾等内脏破裂出血等。

3．低血糖。多见于母亲有糖尿病所生的婴儿，由于母亲血糖高，导致胎儿血糖也高，胎儿胰岛素也会出现代偿性增加，因此胎儿生长发育迅速，体重增大，胎儿出生后，结扎了脐带，断绝了血糖来源，而血中胰岛素仍然很高，因此出现反应性低血糖，大多发生在婴儿出生后数小时至1周内，如处理不及时婴儿可因低血糖休克而死亡。糖尿病孕妇胎儿有时出现肺发育不成熟的情况，也是新生儿死亡的一个常见原因。

4．红细胞增多症及高粘滞血症。分娩过程中急性缺氧时，血流从胎盘进入胎儿引起血容量增加，当超过血管的承受能力时，患儿可出现红细胞增多症。血液浓缩、粘滞性增高等。

因此，巨大儿并非好兆头，妊娠时在产前产时产后应全面检查，发现异常及时处理，以防患于未然。

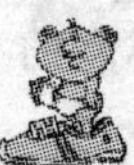 第223天 产钳术简介

产钳术是应用产钳牵拉胎头以娩出胎儿的手术。适用于：因宫缩乏力第 产程进展缓慢或产妇患有心脏病、妊娠中毒症或合并其他疾病，不宜在分娩时用力者；或出现胎儿窘迫而缩短第二产程，或第二产程达 2 小时；或经产妇胎头露于会阴部达 1 小时未能娩出者；或有剖宫产史或子宫有疤痕者；或者胎头吸引术因阻力较大而失败时，及臀位后出头娩出有困难者。

产钳由左右两叶组成，每叶又分为四个部分：即钳匙（钳叶）、钳胫、钳锁及钳柄，产钳的形式有数种，目前最常用的是短弯型。

产钳术根据放置产钳时胎头在盆腔内位置的高低而分为低、中、高位产钳，由于产钳术部位愈高，对母儿的损害也愈大，故高位产钳术现已不用，被剖宫产术代替。目前临床常用的为低位产钳。其次为低中位产钳，放置产钳时，取膀胱截石位，消毒外阴铺消毒巾，导尿排空膀胱，行阴部神经阻滞麻醉，术前行阴道检查清楚宫颈是否已开全，胎头方法及先露下降情况及产道有无异常，然后再切开会阴，放置产钳后检查钳叶位置，确定无产道软组织及脐带夹入，再牵拉，胎头额部牵出后松钳让胎头及胎儿顺利娩出。

产钳术助产应注意无明显头盆不称，胎先露应为顶先露或颏前位，臀产时只用于牵拉后出头，而且宫颈必须完全扩张，术前未破膜时应予破膜，胎儿应存活。如确诊为死胎适应行穿颅术以避免产道损伤，上钳时必须查清胎方位，始能正确放置产钳。如产钳放置不正确则可能引起胎儿损伤，包括颅内出血、面神经麻痹、甚至眼球压伤等，并可引起母体软组织的损伤，如阴道宫颈撕裂，甚至子宫破裂等。

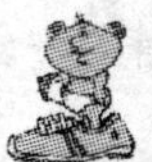

第224天 怀孕第32周

怀孕第32周是指从末次月经算起的第218~224天，此时胎龄30周。

怀孕32周的胎儿身长可达45~46厘米，顶臀径约29厘米，体重达1 800~2 000克。胎儿日渐长大，脂肪开始形成，胎儿懂得吸吮手指，已能听到母亲体外的声音及感觉到触摸。

妊娠32周时，可在脐上12厘米左右触及宫底，子宫底距耻骨联合上缘的距离约为32厘米。此时子宫变得更大，压迫到心脏及胃部，孕妇会有胸口难受及呼吸困难的现象。胎儿压迫下肢血管容易引起下肢水肿。如果用手指压筋骨，还会出现凹陷，称凹陷性水肿。孕期中容易产生静脉曲张及静脉瘤，所以应避免站立过久，多利用时间散散步，并常把双腿抬高休息，下面推荐几种孕期舒适的姿势，以缓解疲劳的感觉：

1．抬高双脚。平躺下，在臀部垫些软垫，离墙大约45厘米，抬起双腿，倒放在墙上，双腿伸直并尽量分开至觉得舒适为止。

2．斜靠的姿势。如果你觉得侧身躺着还不能休息的话，那么可以用一种向后斜靠的姿势，需要多少枕头就用多少，把一些枕头放到膝部下面，双膝就能柔和地屈曲，这同样有助于你。

3．挺身坐起。这一姿势有助于加强背部肌肉，你可能会发现在腰背部垫上一块垫会更舒适，为了在工作时得到休息，将双腿平放在与髋部等高的位置，如果你使双腿屈起，就可增强小腿背向的肌肉。

4．盘腿而坐。或者将双脚放在一起，挺直背部，张开腹股沟，使大腿内侧绷紧，轻轻地将大腿向下压以增加伸展，能有助于分娩时张开双腿。

5．叉开双腿。肩和背垂直，叉开双腿坐着，这对脊柱、大腿内侧和腹股沟都有好处。

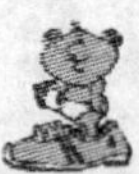

第225天 胎头吸引术简介

胎头吸引术系用胎头吸引器置于胎头上，形成一定负压后吸住胎头，通过牵引借以协助娩出胎儿的手术。胎头吸引器常用的有两种：一为锥形金属空筒（直形或牛角形），一端大，一端小，大端直径约5.5厘米，外置橡皮套，为附着胎头端，小端顶部有一金属圈，可做牵拉用。顶端稍下处有对应的两个短柄，为牵引的拉手，其中一侧为空心管与吸引器内腔相通，外端可接抽气器以便形成负压，负压的形成可用针筒抽气，也可用电动吸引机抽气。另一种为硅胶制成，其胎头附着端呈碗口状，直径约5~7厘米，另一端有一金属空心管，可连接抽气器形成负压，这是目前常用的一种吸引器。

胎头吸引术适用于缩短第二产程，如因宫缩乏力第一产程进展缓慢；或产妇患有心脏病、妊娠中毒症或合并其他疾病，不宜在分娩时用力；或出现胎儿窘迫，第二产程达2小时或经产妇胎头露于会阴部达1小时未能娩出者；有剖宫产史或有子宫疤痕者。胎头吸引术只能用于顶先露，而不适用于颜面位、额位、高直位等其他异常胎位，并且宫口已开全，无头盆不称，胎儿双顶径达坐骨棘水平以下，胎膜已破者。

胎头吸引术一般不需麻醉，取膀胱截石位，导尿排空膀胱，做阴道检查了解子宫颈扩张情况，胎头高低及方位，以及骨盆情况、胎膜是否已破，如会阴过紧者可做会阴切开术，放置吸引器时将吸引器开口端涂以润滑油，放置后检查吸引器的位置正确后，抽空形成负压，旋转与牵引吸引器，当胎头娩出阴道口后，保护会阴并放开血管钳，吸引器成正压后取下，再协助胎肩娩出等同自然分娩过程。

注意抽吸负压后宜稍等待，使胎头在缓慢的负压下形成产瘤再牵引，牵引时如有漏气或脱落应检查清楚，如吸引器由于阻力过大，应改用产钳术助产，如系牵引方向错误，负压不够或附着不紧密可重新再放置，一般不宜超过2次，牵引时间不宜过长，以免影响胎儿，一般以在20分钟内结束分娩为宜。术后应检查宫颈及阴道有否裂伤，胎儿娩出后应肌注维生素K_3，术后密切观察婴儿有无头皮血肿，颅内出血、头皮损伤等并发症。

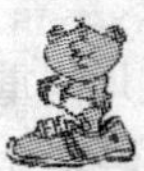

第226天 臀位牵引术简介

臀先露时，胎儿全部躯体均由手法牵出称为臀位牵引术。当然，横位内倒转术后接着进行的臀位牵引术亦可属此范围，但习惯上归为内倒转术中的一部分。

臀位牵引术适用于胎儿窘迫或脐带脱垂，产妇有心脏病，妊娠中毒症等，第二产程不宜过度用力者，或产妇体力衰竭或子宫收缩乏力以致产程延长者。

臀位牵引术一定要在宫颈完全扩张和无头盆不称情况下才能进行，术前应导尿，排空膀胱，初产妇或经产妇会阴过紧者，须做会阴切开术，并做好抢救新生儿窒息和修补产道裂伤的准备，有条件时准备后出头产钳。

臀牵术一般采用阴部神经阻滞麻醉，当情况紧急如脐带脱垂需迅速娩出胎儿的可不用麻醉，估计牵引困难者，可用乙醚麻醉。

操作的步骤是：产妇仰卧于产床上，外阴消毒铺巾同产钳术，术前导尿，行会阴侧切术，并应确定宫颈口已开全，胎膜已破，无脐带脱垂，助产人员先牵出下肢，再牵出胎臀，然后是胎肩及上肢的娩出，最后是胎头的娩出。胎头娩出困难者，可用后出头产钳协助分娩，术后检查宫颈及阴道是否有裂伤，有裂伤者及时行修补术，会阴切开处行缝合术。

臀位牵引术前应充分考虑适应证和有关条件，权衡利弊，如估计有困难，则以早行剖宫产术为宜；牵引中应镇静而敏捷，遵循操作步骤，避免因暴力而造成胎儿肢体骨折、锁骨骨折、颈椎脱臼、臂神经丛损害、脑锁乳突肌血肿、颅内出血等。

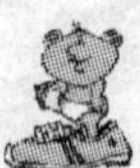

第227天　剖宫产术简介

剖宫产术是指经腹部切开子宫取出胎儿的手术，取出的胎儿体重在1 000克以上，妊娠达28周。剖宫产术不包括剖腹取出腹腔妊娠胎儿，切开子宫取出1 000克以下胎儿，不足28周以及经阴道切开宫颈和子宫下段取出胎儿。凡经腹部切开子宫取出500克或500克以上但不足1 000克（妊娠不足28周）的胎儿，应属流产范围，称为剖宫取胎术。

剖宫产术为产科重要手术，对挽救孕妇及胎儿的生命具有实效。近年来由于手术技术及麻醉技术的提高，大大提高了剖宫产的安全性，减少了孕产妇及围生儿死亡，新生儿的产伤也明显减少，所以近些年来，剖宫产率日趋升高。剖宫产术应用不当也可造成一些不良甚至远期影响，应加以重视。

剖宫产术式有子宫下段式、子宫体式、腹膜外式及剖腹子宫切除术4种，以子宫下段横切口最为常用。剖宫产一般取连续硬膜外麻醉，情况紧急时也可取局麻手术，病人术前备皮、导尿、皮试、术前应禁食6小时，禁饮4小时，孕妇术前禁用吗啡、度冷丁等，以防影起新生儿窒息，术前应备好气管插管，氧气及急救药品，以便抢救新生儿，有条件的医院最好手术时有新生儿科医生在场。

手术的步骤是：皮肤消毒铺巾，切开腹壁各层，暴露子宫下段。切开膀胱子宫反折腹膜后，再切开子宫前壁和羊膜腔，娩出胎儿断脐后交给台下另一助产人员处理，再娩出胎盘，清理宫腔后，缝合子宫切口，清点器械无误后缝合腹壁各层。

剖宫产术时应注意防止出血，防止膀胱损伤，避免胎儿损伤，仔细缝合子宫切口。术后应注意防止感染，剖宫产术后至少应避孕2年，以免发生子宫疤痕破裂，胎儿死亡等，剖宫手术后再次妊娠分娩时，多数又以剖宫产结束分娩。

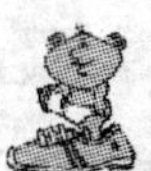

第228天　什么情况下要剖宫产

近年来剖宫产手术率越来越高，除了有医学指征需剖宫产外，和许多人误认剖宫产比自然分娩好有关。其实不然，剖宫产虽然可避免自然产时突发的状况如胎儿缺氧、胎粪吸入、子宫破裂等，但剖宫产出血多，有可能并发刀口感染、麻醉意外，产后恢复时间长、医药费用较高以及胎儿未经产道挤压不利于其肺扩张等。所以怀孕妇女不要盲目追求剖宫产，哪些情况下需要剖宫产呢？

1．母体方面：

(1) 产前大出血：前置胎盘或胎盘早剥。

(2) 难产：因胎儿太大或母亲骨盆狭窄，胎儿在产道受阻。

(3) 严重的妊娠高血压综合征，有子痫或先兆子痫出现，胎儿在宫内有缺氧危险。

(4) 母亲生殖道有各种感染，预计从阴道分娩会感染新生儿者。

(5) 母亲患子宫颈癌或宫腔肿瘤时。

(6) 母亲脑血管瘤在宫缩时易引起脑血管破裂时。

(7) 母亲严重心脏病，而不能忍受宫缩分娩。

(8) 母亲意外在临死前紧急剖宫产抢救胎儿。

2．胎儿方面：

(1) 胎儿窘迫，即胎儿在宫内缺氧需立即脱离宫内环境。

(2) 胎位不正。

(3) 巨大胎儿，胎儿体重超过4 000克，估计阴道分娩困难者。

(4) 多胎妊娠。

(5) 胎儿畸形经阴道分娩会发生梗阻。

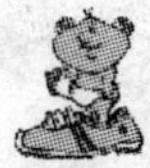

第229天　分娩时为何会痛

身为一个女人，是值得骄傲的，她担负着孕育下一代的重要责任。但一个新生命的诞生为人母者应付出相当大的代价，许多人会担心不知生产时怎么办？是否能顺利度过分娩的痛苦？一个怀孕的妇女，生理上的变化，心理的负担，加上害怕“阵痛”的恐惧笼罩于心中，在进入产程开始阵痛后，常不知如何应对，所以，怀孕妇女为了消除分娩疼痛有必要了解分娩疼痛产生的原因，以便有充分的心理准备来调适和减轻阵痛。

在第一产程中，分娩疼痛来自子宫收缩和宫颈扩张。子宫收缩时，宫内压力可升高4.66~6.66千帕（35~50毫米汞柱），子宫的韧带和腹膜受到牵抗引起疼痛，子宫壁的血管暂时受压而闭塞，使其周围组织产生暂时性缺血和缺氧，血管壁中敏感的神经末梢与感受器引起痛觉，疼痛的部位主要是在下腹部和腰部，有时放射到髋部、骶部或沿大腿下传。随着产程的进展，疼痛明显加剧，在宫颈扩张到7~8厘米时最为剧烈，子宫颈较为敏感，虽能感受压力和机械性刺激，但在子宫口突然扩张时，这些感受器受到刺激，造成痛觉。

进入第二产程后，来自宫颈扩张的疼痛逐渐减轻，而代之以不自主的“排便感”，宫缩时，先露部紧紧压迫骨盆底组织，产生反射性的肛提肌收缩，增强了子宫和腹直肌的向下推出力，此时，会阴部牵拉和阴道扩张所致的疼痛，往往被强烈的排便感所暂时掩盖。另外，如组织发生化学变化，引起局部或全身酸中毒，提高了外围和中枢神经系统的感应而感觉疼痛。

到了第三产程时，子宫容积缩小，宫内压下降，会阴部牵拉消失，产妇感到突然松懈。

从产兆到临产短短的时间内，全身突然的变化，使产妇常感不适，如果交感-副交感神经和内分泌、大脑皮层协调不良则会产生痛感，加上产妇的紧张状态会使痛感更甚，其疼痛的程度与个人的心理准备及个人的个性，人格相关，如有良好心理准备、忍耐力强、较镇静的人，疼痛会较轻，相反敏感的人疼痛就严重了。

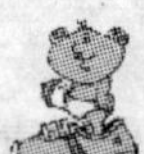

第230天　无痛分娩简介

所谓无痛分娩是在生产过程中利用药物、麻醉及其他的方法来减少或解除生产时的痛苦。无痛分娩的方法很多，有的使用了早期的生产过程，有的用于晚期的生产过程，有一些方法两者并用。主要方法有：

1．运动法。在产前时作一种深呼吸的训练，配合精神上的准备，等到阵痛时，可以把疼痛转移到深呼吸或其他注意力集中的事情上，这种方法可以减轻疼痛，但不能完全不痛。

2．药物法。利用镇定与止痛剂，以达到减痛的目的，同样也不能达到完全不痛的程度。

3．麻醉法。有全身麻醉、脊椎内麻醉，脊椎外麻醉和宫颈旁麻醉等，对于生产的痛苦以麻醉法最为有效。

无痛分娩的好处有：

1．使母体舒适不痛，减少生产时的恐惧与产后的疲倦，进而增进产后体力的恢复。

2．无痛分娩使医生与护理人员花更多的时间来照顾病人，因而母体或胎儿一有不正常现象发生时，可以及早发现而加以治疗。

3．无痛分娩可减少产钳或真空吸引器使用时对母体及胎儿的伤害。

4．使用无痛分娩，可以检查子宫内有无胎盘剥离不全，子宫破裂或子宫颈裂伤等，因此可以减少产后出血或子宫颈闭锁不全的后遗症。

5．可以减少下次怀孕及生产时的恐惧感。

此外，有些地方允许待产及分娩时有家属陪伴，临产时，是产妇身心处于紧张状态的时候，也是最需要亲人的安慰的时刻，有亲人在旁，会使她们感到宽慰与安全，同时也有利于家属了解产妇的情况。

总之，无痛分娩是时代的进步，医学发达后的产物。产科愈进步，无痛分娩也愈普遍。以现代的医学知识及设备，不仅可以做到无痛分娩，而且可以做到对母体及胎儿都能安全的地步。但一定要有足够的设备与受过良好训练的人才能做这项工作，否则，不良的麻醉止痛法，对母体及胎儿会有不良的影响。

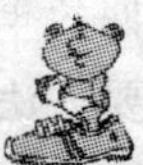

第231天　怀孕第33周

怀孕第33周，是指从末次月经算起的第225～231天，此时胎龄31周，从33～36周为妊娠第10个月。

怀孕33周时胎儿身长约46～47厘米，顶臀径约30厘米，体重约2 000～2 100克。胎儿皮下脂肪增厚，皮肤没有纹路，变得光滑并呈粉红色。头发长出很多，手脚指甲快速生长，胎毛逐渐减少。

孕妇的子宫会变得更大，子宫底在耻骨联合上缘约33厘米处，距离脐部约13厘米，子宫日渐变大，压迫到心脏及胃部，会有胸口难受及呼吸困难的现象，会令孕妇走路愈来愈困难。此时孕妇的体重增加了大约9.9～12.6千克，下肢容易出现水肿，如果用手指压压小腿前筋骨，会出现凹陷，而大腿以上无水肿，这是轻度水肿，不必过于担心。

随着体重的增加，孕妇的负担加重，但这个时期不要由于体重的增加就节食，因为孕妇和胎儿都得从吃的食物中获取能量和营养，孕妇可吃一些合口味的食物，以免导致胃部不适。妊娠期均衡营养很重要，新鲜水果和蔬菜、乳制品、谷类食品以及高蛋白食品都有利于胎儿的健康发育。随着胎儿不断生长，胃的空间变小，孕妇可以少食多餐，而不必每天三顿饭都吃得很多，这样孕妇会感觉好些。

此时期的阴道分泌物会增多，孕妇最好每天沐浴，保持清洁卫生。由于身体的移动延缓，经常造成生活上的不便，此时的孕妇最好每天散步一次，并做做力所能及的家务事。仰睡常会腰酸背痛，此时孕妇应采取右侧卧位睡眠与休息，并避免性生活，因为这时期早产及感染的机会极高。自己应继续监测胎动并记录下来，有异常情况及时去医院求治。

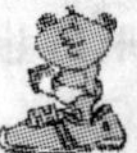

第232天　产后出血的原因

引起产后出血的原因有如下四方面：

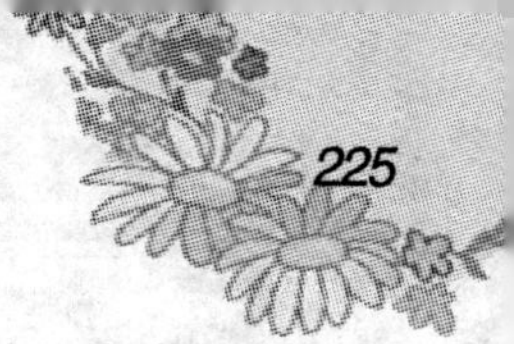

1．子宫收缩乏力，是最常见原因，占70%～80%。

（1）全身因素。产妇精神紧张，临产后过多使用镇静剂、麻醉剂，产程过长或难产，产妇体力衰竭，合并急慢性全身性疾病等。

（2）局部因素。子宫过度膨胀，如双胎妊娠、巨大胎儿、羊水过多使子宫肌纤维过度伸展。子宫肌纤维发育不良，如子宫畸形或合并子宫肌瘤等，可影响子宫肌正常收缩，子宫肌水肿及渗血，如妊高征、严重贫血，子宫胎盘卒中以及前置胎盘附着于子宫下段血窦不易关闭等。均可发生宫缩乏力，引起产后出血。

2．胎盘因素。

（1）胎盘剥离不全。多见于宫缩乏力，或胎盘未剥离而过早牵拉脐带或刺激子宫，使胎盘部分自宫壁剥离，由于部分胎盘尚未剥离，影响宫缩，剥离面血窦开放引起出血不止。

（2）胎盘剥离后滞留。由于宫缩乏力，膀胱膨胀等因素影响，胎盘从宫壁全部剥离后未能排出而潴留在宫腔内，影响子宫收缩。

（3）胎盘嵌顿。由于使用宫缩剂不当或粗暴按摩子宫等，引起宫颈内口附件子宫肌呈痉挛性收缩形成狭窄环，使已全部剥离的胎盘嵌顿于宫腔内，影响宫缩引起出血。

（4）胎盘粘连。胎盘全部或部分粘连于宫壁不能自行剥离，全部粘连时无出血，部分粘连时因胎盘剥离而血窦开放以及胎盘滞留影响宫缩易引起出血，多次人流及子宫内膜炎可导致内膜损伤，是胎盘粘连的常见原因。

（5）胎盘植入。临床上少见，完全植入时因胎盘未剥离不出血，而部分植入则往往发生大出血。

（6）胎膜和胎盘残留。部分胎盘或胎膜残留于宫腔内影响子宫收缩而出血。

3．软产道损伤。

子宫收缩过强，产程过快，胎儿过大，接产时未保护好会阴或手术助产操作不当均可引起会阴、阴道、宫颈裂伤出血，严重可达阴道穹窿、子宫下段；过早会阴切开也可引起失血过多。

4．凝血功能障碍。

较少见。如血小板减少、白血病、再生障碍性贫血、重症肝炎、妊高征、死胎、羊水栓塞，胎盘早剥等均可并发难以控制的大出血。

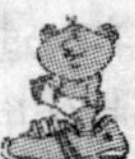

第233天　产后出血及预防

胎儿娩出后24小时内出血量超过500毫升者称为产后出血。这是分娩期严重的并发症，居我国目前孕产妇死亡原因的首位，其发生率占分娩总数的2%~3%。产后出血的预后随失血量、失血速度及产妇体质的不同而异，若短时间内大量失血可迅速发生失血性休克，严重者危及产妇生命，休克时间过长可引起脑垂体缺血坏死，继发严重的腺垂体功能减退——希汉氏综合征，所以应重视产后出血的防治。

做好产后出血的预防工作能明显降低产后出血的发病率，应贯穿下列环节：

1．产前预防

(1) 做好孕前及孕期保健工作，对于合并凝血功能障碍，重症肝炎等不宜继续妊娠的妇女，及时在早孕时终止妊娠。

(2) 积极治疗血液病及各种妊娠合并症，对有可能发生产后出血的孕妇如多孕、多产及多次宫腔手术者、羊水过多、妊高征、子宫发育不良、子宫肌瘤剔除史、合并糖尿病、血液病等，应提前入院待产，对死胎、胎盘早剥、宫缩乏力等应及时处理。

2．产时预防

(1) 第一产程时，产妇应消除紧张情绪，保证充分休息，注意饮食，防止产程延长。

(2) 第二产程时，产妇应在接生人员指导下正确使用腹压，防胎儿娩出过快。

(3) 第三产程时，医生应正确收集测量出血量，正确处理胎盘娩出，仔细检查胎盘、胎膜完整否？检查软产道有无裂伤及血肿，加强宫缩。

3．产后预防

产后出血约80%发生在产后2小时内——即第四产程。故胎盘娩出后，产妇应继续留在产房，严密观察生命体征和宫缩及阴道流血情况，产妇应早哺乳可刺激子宫收缩，减少阴道出血量，产后应及时排空膀胱以免影响子宫收缩。

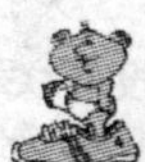

第234天　先兆临产与临产及产程

先兆临产是指分娩发动前，出现预示孕妇不久将临产的症状。

1. 假临产。常出现在分娩发动前，其特点是宫缩持续时间短且不恒定，间歇时间长且不规律，宫缩强度不增加，常在夜间出现，清晨消失，宫缩引起下腹部轻微胀痛，宫颈管不短缩，宫口扩张不明显，给予镇静剂能抑制假临产。

2. 胎儿下降感。多数初孕妇感到上腹部较前舒适，进食量增多，呼吸较轻快，孕胎先露部下降进入骨盆入口使宫底下降的缘故，因压迫膀胱常有尿频症状。

3. 见红。在分娩前24～48小时内，因宫颈内口附近的胎膜与该处的子宫壁分离，毛细血管破裂经阴道排出少量血液，与宫颈管内的粘液相混排出，这种带血的粘液性白带即为见红。见红是分娩即将开始之比较可靠征象，若阴道流血量较多，超过平时月经量，不应认为是先兆临产，应想到妊娠晚期出血如前置胎盘等。

临产开始的标志为有规律且逐渐增强的子宫收缩，持续30秒以上，间歇5～6分钟，同时伴有进行性宫颈管消失，宫口扩张和胎先露部下降。临产后至宫口开全称为第一产程，又称宫颈扩张期，初产妇的宫颈较紧，宫口扩张较慢，约需11～12小时，经产妇宫颈较松，宫口扩张较快，约需6～8小时。

宫口开全到胎儿娩出为第二产程，又称胎儿娩出期，初产妇约需1～2小时，经产妇通常数分钟即可完成，但也有长达1小时者。

从胎儿娩出到胎盘娩出为第三产程，又称胎盘娩出期，约需5～6分钟，不应超过30分钟。

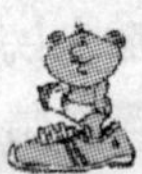

第235天　孕妇何时应入院待产

怀孕妇女接近预产期时，便须将一切生产用品及婴儿用品准备妥当，对临产的征象亦须有所了解，以期能在医院顺利生产。往往有些初产孕妇稍感有点腹痛，便急急忙忙办理住院手续结果等上2~3天，宝宝尚未出生；有的经产妇（第二胎以上者），一开始痛觉得没有关系，认为可以晚点去医院，结果常常因来不及而生于路途上，甚至医院大门口，造成母亲及胎儿许多不必要的担忧与伤害。

孕妇何时应入院待产呢?

真正的分娩开始有几个明显的征象，如果有下列状况之一，就应该入院待产。

1．子宫规则收缩。子宫收缩会引起阵痛——一阵阵子宫收缩引起的痛感。如果子宫收缩变成周期性且规则，间隔时间逐渐缩短，持续时间越来越长，且疼痛程度越来越重，大约每隔10分钟收缩10秒的时间，即是分娩即将开始。经产妇一有阵痛应立即住院待产，初产妇因未分娩过，整个产程一般来说较长，可待有阴道见红时才住院待产，通常子宫收缩规则开始到子宫口开全，初产妇一般须12小时，而经产妇只须4~6小时。

2．见红。在分娩前24~48小时内，因宫颈内口附近的胎膜与子宫壁分离，毛细血管破裂经阴道排出少量血液，与宫颈粘液相混排出即为见红。经产妇一有见红应立即入院，初产妇于宫缩时见红也应准备入院，但不必慌张，应充分准备后才入院。

3．破水。破水即胎膜破裂，羊水流出，正常应于宫口开全胎儿即将娩出时才破水。如发生早期破水亦算是分娩将开始，但不用惊慌，不论经产妇或初产妇一旦破水均须尽快入院为防脐带脱垂，产妇应平躺入院，并防止感染发生。

特别提醒：入院时应带齐必备的证件、生活用品，情况允许孕妇应洗澡洗头，并及时和家人联系，寻求援助，尽快将工作、家事、小孩等重要的事情安排好，还有记住带上住院费用。

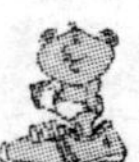

第236天 孕妇入院后的程序

孕妇分娩发动准备入院，来到医院时，如情况不是十分紧急一般是先挂号，上产科门诊检查，由产科医生进一步确定是否已真正发动入院待产，而办理入院手术，进入住院部。如果情况紧急，特别是经产妇宫口已开，也可直接送入产科住院部，在急产情况下，甚至直接进入产房待产。

孕妇入住院部后，护士小姐会接待孕妇，为孕妇安排好住院的房间、床铺等（一般先在待产室待产），同时会给孕妇测量体温、脉搏、呼吸、血压等生命体征及称体重，剪指甲，动员孕妇去掉首饰等物品。然后孕妇的主管医生会详细询问孕妇的病史及妊娠经过情况，为孕妇做全身系统的检查，如听心肺、测宫高、腹围，行产检，听胎心音，检查子宫颈口扩张情况及胎儿先露状况和测量骨盆各径线，并进行胎儿监护，以全面了解孕妇及胎儿宫内状况，之后医生会为孕妇作出诊断并开出医嘱单，护士小姐会遵照医嘱来执行孕妇的治疗方案。通常护士会为孕妇除阴毛以便清洁外阴，大多数医生主张为孕妇灌肠，以便产前排清大便，以免产妇在生产时用力顺势排便而污染产道、伤口和胎儿。但产前灌肠并非绝对必要，而且灌肠应在产妇入院时宫口开至3厘米之前，无胎膜破裂时完成。吸氧及左卧位以改善胎儿供氧、胎儿监护仪监测以及时全面掌握胎儿宫内情况，必要时给予B超及B超下生物物理评分。同时医生会为孕妇检查血常规、尿常规、肝功能、肾功能、心电图、空腹血糖、性病相关检验和凝血功能检测等，另外医护人员会指导孕妇饮食、睡眠、大小便等及如何自测胎动和有关母乳喂养的知识及技巧，接生员会定期为你听胎心音，检查宫缩及宫口开大情况，如有需要也会给孕妇“打点滴”，导尿等。待宫口开大3厘米后，会让孕妇转去产房内的候产室继续由助产士专人监护，待宫口近开全则会转移到产房准备接生了。当然如有异常情况也可能要采取阴道手术助产或剖宫产等措施。

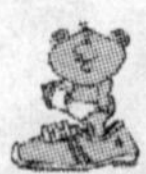

第237天　如何选择分娩方式

即将为人父母的夫妇，面对选择什么样的分娩方式真是不知所措。有的认为分娩中的阵痛及其分娩过程漫长让人恐惧，还有的认为自然分娩会影响母亲的体形而要求剖宫产终止妊娠，也有人惧怕手术，但需要剖宫产终止妊娠时却又犹豫不决，究竟该选择什么样的分娩方式呢？剖宫产比自然分娩优越吗？

妊娠、分娩是人类繁衍后代的自然生理过程，女性骨盆形态也适合胎儿的娩出，而且自然分娩有利于产妇身体最快地恢复，使母亲能更好地照顾自己的孩子，减轻家庭人力、经济上的负担。分娩过程中产道对胎儿胸部的挤压可预防新生儿湿肺的发生。我们知道，产力、产道、胎儿和母亲心理作用其中任何一项异常都有可能导致难产发生，危及母婴健康。有时产程中有异常情况医生会建议采取产钳或胎头吸引器手术助产，当难产发生而不能经阴道分娩或经阴道分娩会引起母婴不良结局时医生会建议剖宫产终止妊娠，剖宫产可使母婴很快脱离不良病理环境，缩短产程，但剖宫产也会使腹壁和子宫壁留下永久性疤痕。当再次妊娠时，增加子宫破裂的机会，剖宫产等手术后发生产后出血、羊水栓塞、产褥感染及新生儿产伤的机会也较自然分娩大。

因此，选择分娩方式时，应力求符合自然生理过程。当出现危及母婴健康的情况时则应遵照医生的意见，当机立断同意手术，将母婴危险降到最低，最大限度地保证母婴安全。

目前医学上开展的有一种导乐陪伴分娩，能使产妇消除恐惧感，降低人为因素的剖宫产率，它是指一个有经验的助产人员在产时及产后全程给予产妇心理上的安慰、生理上的帮助、情感上的支持，使产妇身心处于最佳状态，充分发挥产妇的主动性，使其顺利完成分娩过程，并能缩短产程，减少产后出血量。它优于以往的家属陪伴，因为家属易对产妇的阵痛及产程的持续时间产生焦躁情绪，反过来对产妇产生不利影响而导致难产发生率增高。

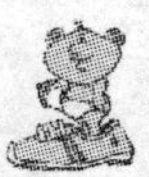

第238天 怀孕第34周

怀孕第34周是指从末次月经算起的第232～238天，此时胎龄32周。

怀孕34周时，胎儿身长约47～48厘米，顶臀径约32厘米，胎头双顶径约8.6厘米，胎儿体重约2 200克，胎儿的循环、呼吸、消化及性器等器官功能发育成熟。胎儿日渐长大，骨骼更为强健，可听到母体外的声音，可从表情上看出快乐或不快乐，胎动也更明显，可从母亲的腹部看见或感觉到胎动。

现在孕妇的子宫底在脐上约14厘米，距离耻骨联合约34厘米。此时，子宫位置开始下降，如果在脐部系上腰带，可以明确感到胎头的下降，由于此时胎儿体重不断增加，加上孕妇的胃肠不适及背痛，可能会导致孕妇失眠。应该注意的是，此时预测胎儿的体重非常困难，因为孕妇的体重在不断增加，而胎儿也在长大，胎盘也在生长，羊水量也在不断增加，所以孕妇测量的结果和同期妊娠朋友测量的结果是否相同并不重要，重要的是孕妇的子宫要按适当比例不断增大。而用超声波来测量胎儿体重也会出现误差。有些预测是用公式来计算的，包括需要测量胎儿头径、腹围、股骨长度及其他一些指标。由于胎头的下降，加上孕晚期羊水的减少或流失，会使孕妇腹部有轻松感，或感觉胎儿下坠，此时不用担心，有的孕妇还会觉得盆腔、膀胱、直肠压力增加，让孕妇觉得不舒服，有些孕妇会出现另一种“针刺样”感觉，孕妇可以侧卧以减轻对盆腔和盆腔周围之血管和神经的压迫，如果真的严重，应找医生诊治。

此时期的营养可吃些维生素丰富的零食，如烤土豆，它可以提供蛋白、纤维素、钙、铁以及维生素B、维生素C等。

同时记住应每二周去医院进行一次产前检查，如有任何异常，要随时接受诊断。

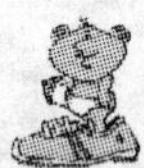

第239天　如何顺利度过分娩

事实上，几乎所有的女性都对生产感到恐惧、紧张过度、怕痛，不能正确地调整自己的生活起居及饮食，人为地增加了难产的机会。

如何调适自己，顺利度过分娩这一关呢？

1．应学会减轻阵痛不适。当阵痛紧密时可行产前运动中的腹部呼吸；当疼痛正紧时，可以采取侧卧的姿势：腹部贴床，两腿自然地摆于床上，这样可感觉较为舒适。另外，此时期家人最好能陪伴在侧，给予鼓励，增加待产妇的信心和安全感，且可以协助以手于尾椎处轻压揉搓，以减轻其下半身的腰裂感及腰酸，也可轻轻按摩腹部而减轻腹痛的感觉。

2．待产时期要特别注意饮食调理。若感饥饿，可进食少量多次的温和、清淡的食物，但尽量少吃固体性食物。在第一产程多喝些果汁，咖啡或热茶，整个分娩过程中注意不要缺水，可喝些白开水补充。但待产时不应服食人参，以免使子宫收缩力减弱，延长分娩的时间，许多孕妇在阵痛时常有呕吐的情形，这是由于子宫连续性的收缩所致，特别是在刚进食后则更易发生，如有恶心、呕吐现象，可深呼吸以减轻不适。

3．排尿。在待产过程中感觉有尿意时，应即刻排空膀胱。因膀胱胀，会影响胎儿的下降，延长生产的过程。但因胎头下降压迫尿道，常使排尿受阻，无法解完，因此常有尿频的感觉，所以候产时不应长时间久蹲排泄，以免过早用力引起宫颈水肿。

4．阵痛时应尽量深呼吸，以免腹中胎儿氧气不足。

5．阵痛时应尽量避免呐喊，以免造成胎儿缺氧，产后胸胀气及喉咙痛。

6．若已破水，应听从医护人员指示，绝对卧床休息，不下床走动以免脐带脱垂，同时使用消毒过的棉垫，以防细菌逆行感染。

7．在宫口近开全时，阵痛加剧伴有便意感及下腹撕裂感和不自主的用力，此时应深呼吸，勿随便过早用力免宫颈水肿及撕裂。

8．宫口开全后应听从医生指挥，正确使用腹肌及肛提肌的力量，使胎儿尽快顺利娩出。

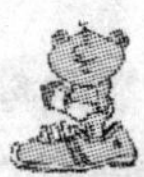

第240天　母乳喂养好

从怀孕的第1天开始，母体就提供了一个绝佳的环境，以供给胎儿的生长发育。宝宝出生后，母亲即从食物中摄取营养，制造乳汁，继续供给宝宝成长的需要，母乳是婴儿最理想的天然食品。母乳喂养的好处有：

1. 营养均衡。母乳是一种优质的营养素，含有婴儿需要的所有基本营养成分。

2. 免疫防病。母乳中含有抗体，特别是初乳——（产后七天内分泌的乳汁）中蛋白质含量比成熟乳多，尤其是分泌型IgA，被称为出生最早获得的口服免疫抗体，IgA经婴儿摄入后在胃肠道中不受胃酸及消化酶所破坏，大部分粘附在胃肠道粘膜上，对乳母过去曾被接触过的细菌和病毒有抗体作用。

3. 经济、简便、卫生、易消化吸收。母乳喂养不需另花钱购买昂贵的婴儿奶粉，也避免喂奶粉时的瓶瓶罐罐被外界污染。直接由母亲喂哺简单、方便，并且乳中乳铁蛋白的含量最适合婴儿的吸收。

4. 有益于婴儿体格及脑细胞的发育。国际最新研究发现：那些出生时体重低的婴儿采取母乳喂养后，长到7、8岁时，与没有经母乳喂养的同龄早产儿相比，其智商要高。新西兰医务工作人员测量了413名婴儿的智商。结果表明：母乳喂养时间越长，这些孩子的智商得分越高，为母乳喂养提高婴儿的智力提供了佐证。

5. 增进母婴感情，利于早期教育和早期智力的开发。

6. 产后哺乳可促进子宫收缩，预防产后出血及产褥期大出血，有利于子宫复原。

7. 产后哺乳可减轻母亲患乳腺癌及卵巢癌的发生率。

8. 有证据表明哺乳的妇女较少患骨质疏松症。

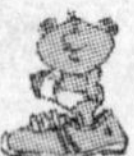

第241天　成功母乳喂养6大要诀（1）

母乳喂养的好处现今众所周知，整个世界都在推崇它对母婴的健康作用。越来越多的女性乐于承担这一神圣天职，充分体验做母亲的幸福和满足。然而，好些妈妈在实现这一美好愿望时却常遭遇失败。其实，99%的妈妈都能够成功，关键是看你是否掌握成功的要诀。

要诀1：树立信心，坚信自己能成功。

从产前第5个月起，乳腺腺管开始分泌一些稀薄的黄色液体，这是正常的现象。为了避免这些分泌物干涸堵塞输乳腺管，就要对乳房进行养护。每天用清水和肥皂水擦洗乳头和乳晕，也可经常用干毛巾擦拭，这样既可清除乳房分泌物形成的乳痂，防止堵塞乳腺管，又可刺激表面皮肤日益坚韧，避免日后哺乳时经常被宝宝吮破而引起疼痛和感染，为母乳喂养成功打下第一物质基础。分娩后一定要保持舒畅的心情，忘掉家中的烦恼，把家务先置于脑后，谢绝多余的来访者，充分地休养生息，不要为宝宝是否吃饱，是否发育正常等问题担心。你应该感到自己是多么自豪和幸福，因为你能创造出一个可爱的生命，与你朝夕相伴，精神上的振奋和愉悦定会促使体内催乳素分泌增多，从而使妈妈乳汁多多。

要诀2：越早给宝宝喂奶，乳汁就会分泌得越早和越多。

世界卫生组织和联合国儿童基金会最新规定，第一次给宝宝喂奶可在生后的半小时就开始。这时妈妈并不一定能分泌出乳汁，但宝宝强力地吸吮会促进妈妈体内催乳素和催产素的产生增多，因此加速母乳的分泌。而且宝宝可以得到最珍贵的初乳，它含有抵抗疾病的免疫球蛋白，能够抵抗消化道和呼吸道的感染而使宝宝在出生的一段时间内很少生病，从而保证了正常的生长发育。虽然妈妈在刚生产完还是身心疲惫，乳房也不感到胀，但一定要及早让宝宝吸吮，不要失去最佳时机。

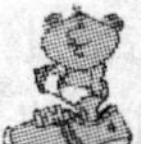

第242天 成功母乳喂养6大要诀（2）

要诀3：生后24小时与宝宝同室同床，便利多次不定时、不定量地喂奶。

分娩后即让妈妈和宝宝24小时在一起，并且同睡在一张床上，这样会使妈妈从一开始便能很方便地喂奶。一开始不必硬性规定喂奶的次数、间隔时间和喂奶量，应该是每当宝宝啼哭时或妈妈奶胀觉得该喂了就抱起喂哺，宝宝能吃多少就吃多少，这样，也可使体内催乳素的分泌增加，泌乳量增多，并还可预防妈妈奶胀和乳汁淤积在乳腺管内。

要诀4：正确喂奶姿势和喂奶方法。

妈妈坐着或躺着都可以，只要自己感到体位是轻松和舒适的即可。一般以坐在低凳为好，如果坐的位置较高（如坐在床上），也可把一只脚放在脚踏上，或身体靠在椅子上，膝上放一个枕头抬高宝宝，并可承受重量。把宝宝的脸和胸靠近妈妈，下颌紧贴着妈妈乳房，妈妈用手掌托起整个乳房，并用乳头刺激宝宝口周皮肤，待宝宝张开嘴时，顺势把乳头及乳晕送入口中，这样宝宝能充分含住乳头。同时，妈妈一边喂一边可用手指按压乳房，这样既便于宝宝吸吮又不会使宝宝的鼻子被堵住，还可避免乳头破裂，妈妈不会因乳头被损疼痛而害怕喂奶，使得喂奶次数减少，从而引起乳汁分泌减少。

提示：

（1）产后第一天，如妈妈身体虚弱或伤口疼痛，可以采用侧卧位喂奶。

（2）不要用延长喂奶间隔，减少喂奶次数的方法攒积乳汁，这样不会使乳汁增多，只会使乳汁越来越少，因为这种做法与泌乳机制相悖。

（3）每次喂奶时，应该两只乳房轮流喂，如果妈妈乳汁丰富，宝宝每次吃一只乳房就够了，那么下次喂奶时先喂另一侧乳房，使每个乳房轮流有一次排空的机会，这对乳汁分泌是一个最好的刺激。但一侧乳房的乳汁大多不能满足宝宝的需要，因此，每次喂奶都必须动用两侧乳房，如果这次先喂的是左侧乳房，那么下次记住应先喂右侧乳房，而且每次喂奶都要尽量保证有一侧乳房被完全排空，这样才能使乳汁源源不断产生。通常吸吮 20 分钟，如果时间过短，则会使吃奶较慢的宝宝吃不到足够的奶。

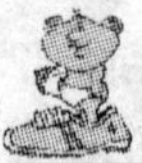

第243天 成功母乳喂养6大要诀（3）

（4）对于刚出生的宝宝，妈妈不仅要托住他的头、肩膀、还应托着他的小屁股。

（5）宝宝吃足后如果还含着乳头不放，不要强行拉出，妈妈不妨用手指轻轻放在宝宝嘴边试一下，宝宝就会松开乳头。

（6）确认宝宝已吃足，但乳房里还有余奶，用吸奶器吸出，以让乳房彻底排空，这样才能使下一次奶量更多。

（7）不要经常躺着给宝宝喂奶，这样会影响宝宝的下颌发育，日后引起畸形。

要诀 5：母乳不足时不要急于添加代乳品。

妈妈会因某些原因引起母乳分泌量减少，但有时这仅是短暂的，只要去除原因，很可能母乳就又会很多。如果你很快就认为自己已经是奶量不足了，马上用其他奶类来补充喂给宝宝吃，很可能会导致母乳喂养失败。因为橡皮奶头长，且奶嘴开口大，会使宝宝不用费劲就会吸得很痛快，当你再给他吸妈妈乳头时，一旦不那么容易吸到很多奶时，宝宝就会烦躁不安，拒绝吸母亲乳头，或可能会像吸橡皮奶头一样吸妈妈乳头，而不愿意挤压乳晕，这样妈妈乳头就很容易破损。因此，当妈妈乳汁不足时，只要妈妈保持心情愉快，多进食营养丰富的流质饮食或催奶剂，并坚持让宝宝吸吮，通常奶量又会增多。

要诀 6：妈妈要吃营养丰富的均衡饮食。

首先要明白的是妈妈并非进食的越多就越好，因为在坐月子时，卧床时间多而活动减少，但摄入的食物主要是高热量或肥甘的补品，如果摄入太多，不仅不能增加泌乳量，反而会造成胃肠不适而使乳汁减少。同时，妈妈最好不要吃补品，如果乳汁确实不足，可请医生配

以药膳或一些催乳验方。

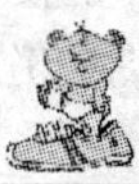

第244天　补血催乳营养特餐

【猪蹄通草汤】

原料：猪蹄1只，通草3克。

做法：把猪蹄和通草放入锅（以砂锅为佳）内，加水1 500毫升共煮，先用武火，水开后改文火，煮1～2小时即成，将所熬汤汁分两次喝完，此后每天1只猪蹄，连续喝3～5天。

营养秘诀：因猪蹄含丰富的蛋白质和脂肪，所以有较强的补血、活血作用，通草则可利水、通乳，二者搭配在一起，对产妇有促康复，通乳汁的功效。

【花生大米粥】

原料：花生米（带衣）100克，大米200克。

做法：将花生捣烂后放入淘净的大米里煮成粥，然后把粥分两次（早、午或早、晚各1次）喝完，此后连续喝3天。

营养秘诀：花生米富含蛋白质和不饱和脂肪酸，具有醒脾、开胃、理气、通乳的功能，花生衣有活血养血功能，对产妇产后血虚有很好的效果。

【丝瓜仁鲢鱼汤】

原料：丝瓜仁50克，鲜鲢鱼500克。

做法：放入砂锅内加适量的水用文火熬汤，然后吃鱼喝汤，吃时可放些酱油，但不要放盐，一次吃完，此后连续喝3天。

营养秘诀：丝瓜仁有行血、催乳功效，鲢鱼有和中补虚、理气通乳的功用，此汤对产后虚弱很有效。

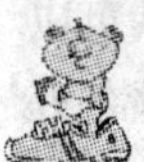

第245天　怀孕第35周

怀孕第35周是指从末次月经算起的第239～245天，此时胎龄33

周。

怀孕35周时，胎儿身长约48～49厘米，顶臀径约33厘米，宝宝体重约2 300克。有大量的皮下脂肪沉积，头发长到5厘米长，指甲长长的，皮肤也很结实，雏皮消失且皮肤变得滑起来。

此时期孕妇宫底距耻骨联合上缘距离约35厘米，宫底距脐部的距离约15厘米。到本周为止，孕妇的体重应该增加10.8～13千克，孕妇容易产生静脉瘤，不过生产后会自然消失，所以孕妇应避免站立太久，多利用时间散散步，并常把双腿抬高休息。

随着妊娠的进展，当临近分娩时，孕妇的情绪会莫明其妙地出现大的波动，孕妇可能会为一些不必要的事担心，担心在最后的几周里孩子的健康和生长发育情况。考虑自己是否能够经受住分娩的痛苦，并且怎样使分娩顺利，甚至开始操心自己能否做个好母亲，是否有能力抚养孩子健康成长，种种焦虑都将使孕妇忐忑不安。看着大腹便便，无法做以前常做的事，孕妇会极为不适，甚至无法入睡，所有这一切使孕妇极易产生产前忧郁症。孕妇应提前为这些情绪变化做好思想准备，把你的担心告诉你的丈夫、医生和护士，他们会向你解释这些均是正常现象让他们告诉你什么是正常的，什么是不正常的，以及怎样避免情绪的变化；同时孕妇此时需大量的维生素和矿物质，以为胎儿的生长和产后哺乳做好准备。

此时期孕妇应听从医生安排，用胎儿监护仪来监测你子宫内的胎儿是否一切正常，并且自己在家别忘了数胎动并把它记下来给医生参考，自己应学会判断胎动正常与否，如有异常，立即到医院看医生。

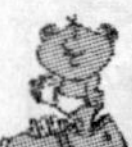

第246天　母亲外出或上班时如何喂哺母乳

对于哺乳的母亲来讲，最大的困扰可能就是外出时不方便哺乳或者产后休完产假恢复上班时没时间哺乳。事实上，职业妇女仍然可以继续成功地喂哺母乳，当母亲外出或上班时，宝宝可以用事先预备好的冷冻母乳或部分用婴儿配方奶粉混合喂哺。

职业妇女在早晨上班前和傍晚下班后，仍然可以照常喂哺母乳，但在上班时间，可以利用公司的洗手间，用手或挤奶器将母乳挤出，乳汁用消毒过的塑胶容器储存于冰箱冷藏，冷藏的母乳可以保存24小时到48小时，如果48小时不会用到，但需冷冻保存，下班后将这些冷藏过的母乳带回家时，应用保温袋以维持母乳在冷却的状态，隔天再将这些冷藏的母奶隔水加温后给宝宝白天使用，解冻或加温时不可以使用微波炉，以免加热不均匀烫伤婴儿。当然，如果工作地点离家近的母亲，中午下班时可回家给婴儿喂哺母乳。

如果工作的性质或地点不允许或无冷藏设备，无法将挤出的乳汁带回家给宝宝使用，妈妈们也不必太过懊恼，可以为宝宝选择口味与配方接近母乳的婴儿配方奶粉在白天使用。但是母亲们需要将母乳挤出弃掉，以保持母乳的分泌。有些宝宝在适应奶嘴或婴儿配方奶时需要一段时间，因此不论您外出时用冷冻母乳或是用婴儿配方奶粉喂哺宝宝，都应该提前2周开始进行，一方面给宝宝一个适应过程，另一方面妈妈也比较安心。

基本上每个宝宝接受奶嘴的情况不同，如果宝宝强烈抗拒，就需要大人的鼓励。在最初几次使用奶瓶时，如果是母亲以外的人给予，有些宝宝会比较容易接受，此外，有些形状的奶嘴较容易让宝宝接受。因此母亲不妨特别试试不同形状的奶嘴，刚开始给奶瓶时可选择宝宝正在休息，且心情愉快时，此时母亲可抱住宝宝，抚摸他并和他说话，如果宝宝有吸吮安抚奶嘴的习惯，则在使用奶瓶喂奶时可用形状硬度相同的奶嘴，这样会使宝宝较容易适应。

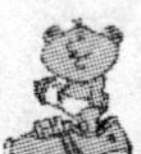

第247天　城市产妇营养好为何乳汁少

随着城市居民生活水平日益提高，工作节奏加快，人们在膳食营养方面也加强了注意。但为何城市婴儿缺钙的较多，其中一个主要的原因是因为母乳减少所致。而母乳减少的原因是多方面的，应引起重视。

1．营养因素。孕妇怀孕期间，如不能科学合理地调剂均衡饮食，单纯地增加营养，会导致胎儿体重过大，营养不足不仅影响胎儿发育，也会造成母乳分泌减少。

2. 精神因素。城市妇女对分娩思想负担较重，难产、剖宫产率大大高于农村妇女。而难产和剖宫产会使产妇失血多、身体虚弱、精神过度紧张、产后休息不好，这些因素均可能影响脑垂体中泌乳素的分泌，直接导致母乳减少或过早断奶。

3. 工作因素。城市妇女工作较紧张，许多妇女休产假后都要上班，白天上班，晚上还要哺喂孩子，睡眠不足，疲劳紧张，也是造成缺乳的一个重要原因。

4. 乳腺因素。有些城市妇女为了身材窈窕，喜欢穿紧身衣服，有的甚至节食束胸或做手术隆胸，这样必然影响乳腺的正常发育和分泌，有的甚至破坏了乳腺管，使母乳减少或乳汁分泌不畅。

5. 哺喂因素。婴儿吸吮对乳头的刺激频度上城市妇女不及农村妇女。城市妇女由于工作及上班哺乳时间比较固定，次数也比较少；而农村妇女可以随时喂奶，做到按需哺乳，这样对乳头的刺激增加，必然使乳汁分泌增加。

城市的年轻妈妈们，要保持心情舒畅及足够的睡眠，注意饮食搭配，合理增加营养，掌握科学的喂养方法，才能使您的乳汁丰盛和宝宝健康地成长。

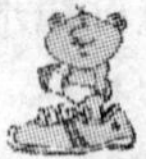

第248天　哪些情况不宜母乳喂养

1. 母亲方面：

(1) 传染病急性期；

(2) 心脏病的功能Ⅳ、Ⅲ期者；

(3) 严重肾功能不全；

(4) 高血压伴心、肺、肝、肾等功能损害；

(5) 糖尿病伴有严重脏器功能损害；

(6) 有严重精神病、癫痫、产后抑郁症等；

(7) 甲亢治疗期间。

2. 婴儿方面：

(1) 先天性代谢病，半乳糖血症为绝对禁忌；

(2) 苯丙酮尿症可在医生指导下进行喂哺母乳。

另外，母亲乙肝表面抗原阳性 HBsAg（+）时可否喂母乳呢？回答是可以喂哺母乳，因为乙肝病毒经母乳供给新生儿的可能性比在宫内及产时传播要小得多，况且吃了母乳还可以获得抗体和免疫球蛋白，可抵抗细菌和病毒的感染，且新生儿出生后 24 小时内已接种了乙肝疫苗。1 个月及 6 个月再注射 2 次乙肝疫苗，所以可以喂母乳。但乙肝 e 抗原阳性 - HBeAg（+）或活动性肝炎则不喂哺母乳。

母亲感冒发热等生病时，最好停止哺乳，因为如果哺乳则大量消耗妈妈的体力，同时可能会因哺乳将疾病传染给宝宝，等疾病治好后再哺乳。

至于服药时的哺乳问题：哺乳妇女应告诉医生正在哺乳，以提醒医生开药时特别注意。一般正常的药物服用量，对宝宝影响不大，如果妈妈过度服用药物，或是服用安眠药，激素、抗精神病的药物等长效型药物时，就一定会影响到宝宝，所以不适合哺乳。

至于酒精方面，产妇坐月子时可能会食用一些含酒精的食物，只要量不多的话，对宝宝的影响不致太严重，但绝对不可以喝太多的酒。妈妈在哺乳期也不应吸烟，吸烟会抑制乳汁分泌，而且尼古丁会经由乳汁转移到宝宝体内，对宝宝造成伤害，燃烧的香烟和烟灰也可能灼伤宝宝，所以为了宝宝的健康，即使是爸爸抽烟时，也应避开宝宝。

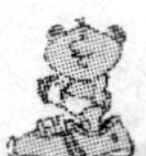

第 249 天　怎样进行哺乳后的乳房保健

哺乳是母亲的天职，断乳后母亲就完成了哺乳的任务，乳汁分泌功能停止，因此乳腺迅速发生退行性变化，贮留在乳腺泡及导管内的乳汁被吸收，大部分腺泡开始破裂，腺管萎缩变细，结缔组织增生不足，乳房将会松弛下垂。另外，分娩后母体内的内分泌系统发生显著变化，性激素水平急剧下降，产后哺乳过程又消耗了大量的营养物质，造成了乳腺组织退化，纤维组织大量流失而导致乳房萎缩。

人们传统的产后保养观念偏重于生育后至哺乳期这段时间，而忽略了哺乳后的保养，其实由于哺乳消耗了大量营养，这一时期仍是女性最需要保养的时期。此时有针对性地调补和内在调理，不仅有助于女性恢复孕前状态、改善体质，更能事半功倍地改善乳房萎缩、下垂现象，恢复乳房丰满挺拔，恢复往日骄人的曲线。

哺乳后保养的重点应注意以下几个方面：

1. 哺乳期限以1～2年为宜，因为在哺乳期出现生理性闭经，卵巢尢周期性变化及分泌造应的激素，如哺乳时间超过常规的1～2年，则卵巢功能恢复缓慢，性激素分泌少，乳房就会萎缩。哺乳期太长，乳汁分泌量不能满足婴儿营养，也不利于养成好的饮食习惯。

2. 坚持健美操锻炼及乳房按摩，促进胸部肌肉发达和乳房血液循环。

3. 选择合适乳罩，不宜过紧，乳罩下部的杯要厚一点，支托乳房。

4. 使用安全、天然、有效的丰乳产品，如通过国家卫生部严格测试的中药丰乳保健品，不要使用含较多雌激素的食物及用品，因为不合格的丰乳保健品将会带来月经失调、皮肤萎缩变薄、色素沉着、使肝脏酶系统紊乱易形成胆固醇结石，增大患乳腺、阴道、子宫、卵巢癌等的不良后果。

5. 注意哺乳后及时、定量的营养补充。

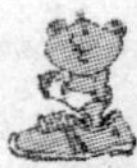

第250天　月子里怎样吃

经过十月怀胎和分娩的艰辛，孕妇终于荣升为妈妈，但你一定要妥善安排好月子里的饮食，防止营养缺乏或过剩及营养不均衡，否则不仅不能保证心爱小宝宝的健康生长发育和乳汁分泌，同时也使自己的身体器官不能很好地修复。日后可能落下许多病根，月子里应该怎样吃呢？

1. 饮食要富含蛋白质。哺乳期的妈妈应比平时多吃蛋白质，尤其是动物蛋白，比如鸡、鱼、瘦肉、动物肝脏、血等。豆类植物性蛋白也是必不可少的佳品，但不可过量以免加重肝、肾负担。

2. 主食种类多样化，粗粮细粮都要吃，比如小米、玉米、糙米、面粉等，它们所含维生素 B 要比精米、精面高了好几倍。

3. 多吃蔬菜、水果。蔬菜、水果既可提供丰富的维生素、矿物质，又可提供足量的纤维素防止产后便秘。

4. 多进食各种汤饮。汤类味道鲜美，且易消化吸收，还可以促进乳汁分泌。如红糖水、鲫鱼汤、猪蹄汤、排骨汤等，汤肉一起吃。但红糖水的饮用时间不能超过 10 天，因为时间过长反而使恶露血量增加，使产妇处于慢性失血过程而发生缺铁性贫血，同时汤饮的分量也要适度，以防引起产妇奶胀。

5. 不吃酸辣等刺激性食物及少吃甜食。酸辣刺激性食物会刺激产妇虚弱的胃肠而引起不适，过量甜食会影响食欲，还可能使热量过剩而转化为脂肪，引起产后肥胖。

同时要注意，产妇产后稍事休息即可进第一餐，食物应以易消化的流食或半流食为主。如红糖水、牛奶、藕粉、蒸蛋羹、小米粥等，如胃肠功能好则第二餐便可开始普通饮食，如煮鸡蛋、面条、排骨汤、新鲜水果和蔬菜，但须注意将汤内漂油去除，以免引起宝宝腹泻。每天应少量多餐为原则，在一日三餐的基础上可加早、午、晚点。会阴切除术后的产妇应一周内进无渣食物，比如牛奶，以防大便过硬影响伤口愈合，剖宫产的产妇应在医生指导下进食，正常的一般在术后第 2 天吃清淡流质食物如蛋汤、米汤，但忌牛奶、豆浆、糖等胀气食品，待肛门排气后进半流质食物，如稀粥、汤面、馄饨等。

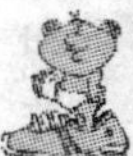

第 251 天　产后每日饮食安排示范

产后 1～3 天

早餐：肉丝挂面汤：猪肉 25 克，面粉 50 克，猪肝 25 克，芹菜 100 克。

早点：蒸鸡蛋羹：鸡蛋 50 克，牛奶 50 克，橘子 50 克。

大米绿豆稀饭：大米 150 克，绿豆 10 克，红糖 10 克。

午餐：鸡蛋炒菠菜：鸡蛋50克，菠菜100克。

清蒸鱼：鱼1条，米饭1碗。

午点：豆腐脑100克，橘子100克。

晚餐：小米稀饭：小米110克，红糖10克，煮鸡蛋100克。

白菜炖豆腐：白菜100克，豆腐50克。

紫菜汤：紫菜10克，虾皮10克。

晚点：玉米面粥：玉米面50克。

芝麻糊：芝麻10克，牛奶150克。

营养分析：全日提供蛋白质100克左右，脂肪60克，碳水化合物700克左右，总热量11 704千焦，可满足产后1~3天产妇的营养需求，可据此调换同一类营养素的种类。

产后4~30天

早餐：面包：标准粉100克，芝麻酱15克。

牛奶鸡蛋：鸡蛋100克，牛奶250克，白糖10克。

早餐：广柑50克。

午餐：番茄牛肉面：挂面175克，牛肉100克，西红柿100克，豌豆苗10克。

午点：牛奶250克，橘子100克。

晚餐：米饭：大米200克。

虾皮炒瓢菜：虾皮15克，瓢菜150克。

鸡肉炒黄豆：鸡肉100克，黄豆50克。

晚点：牛奶1杯：牛奶250克。

营养分析：全日提供蛋白质150克左右，脂肪约87克，碳水化合物约420克，总热量为13 376千焦左右。因此阶段产妇开始泌乳和哺乳，生理需要量增大，此食谱可满足需要，也可据此调换同一营养素种类。

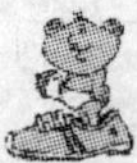

第252天　怀孕第36周

怀孕第36周是指从末次月经算起的第246~252天，此时胎龄34

周。

怀孕36周时，胎儿身长约49～50厘米，顶臀径约有34厘米，胎儿体重约2 400千克，约1个西瓜的重量。胎头双顶径约9.0厘米，胎位固定并下降，超过36周胎位不正的胎儿，要再转回去的机会就微乎其微了。

怀孕36周的孕妇，子宫底在耻骨联合上缘36厘米，在脐上距离约14厘米。此时期的宫高应是整个孕期中最高的了，孕妇也许会感到体内再也没有多余的空间了，但孕妇还需要再坚持一个月左右的时间，从本周起孕妇的体重也许就不会有太大的变化了。此时孕妇的子宫可能会出现无痛性收缩，孕妇和家人此时都很关心什么时候应该看医生？什么时候应该住进医院？所以要求孕妇及家人要充分了解什么情况是临产？什么情况是先兆临产？什么是假临产？具体何时住院要根据宫缩的情况而定。

关于营养方面：对于孕妇来讲，鱼类是一种健康食品，鱼类含有一种脂肪酸，有利于预防高血压及先兆子痫。研究表明，孕妇在孕期多吃鱼类，则妊娠时间较长，胎儿体重增加，胎儿在宫内的时间越长，则分娩时胎儿体质越强壮。许多鱼类还可提供各种必需的营养素，维生素及矿物质。

孕36周时孕妇应该上医院进行一次产检，并且从今以后应每周产检一次。产检的基本项目有量血压、体重、宫高、腹围、验尿、查胎位、胎儿心跳、下肢浮肿等，另外此时应再进行一次B超检查，借以评估胎儿宫内发育情况；胎方位、胎盘功能，有否脐带绕颈及羊水量的情况，也可再一次做胎儿监护以判断胎儿宫内生存状况。

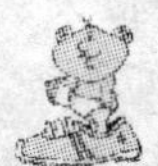

第253天　怎样科学坐月子

产妇自胎盘娩出到全身器官（除乳腺外）恢复至正常非妊娠状态，一般需要大约6周的时间，这个时期称为产褥期，俗称“月子”。“坐月子”是女性一生中的重要阶段。然而，当许许多多家庭都为新生命的到来而欣喜的时候，却常常忽视了产褥期母婴的健康问题，为此，许多专家呼吁："坐月子"也要讲科学，传统陋习必须摒弃。

产后休养的环境应安静整洁、光线柔和、室内温度25摄氏度、相对湿度50%～60%、空气清新、定时抽风、避免处在空气对流的地方、冬季防寒、夏季防中暑。

产后营养应为高蛋白、营养丰富的平衡膳食，且易消化、多样化、荤素搭配，烹调时宜烧、煮、炖、少油炸，进食时多喝汤，这样既增加营养，还可促进乳汁分泌，每天除三餐外还可增加进食次数，食物要低盐，避免吃得过咸。

正常产妇产后6～12小时就可以起床活动，第二天开始逐渐增加活动量即可开始做产后体操。会阴侧切或剖宫产的产妇，产后第三天起床活动，两周后做轻微家务，六周内不做重体力劳动，不下蹲，站立时间不宜过久，防止子宫脱垂。

产后每日刷牙，饭后漱口，产后皮肤排泄旺盛多汗，每天洗澡，禁止盆浴，勤换内衣裤，每日用温水冲洗外阴两次。

产后睡觉姿势不宜长期仰卧，经常翻身，每天俯卧二次，每次10～15分钟。

产褥期禁止性生活，产褥期后开始性生活。应注意避孕，哺乳期可采取工具避孕，如上环，避孕套，阴道隔膜等，正常产后3个月上环，剖宫产产后6个月上环，不哺喂婴儿的母亲可采取药物避孕。

产妇泌乳时要注意乳房护理，避免乳腺炎的发生。

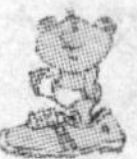

第254天　坐月子9大调养秘诀（1）

怀孕十月孕育出一个鲜活的小生命，准妈妈为此身心付出巨大，因此在产后无论从生理上还是心理上都必须得到精心的呵护才能使产妇身心得到修复，这就是为什么千百年来人们要让产妇坐月子休养生息的缘由。然而照料好产妇这一看似简单的事，里面都蕴藏着不少的学问。

秘诀1：房间的环境要清洁、舒适、方便。在产妇未从产院回到家之前，准备居住的房间一定要进行清扫，扫净灰尘，清洁床上用品。夏天室内温度以20~25摄氏度为宜，空调不要过低，以防产妇受凉感冒。如果使用电风扇，应安放在吹不到产妇的地方，无论春夏秋冬，室内均应经常开窗换新鲜空气，但同时注意勿让产妇被风直接吹着。产妇和宝宝的床位应放在人们走动较少及安静的地方，这样能让她们安心睡眠，宝宝床应靠在妈妈床边，以方便产妇照料，最好能在宝宝床边放置一个高度适宜并有抽屉和侧柜的台子，这样产妇在给宝宝换尿布、衣服和洗澡时就不用总是频繁地弯腰，可避免引起腰痛，而且一些需要的物品随手可取到，无须经常下蹲或弯腰去做事，有利于子宫尽快复原，卫生间的马桶最好为坐式，这样有利于减少便秘和痔疮的症状。

秘诀2：保持充足的休息。产妇因生产时消耗了大量的体力和精力，待宝宝娩出后，应抓紧时间赶快休息。产妇每天须有8~9小时睡眠，这样既可促进子宫复位又可增进食欲，使耗损的身体早日恢复，并促使乳汁分泌得多，注意产后头两天要完全卧床休息。

秘诀3：衣着要舒适。产妇产后会排出大量的汗，因此衣服应宽松、吸汗，以免过紧压迫乳房而引起乳腺炎。可适当使用腹带以防腹部松弛下垂，衣着的厚薄适中，天气过热不一定非要穿衣袖衣、长裤，头包围巾。衣裤要勤换洗，特别是内衣裤，应每天换洗，鞋子以软底布鞋为好，以防引起足底及下腹疼痛。产后产妇最好穿上袜子，光脚容易使足底受凉，反射性引起上呼吸道感染。

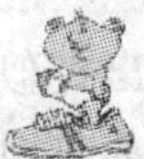

第255天　坐月子9大调养秘诀（2）

秘诀4：身体清洁要得当。有的产妇听信一些传统习俗，分娩后数天不敢刷牙、梳头及洗澡，生怕损伤身体，其实这样反而对健康很不利。因为产妇在分娩后，每天进食大量的高蛋白、高糖营养物，如果吃后不刷牙，会对牙齿和口腔粘膜有很大的刺激，最易引起牙周炎、牙龈炎和多发性龋齿。而且皮肤上有大量的汗液沾染，下身产生恶露及乳房溢出乳汁，这些都会使皮肤很脏，如未能及时清洁，这些多种液体混合在一起会散发出很难闻的气味，一是使产妇感到浑身不舒服，精神状态因此不好而不利于身体恢复；二是会积累大量的病菌并使它们由此乘虚而入，引起毛囊炎、子宫内膜炎、乳腺炎等，甚至发生败血症。而做了清洁工作的产妇通常会睡眠加深，食欲增进，气色好转。正确的做法是产后第2天即要开始刷牙，最好不超过第3天。如果会阴部无创口，在产后第3天即可淋浴，但不宜洗盆浴，为避免身体受凉引起日后身体疼痛，洗浴时室温应在20摄氏度左右，水温保持34～36摄氏度，每次洗5～10分钟即可，洗后尽快将身体擦干，及时穿上衣服，避免身体被风吹着，但如果会阴有伤口或腹部有刀口，则须等待伤口愈合再行洗浴，可以做擦浴。

秘诀5：及早进行适当的活动，过去产妇一旦生下宝宝，马上卧倒在床上多天不起来，甚至进食与排泄都在床上，以为这样才能快速让身体恢复，其实这样既不科学也不文明，会使产妇食欲不振，子宫恢复慢，而且也不利于恶露的排出。通常产妇在产后12小时，如果会阴部无伤口，身体疲劳已消失，便可坐起来进餐、进水，24小时后可下床做一些替婴儿换尿布的事，或室内走走，每天走动2～3次，以不感到劳累为原则。产后10天即可做一些轻微家务，但切忌久蹲，用力过猛，以免腹压增高使生殖器受损。但要特别提醒，产后第一次下床活动时必须有人陪伴，以防因体虚而引起摔伤，且勿站立过久。

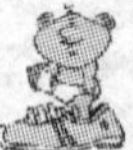

第256天　坐月子9大调养秘诀（3）

秘诀6：促使恶露尽快排出、排净。产后产妇阴道内会排出类似月经样的液体和分泌物，这是子宫内残存的子宫内膜，胎盘剥离伤面的血液及子宫分泌的粘液混在一起形成的。一般在产后的头3天排出量较大，且含有较多血液及血块，以后逐日排出量减少，颜色也变成浅红色，约1周后恶露中基本不含血液，主要为大量白细胞、表皮细胞，呈白色或黄白色，大约在产后2～3周时排净，恶露排出情况标志着子宫复原得快慢及有无异常。为了使子宫尽快恢复，产后需注意常换洗内外衣裤、卫生巾。每天清洗外阴，及早下床活动，也能促使恶露排出通畅，产后可饮用活血化瘀的红糖水，但饮用时间不要超过

10天，也可服用“生化汤”、“益母草”等药物加快产妇恢复进程，尤其是产后体虚者。但糖尿病、高血压产妇不宜饮用，如果恶露中有血块及血量增多，或有异味，都表明子宫恢复情况不良，或可能有感染，应及早看医生。

秘诀7：家人关爱不可少。产妇的身体经历了一场变革而变得身心交瘁，内分泌也发生了很大变化，很多产妇生产后出现易哭啼、忧郁、烦闷等情绪变化，大多发生在产后3天，并持续7天左右，这是由于分娩刺激而引起的较强烈的精神反应，通常症状会很快减轻或消失。然而少数人可持续较长时间，有的甚至发展为抑郁症，因此产妇除产前要从心理上做好各种准备外，在产后这一人生特殊时期，家人一定要对产妇备加理解和多加关爱，丈夫最好能陪伴在身边，凡事主动去做，给妻子最大的方便，如平时婆媳不和就不一定要婆婆亲自照料，不要让产妇不好意思开口而暗自着急，夜间丈夫应多帮产妇护理婴儿，不能怕影响自己睡眠而到另一间房去睡，如能让产妇处于愉快而无忧的情绪中，就能使产妇身体恢复的更快更好。

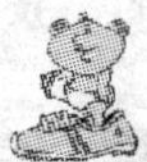

第257天　坐月子9大调养秘诀（4）

秘诀8：100天内忌房事。子宫内的创面及子宫复原至少需8周时间，如果过早行房事，可能将病菌带入，引起外阴炎、阴道炎、子宫内膜炎、盆腔炎、子宫出血及会阴撕裂，严重者引起败血症。通常是在产妇产后检查生殖器官已恢复正常，且产后已超过3个月时行房为宜。而剖宫产术后的产妇需在术后100天后方可行房，且应严格采取避孕措施以防怀孕，如此时怀孕，要做人工流产容易引起子宫穿孔和破裂。

秘诀9：预防生育性肥胖。很多产妇出了月子后，身材一下子肥胖到臃肿不堪，这种由于生育而引起的肥胖被称为生育性肥胖。它是由于大脑内分泌功能紊乱所致，不仅对产妇身体健康不利，而且还会给产妇带来很大的心理压力。其实，产妇只要在月子里注意以下几方面是可以预防生育性肥胖的：

1．尽早活动。只要身体允许，会阴也没破裂，产后24小时即可开始活动，并逐日加大活动量，这样可以增强神经内分泌的功能，促进脂肪分解及糖源的消耗。

2．饮食要均衡。多吃瘦肉、豆制品、鱼、蛋及蔬菜和水果，少吃脂肪类、甜食、糖类食物，这样既可摄入身体恢复所需的蛋白质，矿物质和维生素，又可有效地防止肥胖。

3．母乳喂宝宝。婴儿吸吮可促进子宫复原，从而使很臃肿的腹壁迅速回缩，分泌乳汁可促进体内新陈代谢和营养循环，可将身体组织中多余的营养成分运送出去，减少皮下脂肪的蓄积。

4．坚持做产后体操。产后一周可开始在床上做仰卧起坐锻炼腹肌和俯卧位的腰部运动如双腿伸直上举仰卧起坐，及头肩腿后抬等动作，对减少腹部、腰部、臀部的脂肪很有帮助。

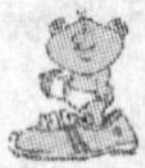

第258天　产后的生理变化及自我护理（1）

产妇如能了解自己产后的生理变化，掌握一些自我护理的小技巧，则能使产后调理得更好。

1．恶露。产后从阴道排出的液体称为恶露，正常恶露排出分为3个阶段：

（1）血性恶露，产后1~3天出现。

（2）浆液性恶露，产后4~10天出现。

（3）白恶露为产后1~2周出现，恶露是正常现象，可使用卫生护垫并及时更换，大小便后温水冲洗会阴，手不要直接碰触会阴部位，冲洗时水流不可太强或过于用力以免造成保护膜破裂，自己多用环形方向按摩腹部子宫位置让恶露顺利排出。

2．排尿。正常自然产产妇在产后2~4小时内会排尿，剖宫产产妇则在拔除尿管后4~8小时内解小便，如果超出上述时间仍没排尿，造成尿液滞留会增加尿道感染的机会，且胀满的膀胱也可能使子宫移位，影响宫缩，引起子宫出血。自我护理的措施有：产后多喝水，多吃蔬菜、水果、高纤维素食物，使用导尿管时，要注意清洁卫生，每

3~4 小时更换一次产褥垫，同时清洗会阴部，尿袋不可上提超过腹部，避免压折扭转尿管及拉扯导尿管，每 3~4 小时要排尿 1 次。

3. 排便、排气。顺产产妇应在产后 2~3 天内排便，许多产妇产后第一次排便时间会延后，应多吃水果，多喝水，多吃全麦及糙米食品。产妇常下床行走帮助肠蠕动，避免进食咖啡、茶、辣椒、酒等及油腻食物，不可因怕痛而忍便，便秘时按医生指导用药。剖宫产麻醉会影响肠蠕动，手术后一般认为等排气后再进食，但有观点认为手术没有动到肠道，排气前进食反而可以促进肠胃蠕动。术后一般先流质食物，如鱼汤、果汁，排气后再半流质，最后再进软质或固体食物，不要食产气食物（如面条、蛋、豆类及易发酵的食物）以免胀气。

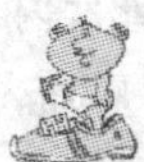

第 259 天　怀孕第 37 周

怀孕第 37 周是指从末次月经算起的第 253~259 天，此时胎龄为 35 周，从现在起为怀孕第 10 个月，此时孩子出生即算足月分娩。

怀孕 37 周的宝宝身长约 50 厘米，顶臀径为 35 厘米，体重可达 2 600~2 800 克，胎头双顶径约 9.1 厘米。此时胎儿外观机能发育完全，体内器官的机能亦已成熟，已有能力在母亲体外独立生存。胎儿头上长满头发，全身布满胎脂，特别是臀部及腹股沟处，皮下脂肪丰富。胎儿较圆滚，从现在开始羊水量开始递减，愈近足月量愈少。

怀孕 37 周的子宫底距耻骨联合上缘约 37 厘米，在脐上约 16~17 厘米处，子宫仍处在前两周的位置附近。这时期孕妇的体重已经增加了 11.2~13.5 千克。这时的母亲常会觉得尿频、尿急，总是想拉尿，但又觉得尿不干净，阴道分泌物也会增多，有的人会有乳汁从乳头溢出，表示身体已为哺乳做好了准备，此时孕妇应吃新鲜、加热的食物，不要吃生冷食品，不可喝酒，可多吃新鲜水果和蔬菜。

此时期除了每周一次例行的产前检查之外，还应特别留意下腹痛、分泌物、出血等身体变化，如有异常，应快速就医。

另外，此时是怀孕晚期不应出远门，不要一个人逛街，外出身边最好有人陪伴，并将生产时要用的必备资料带在身边。有条件者最好身边有个手机能随时与家人、医院及外界联系上，以防有紧急情况能及时联系上人帮助，再者就是应先准备好住院所需的物品，预先将这些物品装在手提箱里，置于容易取出、醒目的地方，并预先告知家人。因不同医院所携带的物品也有差异，孕妇最好事先咨询医院的医护人员，大多数医院都会准备婴儿用品，但孕妇仍应准备好婴儿用品，并分开放好以备婴儿出院时用。

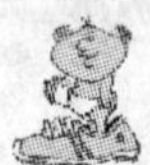

第260天　产后的生理变化及自我护理（2）

4．产后痛。产后痛是因为子宫收缩引起的阵痛。一般产后第一天宫底在脐平，然后每天下降一横指，10~14天子宫会回复到骨盆内的位置，4~6周回复到正常体积。经产妇比初产妇更容易有产后痛，特别是喂哺母乳时腹部像抽筋般地疼痛，这是因为婴儿吸吮会使母亲体内释放催产素，刺激子宫收缩加重产后痛，不过4~7天这种疼痛会自然消失。自我护理的方法有：采用侧睡，避免长时间站立或久坐以减少该部位的疼痛。坐时臀部垫个坐垫也会有帮助，俯卧姿势也可减轻疼痛。生化汤（丸），益母草、催产素等加强宫缩的药物，一般不同时服用以免宫缩过强，如疼痛厉害影响到休息及睡眠，应通知医生，可使用温和的镇静剂止痛。

5．伤口。剖宫产的伤口在腹部，愈合需一周。肥胖者皮下脂肪厚，较易发生伤口感染。为避免产妇剖宫产的伤口感染必须遵循两个原则：一是保持干爽；二是术后隔天换药。产妇的会阴伤口虽较小，但由于靠近肛门，易受污染而感染。所以产妇一是要注意干爽，二是要注意清洁。自我护理措施是：产妇术后一周伤口不弄湿、不洗澡，用擦澡的方式，多采取让会阴伤口侧向上的侧卧以防恶露流向伤口，翻身、咳嗽或下床时注意伤口不可用力，不可因伤口疼痛而不愿意动。

6．胀奶。从怀孕5~6个月开始，孕妇的乳腺细胞已完成增生。产妇会在产后第三天左右开始分泌乳汁，这之前产妇会觉得乳房比较肿胀饱满而有沉重下垂的感觉，如果婴儿吸吮乳头或挤压乳房，乳汁即会流出。产后如做到早吸吮，按需哺乳及有效正确地喂哺，很少会有胀奶的情况。产妇喂奶应很好掌握姿势和方法，起初可多请助产人员帮教，奶胀时在喂前可热敷，按摩乳头，挤出少许乳汁，使乳晕周围变软而便于宝宝吸吮，也可用吸乳器吸出过多乳汁，两餐之间可冷敷减轻疼痛。退奶产妇应少吃鱼、汤汁，穿紧一点的胸罩减轻奶胀，可冰敷、服用韭菜、麦芽水退奶，但不可再按摩或刺激乳房。

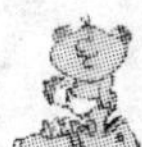

第261天　准爸爸的责任

在一般人观念中，总以为孕育下一代是准妈妈一个人的事，殊不知准爸爸在这一过程中起着重要的作用。准爸爸是准妈妈接触最亲密的人，其一举一动，不仅影响到妻子，更影响妻子腹中的胎儿，作为未来爸爸，不要等到孩子出生以后再教育，应该趁准妈妈怀孕之时起，担负起帮助妻子实施胎教的重任，建立父子间亲密的感情，准爸爸有责任做好如下几点：

1．与胎儿对话。胎儿对男性低频率的声音比对女性高频率的声音还敏感，胎儿会凝神细听，表现出积极的反应。

2．提供良好的生活环境。强烈的噪声或振动会引起胎儿心跳加快和痉挛性胎动，家居周围的环境空气污染和吸烟对胎儿危害极大。

3．妥善安排好妻子的饮食。准爸爸有责任提醒准妈妈摒除坏习惯，千方百计地做好后勤工作，妥善安排好妻子的饮食，保证营养物质的摄入，全心全意为妻子服务，保证母子健康。

4．减轻妻子体力劳动。怀孕妇女处于“弱势”人群中，丈夫有责任和义务保护母子健康和安全，分担家务，在乘车、逛商场时要保护妻子腹部免受冲撞和挤压，让妻子有充分的休息和睡眠时间。

5．善于调节妻子的情绪。丈夫关心体贴妻子，多陪伴妻子，让妻子保持良好的乐观开朗情绪，不良情绪能影响胎儿的身心发育。

6．激发妻子的爱子之情。丈夫与妻子一起谈胎儿及胎教，抚摸腹部，数胎动，听胎心，胎儿时期父母深爱孩子，生后孩子也会深爱父母。

7．节制性生活。

8．培养妻子的审美情趣。

9．让胎儿听音乐。

10．陪妻子做产检。

11．陪妻子做产前运动。

12．分享太太的感觉。

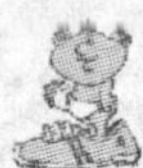

第262天　产妇产后应注意什么

经过9个多月的妊娠辛劳，在生产后终于告一段落，但产后的种种生理和心理上的困扰，是新妈妈应该重视和小心处理的。

1．产后腹痛。产后腹部是由于子宫收缩所引起的正常现象，这种痛呈阵发性，很像分娩时的阵痛，产后头2日，此种痛较明显。在产后喂奶时，子宫收缩引起的腹痛更为剧烈，一直要等到产后4～5天以后疼痛才自然消失。产后腹痛一般不用处理，如痛得厉害，可遵医嘱服用止痛剂如阿司匹林等。

2．子宫复原。刚生完孩子时子宫会降到脐平左右，产后每天继续下降，一天约下降一横指（1～2厘米），10天以后在小腹就摸不到子宫了。子宫全部复原要6个星期，如复原太慢，可口服益母草膏或生化汤（丸）等药物，为防子宫后倾，产后应自己下床小便，并在产后第4天起做膝胸式运动。

3．会阴护理。会阴冲洗应每天2次，保持局部清洁，避免感染，并应用消毒护垫覆盖。每天应注意恶露颜色、气味、量的多少，通常产后最初几天恶露是红色的，一星期左右转为暗红色，第三周转为淡黄色恶露，正常情况下三周后恶露就没有了。如果恶露过多、过长，或者性质改变或有异味就可能异常，应及时查找原因，对症治疗。会阴护理还应注意切开伤口的护理，正常愈合口应无红肿及热痛，新鲜伤口可有压痛存在，如疼痛明显伴红肿或脓性分泌物排出则伤口可能感染，应及时找医生诊治。

4．大小便情况。产后不能小便或排尿不净是常见的事，多见于初产妇或手术产的产妇，产后应多喝汤水，应常常坐起小解，这种情形3~4天后多数自然会好转。产后亦常有便秘的情形，产妇应多吃水果、蔬菜、饮食要平衡，最好每天喝4~5杯开水，并且要有足够的休息时间，如果超过3天未解大便，则须请医生帮助诊治。

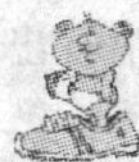

第263天　产后住院经过

每个产妇及新生儿产后都应该住院观察几天，医生每日例行检查的项目有：

1. 自然分娩者的检查：

(1) 子宫收缩是否良好，子宫的硬度，子宫底高度的复原情况。

(2) 恶露的量是否正常，颜色和气味如何；会阴伤口有无红肿、发炎及会阴伤口愈合情况。

(3) 乳房是否因胀奶而引起疼痛、瘀块、皲裂或其他病变，乳汁分泌情况如何。

(4) 血压、脉搏、体温是否正常。

(5) 大小便情况如何。

2. 剖宫产产妇的检查：

除上述情况外，还应检查：

(1) 腹部刀口愈合状况，是否有其他并发症，如腹腔内出血等。

(2) 有否排气，恢复肠道功能，小便情况如何。

(3) 进食情况：在肠道未恢复功能前是否会因吃太多、太快而引起腹胀气或疼痛。

而产妇在产后住院期间医院都会使用些药物。

自然产：一般会给予子宫收缩药，如益母草膏，生化汤或丸，轻微的止痛药如阿司匹林或胃药等。如便秘较严重则给予软化剂，若有痔疮则给予痔疮药膏涂抹。

剖宫产：在未排气前，一般会禁食，给予静脉输液和点滴抗生素及使用子宫收缩剂如催产素等；在排气后，会给予子宫收缩剂，轻微的止痛药，胃药和口服抗生素预防伤口感染；若有胀气的现象，则会给予通气、排气的药物；若有贫血现象，则会给予铁剂及补血药物服用。

一般顺产产妇，无会阴刀口者，正常情况2天就可出院；有会阴刀口者，应在伤口拆线后，愈合良好后出院（大约产后5天拆线）；而剖宫产产妇，腹部刀口一般拆线在7天左右，拆线第二天可出院。现许多下腹横切口剖宫产产妇，无需拆线，也可于产后5天左右出院。

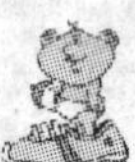

第264天　产后肥胖问题

有人怎么吃都不会胖，有人喝开水也会长肉，问题在于个人体质不同，即使是产后肥胖，也有不同的类型，产妇应找出自己所属的类型针对个人肥胖的原因，对症下药，才能一劳永逸。

1. 内分泌失调型

这类妇女多半呈下半身肥胖或水肿现象，其下半身肥胖主要是因为脂肪和水分滞留在体内，导致淋巴循环不良及胃肠机能失调；而水肿则是由于怀孕期间，胎儿压迫下半身，造成血液回流受阻，而有局部浮肿情形。一般而言，下半身肥胖妇女的表面肌肤（包括臀部，大腿和小腹）会有橘皮现象，这些部位如果以减重的方法是无法除去的。水肿妇女的上半身多半正常，只有大腿、小腿，脚踝等部位粗大，内分泌失调的妈妈饮食应力求清淡，多喝水，多摄取蛋白质类食物，可选择伸展与有氧运动，以便排导水分，促进血液循环，晚上就寝前可以泡泡脚或垫高脚，帮助下半身的血液循环。

2. 热量过多型

过去因为平常吃不到营养的东西，所以产后坐月子拼命进补。但现代生活品质不断提升，孕产妇绝少有营养不良的问题，因此产后补身，多半只会补出一堆肥肉，造成热量过多型肥胖。这类妇女最先胖的部位在腹部，因为控制不了食欲，内脏功能差，所以导致小腹堆积赘肉，然后慢慢扩散到全身上下，由于腹部的肥胖常受到月经、便秘、胃肠失调等因素的影响，要瘦下来并不容易，除了少吃之外，还要配合运动。热量过多型的妈妈饮食方面要多吃蔬菜、水果，帮助排出宿便及毒素，运动方面则可以选择较有负重性质的运动为佳，以帮助燃烧脂肪，此外，洗澡时用毛巾擦洗脊柱两侧的肌肉，也可以达到瘦身的效果。

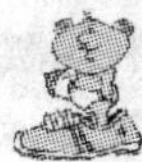

第265天　产后体形恢复健身操

孕妇在分娩后，大部分人身体都会改变，有些人改变很明显，有一种今非昔比的感觉，因此，产妇除了合理地增加营养，还需要进行产后运动，促使身体各部位的机能及体形尽快恢复。

1. 产后运动的目的

(1) 强化腹肌，恢复体形；

(2) 促进子宫及会阴肌肉收缩；

(3) 促进血液循环，预防血栓及静脉血栓炎；

(4) 消除肌肉酸痛。

2. 产后运动注意事项

(1) 剖宫产者须经医务人员的许可，才能开始施行；

(2) 运动前应先解小便，排空膀胱；

(3) 需躺在较硬的垫子上或木板床、地板上；

(4) 早晚各做一遍，每遍5~10分钟，饱餐后勿做；

(5) 开始时不要太累，习惯后再逐渐增加。

3. 产后运动内容——产后体形恢复健身操

(1) 胸部运动。产后第二天开始做，使胸部肌肉健美。方法是：平躺仰卧，手脚伸直，全身肌肉放松，徐徐吸气，尽量扩张胸部，收缩小腹，将气徐徐呼出，将气屏住，继续收缩小腹、腰背紧贴地面，再放松。

(2) 乳房运动。产后7天开始做，维持乳房的形状及健美，方法是：平躺仰卧，两臂向左右伸直平放，将两手慢慢上举至双掌合拢，再将两臂慢慢放回原位，每日做6~10次。

(3) 子宫及产道收缩运动。产后10天开始做，帮助子宫收缩，使松弛的阴道肌肉恢复，方法是：微微摊开双腿，脚跟缩后，使膝盖成直角，臀部离地，全身只以脚跟与肩部支持，再由此姿势将两膝靠拢，同时紧缩腹部肌肉，如同制止大便排泄的动作，每日做6～10次。

(4) 腹部运动。产后15天做，可收缩腹部松弛的肌肉及减少增加的脂肪，方法：平躺仰卧，两腿伸直，双掌交叉托住后脑，利用腰腹力量使上身坐起，再慢慢躺下，注意脚不离地，膝不弯曲，每日做6～10次。

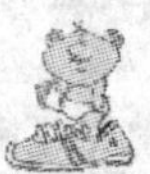

第266天　怀孕第38周

怀孕第38周是指从末次月经算起的第260～266天，此时胎龄为36周。

怀孕38周的宝宝，身高约51～52厘米，顶臀径不会有大的改变，仍旧约35厘米，胎儿的体重已有3 100克左右，胎头双顶径约9.1厘米。此时胎头增长缓慢，但体重仍持续增加，胎头已进入骨盆腔，胎动减少，但仍维持一定频率的胎动。

怀孕38周，从耻骨联合处到子宫底之距离约36～38厘米，此时脐与宫底的长度约16～18厘米，孕妇的体重可能仍在增加，但变化已不大。随着胎头的下降，子宫底稍微下降，对胃的压迫减轻，胸口、上腹部较舒服，呼吸也变得轻松些。但此时子宫1日内可能有数次不规则的收缩现象，应注意早产情况。继续每周1次的孕期产检，充分地休息、睡眠和营养，禁止远行，身体保持清洁，以便随时皆可入院。有下面几个症状出现孕妇可能会在3个星期内分娩。①饥饿感；②胎动减少；③白色透明的粘液性分泌物增加；④肚子出现频繁的紧绷感；⑤上厕所的次数增多，这是因为胎儿下降的头部压到膀胱所导致；⑥腹股沟抽筋，是因胎儿的头部压迫到骨盆内的神经引起。

目前阶段孕妇可能没有食欲，但是保持健康的饮食依然很重要，零食是现在较好的选择，通过吃零食不仅可以提供足够能量，还可以避免出现胃部烧灼不适，下面列举一些健康美味的零食：

香蕉、葡萄干、干果以及芒果含有丰富的钙、钾、镁。奶酪含有丰富的钙和蛋白质。用牛奶和冰淇淋制作的水果派含有钙、维生素和矿物质。饼干、干酪、水果、糖以及肉桂混在一起食用味美香醇。土豆条拌色拉美味可口。

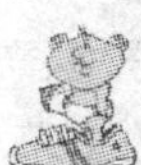

第267天　产后如何减少色斑

妇女怀孕后由于胎盘分泌雌孕激素增多，会在面部出现色素沉着而形成色斑，生产后由于体内雌激素恢复孕前水平，大部分妈妈脸上的斑会减退，但也有的人仍然较重，产后如何消除色斑?

1．保持平和心态和良好情绪。

2．保证充足睡眠，夜里起身可用白天来补觉。

3．可选用天然成分或中药类的祛斑用品。

4．外出可用粉底霜、遮盖霜等进行掩饰。

5．避免日晒，根据季节选用不同防晒品。

6．选用祛斑化妆产品应去比较可靠的大商场，选购品质较高的护肤和化妆品，但祛斑化妆品目前还没有国际公认的检测标准，应以调节内分泌为主。

7．日常饮食应多吃富含维生素 C、E 及蛋白质的食品，如枣、柠檬、薏米、核桃、鱼等。维生素 C 可抑制代谢废物转化为有色物质，从而减少黑色素的产生；维生素 E 能促进血液循环；蛋白质可促进皮肤生理功能。

8．少吃油腻、辛辣，容易粘滞的食品，忌烟、酒和浓咖啡。

9．可自制面膜，用对祛斑有辅助作用的食品制成面膜，使其在脸部表面发挥作用，如将黄瓜捣烂，加蛋黄一只，蜂蜜半匙，搅匀敷脸，20 分钟后洗掉；或将黄瓜捣成糊状，加入一小匙奶粉和面粉、调匀敷面，20 分钟后洗掉；也可用黄瓜汁、冬瓜汁、柠檬汁等涂擦面部。

10．严重者也可选择医学祛斑：当前常用的医学美容祛斑方法有：

(1) 激光祛斑——用先进的激光仪器除去色斑。

(2) 果酸祛斑——用高浓度的果酸剥脱表皮，安全可靠，能起到“换肤”的作用。

(3) 磨削祛斑——用机械磨削的方法去除表层色斑。

(4) 药物祛斑——口服维生素 C，并结合静脉注射维生素 C。

(5) 针灸祛斑——用传统中医方法调节经络，改善人体内分泌。

(6) 中草药祛斑——遵循中医原理，服用具有相应功能的中草药，外加敷用中草药面膜，由内而外祛斑，中草药及针灸祛斑虽然见效慢，但安全可靠，治标又治本，不易反弹，不失为好办法。

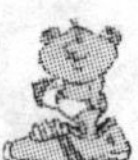

第268天 产后抑郁症

产后抑郁症是妇女在分娩早期出现的以哭泣、忧郁、烦闷为主的情绪障碍，多在产后3天内出现，持续7天左右。据统计患者约占产妇的半数以上，多数产后症状可减轻或消失，因而易被人们所忽视，但也有的持续较长时间，并可诱发精神病。其产生的心理原因有两个方面：一是由于做妈妈前没有做好心理与生理上的准备，还没弄明白是怎么回事，小宝宝就出生了。在宝宝出生的喜悦过后才发现自己对宝宝一点也不了解，带孩子竟然这么辛苦、难受，如果不能及时调节自己的情绪，减轻心理压力，增强自信心，妈妈就有可能得产后抑郁症；二是有些年轻妈妈因为自身患有慢性疾病等生理方面的原因，也会导致产后抑郁症。

据美国心理学家研究证明，生孩子是人们社会生活中可能引起较强烈精神反应的刺激之一，面对刺激，机体会出现一系列生理、神经生理、生化、内分泌、代谢、免疫等变化，这些变化与反应者的个性、身体素质、以往生活经验、当时机能状态、社会支持等各种因素相关。由于每个人的情况不同，其严重程度与持续时间也不尽相同，有的人仅表现为情绪的低落，短时间就可以消失，有的则发展为抑郁症会感到消沉、沮丧、悲观、失望、严重者甚至会导致自杀或杀婴。

如果你见到小宝宝第一感觉就是无所谓或想到宝宝给你带来的痛

苦，也不想抱他，孩子哭时你感觉烦，他生病时你不着急，孩子吐奶时你也不愿帮他清理，也不愿帮他洗澡，他大便时你觉得很脏，当你的孩子被家人围拥时你感觉不愉快，甚至想到家人只重视孩子而忽视了你等现象，就说明你的精神状态很不理想，有产后抑郁症的倾向，需要及时和家人特别是丈夫沟通，及时去看医生并接受心理辅导及相关治疗。

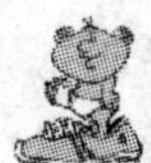

第269天　产后抑郁症的防治对策

每个产妇对于产后抑郁症要有所了解，这是大多数产妇都会经历的一个时期，是体内激素变化导致的一种正常反应，因此不用害怕。对产妇的产后抑郁症，社会、家庭都要予以充分的重视，帮助产妇顺利度过这一特殊时期。

1．产前做好充分的准备。

(1) 身体上。准妈妈要注意孕期的体育锻炼以提高身体素质，特别是许多常坐办公室的女性，要每天参加一些适宜的有氧运动，使心肺功能得到锻炼，使机体能移在产后尽早恢复健康，适应繁忙的母亲角色。

(2) 心理上。生前对育儿知识要有一定的了解，在孩子出生后才不至于手忙脚乱。如可以在产前通过读书、听讲座、观摩等学习喂奶的方法，为婴儿洗澡的方法，抱孩子的正确姿势，同时还要了解一些儿童常见病，对一些意外情况有思想准备。

(3) 物质上。要为小宝宝的降生准备好所需的费用和衣服、被褥、尿褥，并为母子准备好房间。

2．产后房间条件，家庭气氛，丈夫的配合，孕妇的自我调节是减轻抑郁症的关键。

(1) 房间条件。房间要有充足的阳光，但不宜直射婴儿及母亲，可用窗纱遮挡，每天开窗通风，换走室内污浊空气，保持空气新鲜，即使是冬天也应如此，为防孕妇受风着凉，可在通风时让母子俩在其他房间呆一会儿。

(2) 家庭气氛。家人不能对生儿生女抱怨、指责，无论生男生女都是自己的骨肉，要愉快地接受孩子和产妇，给孕妇创造一个温和环境。

(3) 丈夫的配合。生后一个月丈夫最好能陪伴在身边，协助产妇护理婴儿，不能怕孩子哭影响自己睡觉而到其他房间睡，这样会使孕妇觉得委屈，抑郁症状加重。丈夫要多陪伴产妇，谅解其情绪异常，避免争吵。

(4) 产妇的自我调节。产妇应尽量避免悲观情绪的产生，保证充足睡眠，不要过度疲劳，可听一些轻柔、舒缓的音乐，或看一些图文并茂的杂志或读一些幽默故事来调节身心。

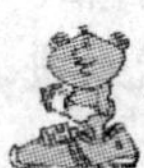

第270天　中医小秘方剔除产后小毛病 (1)

许多妈咪在生完小孩后会出现一些不适症状，如头昏、乳胀或少乳、便秘等，除了药物的治疗外，中药煲汤的中医学小秘方能让妈咪们远离这些讨厌的小毛病，不妨一试。

1．产后贫血

表现为产后头昏脑钝、心悸、脸色苍白、唇色惨白、四肢冰冷等，大多是因为生产时失血所致，中医的观点认为可以多补一些养气补血的药膳，如当归羊肉汤：羊肉300克，当归15克，黄芪15克，生姜10片，放入锅中加入一半水，一半米酒烹煮（不喜爱酒味的，也可以全部都用水），根据自己喜爱的软烂程度调整烹煮时间，再加入盐调味即可饮用。

2．产后乳汁少

表现为乳汁少，乳房柔软无胀感，乳汁稀且脸色不佳精神不振，大多是产后气虚引起，中医认为应调养气息，补气养血通乳，如归芪猪蹄汤：当归10克，黄芪15克，花生200克，猪蹄2只，通草3克一起炖煮，煮到猪蹄软烂即可食用。

3．产后乳胀

表现为乳房硬痛，但又挤不出乳汁，有的胀痛难忍，甚至发烧，除冷热敷、按摩乳房挤乳外，可服用理气通乳汤：通草10克，柴胡6克，赤芍10克，王不留行6克，香附6克以水煎煮，每日喝1次。

4．产后身痛

由于生产时用力过度或产褥期着凉，饮冷受寒，哺乳姿势不当，做太多家务等都会引起肩背、腰腿或四肢关节出现酸楚、疼痛、麻木等，除通过运动舒展筋骨来改善外，还可服用补血通络汤：黄芪15克，桂枝10克，赤芍12克，当归12克，生姜3片，红枣5个，白术10克以水煎煮，1天服用1次。

5．产后腹痛

是由于子宫收缩不佳，瘀血阻塞不通所致，中医小秘方为山药补肾汤：附子6克，肉桂3克，熟地15克，山药15克，山茱萸15克，益智仁6克，覆盆子6克加水煎煮，每日1次，可补肾阳。

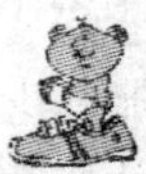

第271天　中医小秘方剔除产后小毛病（2）

6．产后便秘

表现为大便干结硬，解大便时要用很大力气，相当不舒服，是产后失血过多，导致气血虚弱所致。产妇应多吃富含纤维的膳食、蔬菜、糙米、水果、豆类、地瓜、菠菜、花椰菜、芥兰、黑木耳，且天天喝2 000毫升水，每天早上起床后空腹喝一杯温水。通肠补气汤可通气血，改善便秘状况：当归15克，川芎10克，熟地15克，生地15克，生首乌15克，党参12克，炙黄芪15克，炒白术30克，肉苁蓉15克加水煎服，1日1次。

7．产后掉发

是由于产妇性激素的变化之故，持续约6个月左右，有时会延长至1年左右。如果产妇一天中掉发超过100根就算过多了。中医认为是气血虚，失血过多所致，可服用八珍汤：当归10克，川芎10克，赤芍10克，熟地10克，人参10克，白术10克，茯苓10克，甘草3克以水煎服，1日1次，能调节内分泌，改善掉发问题。

8．产后皮肤色素沉着、肌肤粗糙

一种是虚症，是因为产妇气血虚、失血过多、内分泌失调引起，表现为脸面苍白，皮肤干燥，头晕、心悸、失眠、倦怠，可饮用八珍汤（同前）。另一种是实症，多表现为产妇身上长痘子、疹子、大便硬、小便黄、口干舌燥等，可喝清热凉血汤：金银花3克，连翘3克，当归10克，赤芍10克，生地10克加水煎服，1日1次。

9．产后忧郁

产后妇女从紧绷的身心中松弛下来的失落感，培养新生命的责任感与压力及产后雌激素减少等这些事实，会引起她们中的一些人情绪低落，注意力无法集中，浑身无力，没胃口，睡卧不安等，除多吃鱼类补充不饱和脂肪酸，可服用宁心安神汤，当归10克，赤芍10克，柴胡6克，党参15克，白术10克，茯苓10克，甘草6克，香附6克，以水煎服1日1次，能舒肝理气，宽胸解忧，宁心安神。用浮小麦10克，红枣3个，甘草6克，水煎煮当水喝也不错。

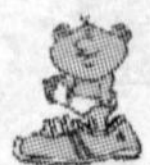

第272天　孕妇三级管理体系

我国已普通实行孕产期系统保健的三级管理，推广使用孕产妇系统保健手册，着重对高危妊娠进行筛查、监护和管理。通过孕妇系统管理，有效地降低了孕产妇及围生儿的死亡率，提高了我国出生人口的素质，具体方法如下：

1．实行孕产期系统保健的三级管理。城市中开展市、区、街道社区的三级分工，农村中实行县、乡、村妇幼保健人员的三级分工，并实行孕产妇划片分级管理，健全相互间挂钩、转诊制度，认真做好预防与医疗紧密结合，有效地降低了孕产妇及胎儿的并发症。

2．使用孕产妇系统保健手册。保健手册从确诊早孕时开始，凭册在各级医院做产前检查，手册上记录孕妇的主要病史、体征及处理情况。孕妇每次去医院必须交出手册，医生每次均应将检查结果填在手册上，系统管理直至产褥期结束（产后6周）。产妇出院时医生应将住院分娩经过及产后母婴情况填写完整后将手册交给产妇居住的基层医疗保健组织，街道社区接手册后进行产后访视（共3次，第1次于产妇出院后3天内，第2次于产后10天，第3次于产后28天），产后访视结束后将手册汇总送县、区妇幼保健院进行详细的统计分析。产后访视的优点在于能使各级医疗机构相互沟通信息，加强协作，防治结合。

3. 对高危妊娠的筛查、监护和管理。通过确诊早孕时初筛及每次产检及时筛查出具有中高危因素的孕妇，及早识别和预防这些高危因素的发生与发展。基层医院设专册登记，有高危因素在手册上作出特殊标记，严重时及早转上一级医院诊治，上级医院全面衡量高危因素，选择对母儿最有利的分娩方式，决定有计划地适时分娩。孕妇有妊娠禁忌症时，尽早动员孕妇终止妊娠，这样才能不断提高高危妊娠检出率、随诊率、住院分娩率，从而降低孕产妇死亡率、围生儿死亡率、病残儿出生率、达到利国利民的目的。

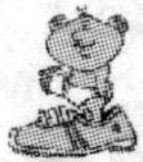

第273天　怀孕第39周

怀孕第39周是指从末次月经算起的第267～273天，此时胎龄为37周。

怀孕39周的胎儿，身长可达53厘米，顶臀径约36厘米，宝宝体重约3 250克，胎头双顶径约9.2厘米。此时胎儿胎毛完全消失，至本周，除了胎儿的双肺需要进一步的发育外，其余各个器官已经发育完善。

此时耻骨联合至子宫底的距离约36～40厘米，脐与子宫底间的长度约16～20厘米。也许你会觉得自己的身体已经无法再大了，现在到了妊娠的最后阶段，孕妇的体重变化不会太大，大约增加11.5～13.5千克，孕妇的子宫已完全充满了整个盆腔和大部分的腹腔，周围的一些脏器被子宫推向一旁，孕妇会觉得更加不适和不便，甚至有的人发誓再也不怀孕了。

怀孕到39周时，整个子宫往下降，可从外观觉察到肚子往下沉，这种情况会使长期受到上推的胃部阻力解除，顿时舒畅起来，食欲会大增。之前活泼好动的胎儿，也因降到骨盆之中让母亲不容易感到他的活动。子宫及阴道此时会为了迎接生产而变得柔软，由于子宫颈管的逐渐展开，因此会出现比以往还多的粘性分泌物。如果分泌物是白色透明的，表示离生产还有一些时候，如果分泌物是茶色的，则表示有血液混在其中，必须注意，可能已接近生产的时刻了。一天中会出现几次腹痛或肚子绷胀变硬的感觉，而且愈接近预产期，次数会愈频，不过，这种腹痛为假宫缩，并非是生产时的现象，也不要慌张。由于胎儿下降到骨盆压迫膀胱会出现尿频，半夜跑好几次厕所是常有的事，胎儿压迫肠子阻碍肠蠕动会引起便秘。下降到骨盆中的胎儿压迫骨盆内侧的神经会引起腹股沟疼痛抽筋，甚至还有行动困难现象，有时也会因为腰部关节稍微松弛造成疼痛。

此周仍应常规产前检查1次，注意清洁、休息和营养，每天增加2 090焦的热量为哺乳做准备，并每天饮用2升多的液体，另外要注意补钙。

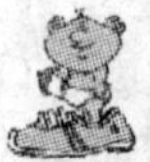

第274天　什么是妇幼保健保偿

妇幼保健保偿制度是为了提高妇女和儿童的健康水平，由国家制定的一种取之于民，用之于民，具有社会保障和社会福利双重性质，能有效施行妇幼保健的新型管理形式，是指符合入保条件的孕产妇、儿童，自愿向其居住地的承保医疗单位交纳一定数额的保偿风险金。由承保医疗单位为其提供相应服务。在保险期内如因技术或责任原因致使保健保偿对象患保偿范围内的疾病或死亡时，由承保医疗单位按规定向保险对象支付一定数额的赔偿金。它按时段分为孕期、产时、产后三方面。

1. 孕期保健保偿。保险期限为，孕3个月至临产入院时止（包括羊膜早破），此时期提供的服务有：产前检查8次（农村5次），包括孕妇的身高、体重、血压、宫高、腹围、胎位、胎儿胎心等，免费进行高危妊娠筛查，发现高危妊娠者，建立专案管理，并及时监护与治疗，进行优生优育指导，优先产前检查，优先产科门诊治疗，优先住院分娩。

2．产时保健保偿。保险的期限为，因分娩入院至产后出院止。提供的服务有：监护、科学接生、母婴保健、进行母乳喂养、母婴保健的宣教与指导。

3．产后保健保偿。保险的期限为，产后出院至产后第42天内止。提供的服务有：访视产妇及新生儿2次（产后第14、第28天），产后第42天，母婴各检查1次，负责进行产后保健及计划生育咨询指导，免费进行婴儿科学喂养及护理咨询指导，优先产后母婴检查。

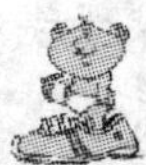

第275天　什么是新生儿筛查

新生儿筛查即是在新生儿期（孩子出生后1个月内）对某些危害严重的先天性遗传代谢病进行普查，目的在于早期发现、早期诊断、早期治疗，以免孩子发生体格和智能发育障碍。先天性遗传代谢病在新生儿期常缺乏特异性症状，一旦出现症状常已形成不可逆的损害，失去了治疗的良机，而患儿在新生儿期血液已有生化方面的改变，借助实验方法可做出早期诊断。

筛查标本采集方法简单，取出生3天后的新生儿足跟血3滴，滴于滤纸上，待血斑干后，送筛查实验室检测即可。目前我国绝大多数大中城市均已开展此项目，新生儿筛查采用目前国际上最先进的实验方法，可检出绝大部分的高度可疑病儿，但要强调的是筛查不同于诊断，筛查的灵敏度为95%左右，家长一旦接到复查通知，表示新生儿可疑患病，必须尽快带孩子来医院复查，以便尽早确诊，而未被怀疑的新生儿也应到医院进行常规的保健检查，以保障小儿的正常生长发育。许多省市规定每例活产新生儿都应进行新生儿筛查，目前常用的筛查项目有如下：

1．先天性甲状腺功能低下。这是先天性甲状腺发育障碍，不能产生足够的甲状腺素而引起生长迟缓、身材矮小、智力发育落后的疾病，又称“呆小病”，在我国其发病率为1∶4 000。新生儿筛查是此病的早期诊断唯一的方法，患儿若在生后一个月内开始治疗，智商能完全正常，6个月后开始治疗部分患儿智能落后。

2．苯丙酮尿症。它是苯丙氨酸（一种人体内必需的氨基酸）先天性代谢酶缺陷引起的智力障碍，在我国发病率为1:8 000～11 700。患儿出生时外表正常，但生后4～6个月逐渐出现头发变黄，皮肤变白，尿有难闻的臭味，智力低下，抽搐等现象，此病若在生后3个月内得到治疗，可基本避免智力障碍。

3．葡萄糖6-磷酸脱氢酶（G6-PD）缺陷。又称蚕豆病，是华南及西南各省的常见病，发病率为5%～10%。患者平时健康，但吃了蚕豆或服用了解热止痛药、磺胺、抗疟药后1～3天可出现面黄（贫血）、黄疸、茶色尿等溶血现象，新生儿不及时处理引起核黄疸会后遗智力低下，只要明确诊断后避免服食蚕豆及上述药物，一般不会发病，一旦发病及时处理也不会产生严重后果。

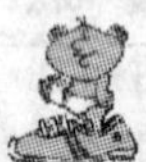

第276天　何谓新生婴儿“胎毒”

新生儿脏腑娇嫩，发育尚未成熟，在出生后一段时间内都会出现血红细胞破坏增加，释放出更多的胆红素，血液中胆红素浓度增加时可使皮肤、巩膜（眼白）颜色变黄——这就是生理性黄疸。如果黄疸出现过早，程度过重，血中胆红素浓度增高，黄疸持续时间过长，或者黄疸已消退又再复现等情况，应属病理性黄疸。

按照中医理论认为：母体出现肝脾功能失调湿热蕴结，加上新生婴儿脏腑娇嫩易感受湿热“邪气”，就形成“胎毒”，出生后可出现较重的黄疸。“胎毒”与现代医学也有一定的联系，例如，母亲患妊娠高血压综合征时可出现中医辨证的肝阳上亢，脾不能健运而水湿不化，现代医学理论解释，有可能由于胎儿在宫内缺氧而加重出生后的黄疸。

民间有种习俗，给新生婴儿服食川连等以解“胎毒”的习惯，殊不知有一种称为遗传性红细胞葡萄糖6-磷酸脱氢酶缺陷的病变，也就是习称的“蚕豆病”——G6-PD缺乏症，就可能因为服食川连等某些解“胎毒”的中草药而诱发红细胞大量破坏而加重黄疸，所以应告诫家长们，千万别为了解“胎毒”而随便给小宝宝服用民间的“解毒药”。

新生婴儿生理性黄疸一般来说对机体无严重损害，但当胆红素超过一定量可进入脑组织形成核黄疸（胆红素脑病）。核黄疸重者可导致新生儿死亡，存活者也多留有神经系统后遗症。因此，病理性黄疸，一方面要尽可能找出病因并进行治疗，另一方面要将血清胆红素控制在尽可能低的范围内。一旦出现核黄疸可能时，应尽早去医院求治，医生可采取换血疗法将患儿体内的胆红素转换出来，目前医学上对黄疸的各种治疗方法较多且效果不错。

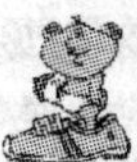

第277天 宝宝生病怎么办

症状	症状及起因	预防及处理
感冒	鼻塞、流鼻涕、发热、可能有呕吐现象	多休息、多喝温开水及果汁；进食容易消化的食品；严重时应请医生处理
发热	发热只是症状，而非疾病，表示宝宝身体出现问题	切勿让宝宝穿太多衣服；多饮温开水以补充失去的水分；应找医生诊治，找出病因加以治疗
腹痛	多数是婴儿喂哺时吞咽了空气造成肠绞痛	喂哺后轻柔地拍背，应将婴儿抱起，轻拍其背部，让吸入胃内气体排出；严重者，应立即就医
腹泻	大便排便次数多而频 粪便松散含水分多 严重腹泻时婴儿外表虚脱 两眼无神且眼圈呈灰色 肌肤感觉热而干 起病原因很多，如滤过性病毒，不洁的食物或使用不洁的奶具	如大便次数渐增，呈水样或带血，宝宝有呕吐和乏力时，就应立即去医院治疗

续表

症状	症状及起因	预防及处理
便秘	大便呈现干硬状，排便困难，甚至超过两天才排一次大便	每天应喂食适量白开水或果汁如橙汁等，多吃水分充分的蔬菜、水果；要养成宝宝定时大便的习惯，非经医生指导，切勿乱服轻泻剂
呕吐	婴儿食量过多或吮奶太急，喂奶后没有把胃内的空气排出，其他病因包括胃部幽门狭窄或痉挛，脑部疾病，消化道阻塞	采取正确的喂奶方法及姿势；喂奶的量适合；如吐奶次数和数量过多或喷泉式呕吐，昏昏欲睡，应从速诊治疾病，如消化道阻塞等
湿疹	对某些食物过敏 皮肤上粘到某些过敏的东西，患处细小显著，粗糙、红色、发痒	设法找到过敏的原因；请医生处理；洗澡时可用性质温和，不含碱性，不刺激的沐浴露
尿布疹	通常是尿湿过度或尿布肮脏而致，皮肤由轻微的红色到粉红色的斑点或红色粉刺，甚至变成粗糙的红色皮肤	宝宝尿湿时，用湿巾或清水清洁及更换尿布，尿布加上隔尿垫巾，可保持宝宝臀部干爽 可使用婴儿护臀霜，缓解尿疹；让宝宝臀部暴露于空气中；清洗尿布时，加入消毒水杀菌，当情况严重时应由医生治疗
脂溢性皮炎	多发生在0～3个月宝宝的头部，刚开始为黄色的厚痂皮，如未清洁干净则形成硬块并散发出令人不悦的气味	保持清洁，结痂轻微时，加强清洁除去，若已变硬粘在头上，可先抹婴儿油，再用婴儿洗发精洗干净

续表

症状	症状及起因	预防及处理
痱子	天气炎热，衣物过多及宝宝的汗腺及血液循环处于发育阶段，因此宝宝皮肤散热功能很弱	沐浴后身上抹一层薄的爽身粉或痱子粉，特别注意皱褶处；经常替换棉质衣物，出汗后重新清洁抹粉
肚脐	如果脐带末端周围红肿发炎，或发出恶臭，需求治医生	应在沐浴、更换尿布后，用棉花抹干水分，抹70%酒精，以保持干爽和消毒

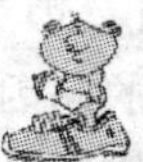

第278天　怎样解决婴儿哭闹

刚出世的婴儿需要调整自己，使紧张的心情松弛下来。胎儿未出生时，不见天日，见不到光线，听不到声音，只是在母亲的子宫羊水里通过新陈代谢维持生命，一出世却遇到非常刺激的环境，有人抱，有人触摸，见到光线，听到声音，婴儿非常激动，感到又累又紧张便哭了起来。常说的哭闹症的特点是一阵阵地哭闹，多在傍晚，持续2~3个月后便会停止，平日照玩，喜笑颜开，对什么都感兴趣，白天特别乐，能吃奶，大便正常，到了傍晚5、6点钟便开始闹，直到闹够才停止。但如果是因为病痛、发烧，感到身体不适，这种哭闹往往是尖叫，有气无力地呻吟，或表现为喷吐、呕吐不止、急躁、昏昏沉沉、少食等，这种情况应立即就医。

有时婴儿可能是饿了，渴了也会哭闹。此时用手碰触一下小嘴巴就会追着张开嘴要吃，这时该喂宝宝了。

有时婴儿可能太热，出汗太多也会哭闹，此时触摸小手、小脚及背心会有汗出，小鼻子也会出汗，这时该给小宝宝脱衣抹身或洗澡，穿衣要合适，不可过多或过少，一般穿着后小手、小脚、小鼻子不凉就够了。

婴儿独自呆着有可能感到寂寞时也会哭闹，他不会说话，而用哭声来引起人们的重视、希望有人陪伴，来抱一抱，说话安慰安慰。

如果肯定知道是哭闹症则要注意观察白天婴儿能否正常进食、排泄、睡觉和玩耍，尽量避免婴儿激动、惊吓或特别高兴，父母要心情平静不过分紧张和忧虑，光线可调暗，声音放低，哭闹时应抱好轻摇婴儿，放轻柔的音乐或唱催眠曲及轻轻说话。母亲哺乳也会使婴儿感到温暖、舒适，如果用尽各种招数仍无济于事，就需要时间的帮助，婴儿3个月以后，母婴都会舒畅起来，自然就不会哭闹了。

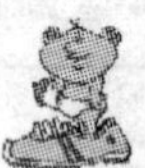

第279天　宝宝常见皮肤问题的预防及护理

当妈妈的小宝宝身上发现某种皮肤症状时，千万不要慌乱，因为很多都是新生儿常见的皮肤问题，妈妈只需了解这些皮肤病的起因，并及时预防和治疗，你的小宝宝很快就会恢复健康。

1．脂溢性皮炎：是由头部皮脂腺的分泌物脱落的上皮细胞及空气中的尘埃组合而成，此时患儿头部有一层黄色厚头垢，可用婴儿油涂抹在有头垢的部位，待痂皮软化后，再用温和的婴儿洗发精有效地清洁。

2．婴儿粟粒疹：大多的宝宝在刚出生的几周内会在鼻或脸颊有细小的白色小疹出现，一般不需治疗和特别的护理，持续数周后会自行消失。

3．鹅口疮：有的宝宝口腔粘膜内有一层白膜或白点，轻易不能擦掉，这是因为宝宝口腔感染的念珠菌而引起，可在每次喂奶后用棉签沾5%小苏打洗口腔，严重时可上医院请医生诊治。另外平时一定要注意卫生，大人接触宝宝前要洗手，宝宝吃的用品，用的和穿的物品一定要保持清洁。

4．皮肤湿疹：一部分婴儿会在出生数周内两颊和眉毛上方出现红色丘疹，宝宝经常因痒而哭吵，如症状轻微可以涂抹婴儿润肤油后用温水洗净，但要避免接触香皂或其他刺激性物品，症状严重者应该去医院就诊。

5．尿布疹：是由于尿湿过度，尿片不透气，或护理不当引起宝宝臀部发热潮红，严重时会起水疱，全身躁动不安，宝宝带养过程中应勤洗勤换尿片，更换时可用湿巾或清水清洁臀部残留的尿渍、粪渍，平时可涂上护臀霜预防尿布疹（红臀）的发生。

6．新生儿黄疸：宝宝出生后2～3天皮肤会变黄，7～10天后会自然消退，这是由于血液中的红血球老化后出现黄色色素而造成皮肤变黄的生理性黄疸，一般不需治疗，但若出现过早、到时不消退甚至加深、或黄疸过深，则需及时去医院请医生诊治。

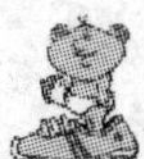

第280天　怀孕第40周

怀孕第40周是指从末次月经算起的第274～280天，此时胎龄39周，至此整个孕期期满。有一部分人（10%左右）会在预产期这一天生产，绝大部分人的生产日期都在预产期的前后，如果提前14天或推后14天生产都属于足月分娩，超过14天或以上则为过期妊娠了，这对宫内的胎儿来说是相当危险的。

孕40周时，胎儿整个身体可达55厘米长，顶臀径约为37～38厘米，宝宝体重大约3 400克。此时胎儿身体之茸毛全部脱落，皱纹消失，头部大小与肩膊横度相若，胎头双顶径约9.3厘米，宝宝以头下脚上的姿势缩起来，膝盖紧挨着鼻子，大腿紧贴着身体准备出生。

孕40周时从耻骨联合到子宫底长36～40厘米，从肚脐至子宫底16～20厘米，整个孕期孕妇的体重到临产前比未怀孕时增加11.34千克（25磅），此期不规则腹痛、浮肿、静脉曲张及痔疮等在分娩前更加明显，子宫颈及阴道会进一步变软以利于扩张。

此时期最好不出门，以待在家中为主，并做好随时入院的准备。孕妇要随时留心阴道见红、破水或阵发性腹痛的症状，按前所述掌握好入院时机，入院待产，要对分娩做好充分的思想准备。家人特别是丈夫应明确自己在妻子分娩期间的职责，尽力帮助她，有人看望妻子时，请他们不要太吵闹，以便妻子休息好来迎接分娩。在陪护过程中用毛巾给妻擦汗，按摩妻的腹部及背部，在分娩过程中不断鼓励支持妻子，帮着放松紧张的情绪等等都是丈夫应该做的。

如果过了40周还未有临产的征兆，应及时去医院检查。应检查胎儿在宫内的状况、胎盘的功能、羊水的情况等，听从主诊医生的意见，来观察处理妊娠分娩，决不能听信一些习俗说法，听任妊娠自由延期下去，而造成对母儿的危害。